Kurzlehrbuch Hals-Nasen-Ohren-Heilkunde

UNI-MED

UNI-MED Verlag AG
Bremen - London - Boston

Kurzlehrbuch Hals-Nasen-Ohren-Heilkunde/Achim Franzen.
4. Auflage – Bremen: UNI-MED, 2022
(UNI-MED SCIENCE)
ISBN 978-3-8374-1633-6

Printed in Germany

UNI-MED. Die beste Medizin.

In der Reihe UNI-MED SCIENCE werden aktuelle Forschungsergebnisse zur Diagnostik und Therapie wichtiger Erkrankungen "state of the art" dargestellt. Die Publikationen zeichnen sich durch höchste wissenschaftliche Kompetenz und anspruchsvolle Präsentation aus. Die Autoren sind Meinungsbildner auf ihren Fachgebieten.

Der Verlag dankt den Firmen Happersberger otopront GmbH, MED-EL Elektromedizinische Geräte GmbH und MSD Sharp & Dohme GmbH für die Unterstützung der Produktion dieser Auflage. Der Verlag versichert, dass die Industriepartner keinerlei Einflussnahme auf den Inhalt des Buches, insbesondere auch nicht auf Therapieempfehlungen, nehmen konnten.

***Hinweis**: In diesem Buch stehen die geschlechtsneutralen Begriffe für Personen wie "Patient(en)", "Betroffene(r/n)" und andere (außer bei eindeutiger Geschlechtsdifferenzierung) bei ihrer Verwendung stets gleichbedeutend für alle Patienten, Betroffene und andere (m/w/d).*

Für

Felicia & Ferdinand

Lotta Katharina, Paula & Jan

Vorwort

Welche Rolle spielt ein Lehrbuch in einer Zeit elektronischer Medien und medizinischer Datenbanken, mit deren Angebot an Umfang und Aktualität kein Printmedium konkurrieren kann? Letztendlich ist es wohl die Unterstellung, dass es auch weiterhin einen „(Lern-)Typ Buch" gibt, der ein Buch in die Hand nehmen will, um einer didaktisch aufgearbeiteten Präsentation von Inhalten zu folgen; also Lesende, die sich ein Thema mit seinen Facetten eher umfassend erschließen wollen, als punktuell in die Tiefe zu gehen, die vielleicht auch einfach nicht allzu viel blättern/klicken wollen.

Ein Kurzlehrbuch soll in überschaubarer Zeit bewältigt werden können und ist so notwendigerweise ein Kompromiss zwischen inhaltlicher Tiefe und Umfang. Die Einschätzung, was nun wesentliche Inhalte des Faches sind, resultiert aus unserer klinischen- und Lehrerfahrung, aber auch aus den Vorgaben von Gegenstands- und Lernzielkatalogen. Unabhängig von der im Fokus stehenden Kürze werden die fachbezogenen anatomischen und physiologischen Grundlagen präsentiert. Großen Wert legen wir außerdem auf die Strukturierung des Textes, die lange Fließtextpassagen vermeidet, stattdessen Schemazeichnungen und Flussdiagramme und Bilder bevorzugt.

Ohne in dieser Hinsicht mit einem elektronischen Medium, vor allem einer Datenbank, konkurrieren zu wollen, soll der Inhalt möglichst nah an den aktuellen Wissensstand heranreichen und eine Option bestehen, den Abstand auch in Zukunft nicht zu groß werden zu lassen. Wir haben versucht, diese Notwendigkeiten mit einer vollständigen Überarbeitung der 3. Auflage dieses Buches und dem Angebot einer e-Version, die kurzfristig aktualisiert werden kann, nachzukommen.

Für die Möglichkeit, nun dieses Kurzlehrbuch in der seit der Erstauflage 1993 4. Auflage vorlegen zu können, danken wir dem UNI-MED Verlag und ganz besonders Herrn Dr. Andreas Wiese, der die gesamte Entstehung des Buches begleitet hat. Ebenfalls begleitet wurden wir von der Corona-Pandemie und deren Auswirkungen auf die Arbeit von klinisch tätigen HNO-Ärzt*innen; eingeschlossen sind hier auch Erkenntnisse über die Auswirkungen der Infektion auf den Geruchs- und Geschmackssinn, die wir sehr aktuell in den Text aufgenommen haben.

Wir danken Frau Linda Weiland (MHB/Patholinguistin) für die kritische Durchsicht des Kapitels 7 und Herrn Prof. Dr. Dr. Christian Stoll (MKG-Klinik, Ruppiner Kliniken) für die Durchsicht des Kapitels 3.5.1. Für das zur Verfügung gestellte Bildmaterial bedanken wir uns bei Herrn Prof. Markus Jungehülsing (HNO-Klinik, Klinikum Ernst-von-Bergmann, Potsdam), Herrn Priv.-Doz. Dr. Günzel (HNO-Praxis Leer), Frau Dr. Sabine Übach (Med. Klinik B, Ruppiner-Kliniken), Frau Dr. Alexandra Plagens (Klinik für Pulmologie, Ruppiner-Kliniken) sowie den Firmen MED-EL und Andreas Fahl (Herrn Michael Brüggemann).

Mit unserem HNO-Kurzlehrbuch wollen wir neben Studierenden, für die ein Buch immer noch zum Lernen dazu gehört, niedergelassene und klinisch tätige HNO-Ärzt*innen ansprechen, die sich schnell einen Überblick über ein Krankheitsbild oder die Differentialdiagnosen zu einem Symptom verschaffen wollen.

Da wir uns darüber klar sind, dass trotz mehrfacher kritischer Durchsicht Fehler unvermeidbar sind, da es auch unterschiedliche Auffassungen etwa zur Therapie eines Krankheitsbildes gibt und nicht zuletzt aufgrund der großen Dynamik medizinischen Wissens, nehmen wir gerne entsprechende Leserhinweise entgegen und werden dieselben bei einer Überarbeitung berücksichtigen. Vor allem aber hoffen wir natürlich, dass unser Buch die Erwartungen der Lesenden erfüllt und zu dem von der Lektüre erwarteten Erkenntnisgewinn beiträgt.

Berlin und Neuruppin, im Januar 2022 *Annekatrin Coordes und Achim Franzen*

Autorenverzeichnis

Priv.-Doz. Dr. Annekatrin Coordes
Klinik für Hals-, Nasen-, Ohrenheilkunde
Charité - Universitätsmedizin Berlin
Campus Virchow-Klinikum (CVK)
Augustenburger Platz 1
13353 Berlin

Dr. Achim Franzen
Klinik für Hals-Nasen-Ohrenheilkunde und plastische Operationen
Ruppiner-Kliniken
Universitätsklinikum der Medizinischen Hochschule Brandenburg
Fehrbelliner Str. 38
16816 Neuruppin

Inhaltsverzeichnis

1. Ohr

1.1. Anatomie und Physiologie

Anatomie und Physiologie des Ohrs sind äußerst komplex. Die genaue Kenntnis ist für das Verständnis (v.a. von entzündlichen Erkrankungen des Mittelohrs) entscheidende Voraussetzung.

Das Hör- und Gleichgewichtsorgan bestehen aus einem peripheren und zentralen Teil.

Der **periphere Abschnitt** umfasst äußeres, mittleres und inneres Ohr sowie den N. vestibulocochlearis.

Der **zentrale Abschnitt** beginnt, wenn der N. vestibulocochlearis durch den Porus acusticus internus aus dem Felsenbein nach intrakraniell eintritt. Am Kleinhirnbrückenwinkel gelangt er in den Hirnstamm. Die peripheren Neurone des **N. cochlearis** werden an den Nuclei cochleares in der Medulla verschaltet. Wichtige zentrale Abschnitte des Hörorgans sind Hörstrahlung sowie primäre und sekundäre Hörfelder.

Die **Vestibularisfasern** enden in vier Vestibulariskernen der Medulla, die untereinander sowie mit dem Kleinhirn, den Augenmuskelkernen und den motorischen Zentren (vor allem der Halsmuskulatur) verschaltet sind.

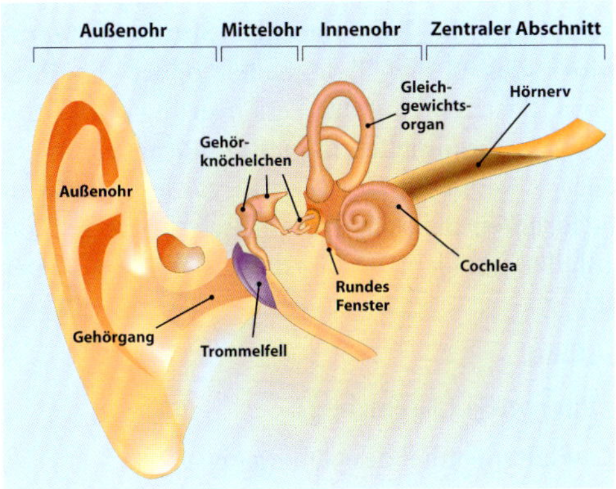

Abb. 1.1: Übersicht über das periphere Hör- und Gleichgewichtsorgan des rechten Ohrs. Das Corti-Organ befindet sich in der Scala media der Hörschnecke.

> **Merke!**
> Klinisch wird als Grenze zwischen peripherem und zentralem Abschnitt der Porus acusticus internus bezeichnet.

1.1.1. Äußeres Ohr

Ohrmuschel und äußerer Gehörgang gehören zum äußeren Ohr.

Die **Ohrmuschel** besteht aus elastischem Knorpel, der ein charakteristisches Faltenrelief aufweist (→ Abb. 1.2). Die Ohrmuschelachse bildet einen Winkel von ca. 25° zur Mastoidoberfläche. Haut und Knorpel sind dorsal verschieblich, an der Vorderseite dagegen fest miteinander verwachsen. Das Ohrläppchen (Lobulus) ist knorpelfrei.

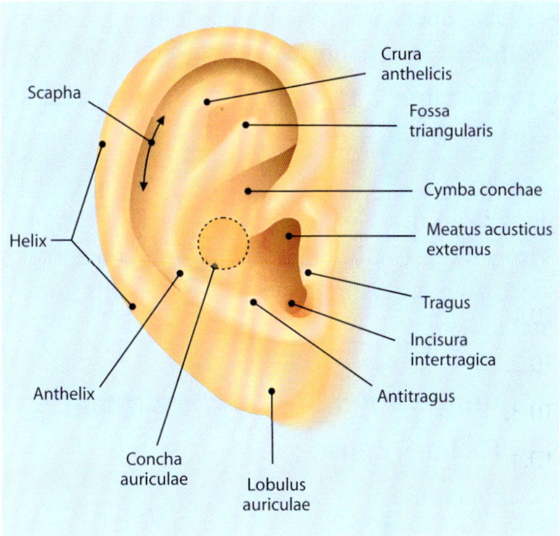

Abb. 1.2: Anatomie der Ohrmuschel.

In der Tiefe des Cavum conchae beginnt der **äußere Gehörgang** (Meatus acusticus externus). Der 3-3,5 cm lange äußere Gehörgang besteht aus einem lateralen knorpeligen und einem inneren knöchernen Anteil. Am Übergang findet sich eine Krümmung, die gleichzeitig die engste Enge ist (Isthmus; festsitzende Fremdkörper → Kap. 1.7.2.). Die Haut des knöchernen Abschnittes hat keine Hautanhangsgebilde, das Epithel liegt direkt dem Periost auf.

> **Merke!**
> Zur Otoskopie muss der Gehörgang durch Zug der Ohrmuschel nach oben und lateral begradigt werden.

Merke!
Gehörgangsweite, Form und Stellung der Concha sind für die Schallzuleitung zum Trommelfell und das räumliche Gehör von Bedeutung.

Zwischen den Gehörgangsknorpeln befinden sich bindegewebige Spalten. Das verhornende Plattenepithel der Gehörgangshaut enthält im lateralen Teil Haare, Talg- und apokrine Drüsen **(Ohrschmalzproduktion)**, medial ist die Haut mit dem Knochen verwachsen.

Anatomische Beziehungen:

- Ventral zur Ohrspeicheldrüse (Tumordurchbruch) und zum Kiefergelenk (Gehörgangsverletzung bei Frakturen);
- Dorsal oben zum Antrum mastoideum (Absenkung bei Mastoiditis);
- Dorsal zum N. facialis (Verletzung bei Frakturen).

Merke!
Frakturen des Unterkiefers können zu Verletzungen des Gehörgangs führen. Dabei kann es auch zu einer Schädigung des N. facialis kommen.

Innervation und Blutversorgung

Sensible Innervation:

- N. trigeminus;
- N. auricularis magnus;
- N. vagus (Auslösung des **Hustenreflexes bei der Ohrreinigung**);
- N. facialis (Hypästhesie bei einem Akustikusneurinom: **Hitzelberger-Zeichen**).

Merke!
Das **Hitzelberger-Zeichen** bezeichnet den Sensibilitätsausfall des hinteren oberen äußeren Gehörganges durch Ausfall des **R. auricularis** (N. vagus oder N. facialis). bezeichnet. Mögliche Ursache ist die Kompression durch ein Akustikusneurinom (hohe Sensitivität, mäßige Spezifität).

Die **arterielle Versorgung** des äußeren Ohres erfolgt durch Äste der A. carotis externa (A. temporalis superficialis, A. maxillaris, A. occipitalis). Der **venöse Abfluss** verläuft über die V. jugularis externa und interna, zum Teil auch die Vv. vertebrales.

Zum regionären **Lymphknotengebiet** des äußeren Ohrs gehören die Nodi lymphatici parotidei, retro- et infraauriculares und cervicales profundi superiores.

1.1.2. Mittelohr

Zum Mittelohr gehören:

- **Trommelfell** (Grenze zwischen äußerem und Mittelohr);
- **Paukenhöhle** (Cavum tympani) mit Epi-, Meso- und Hypotympanum;
- **Eustachi-Röhre** (Tuba auditiva, Ohrtrompete);
- **Pneumatisierte Zellen** des Warzenfortsatzes (Mastoid), des Schläfenbeins und evtl. auch des Os zygomaticum.

Trommelfell

Das Trommelfell bildet als gespannte, trichterförmig nach innen gezogene Membran mit der hinteren Gehörgangswand einen stumpfen und der vorderen einen spitzen Winkel. Der äußere bindegewebige Ring **(Anulus fibrosus)** ist hinten oben unterbrochen **(Incisura tympanica)** und liegt im knöchernen Sulcus tympanicus.

Der **Hammergriff** ist mit dem Trommelfell verwachsen, sein Ende wird **Umbo** genannt. Hinten oben springt der kurze Hammerfortsatz vor. Epitympanal oberhalb des kurzen Hammerfortsatzes liegt die **Pars flaccida** (**Shrapnell-Membran**); das übrige Trommelfell bildet die **Pars tensa**. Basierend auf der Verlängerung des Umbo wird das Trommelfell in vier **Quadranten** eingeteilt (→ Abb. 1.3). Nur hier im vorderen unteren Quadranten steht das Trommelfell senkrecht zum einfallenden Licht, so dass der Lichtreflex sichtbar ist.

Aufbau:

- **Pars tensa** (3-schichtig):
  - Plattenepithel des Gehörgangs;
  - Lamina propria (Spannung des Trommelfells durch radiäre und zirkuläre Kollagenfasern);
  - Paukenschleimhaut;
- **Pars flaccida** (2-schichtig):
  - Besteht nur aus Gehörgangsepithel und Paukenschleimhaut; Lamina propria und Anulus osseus fehlen.

Merke!
Die epitympanal gelegene Pars flaccida ist eine Schwachstelle des Trommelfells. Bei Unterdruck in der Paukenhöhle kann sich aus einer Retraktionstasche ein Cholesteatom entwickeln (→ Kap. 1.8.5., Abb. 1.52).

Funktion

- Keimprotektion der (sterilen) Mittelohrhöhle;
- Impedanzanpassung (→ Kap. 1.1.5.);
- Verhinderung einer direkten Schallübertragung auf das runde Fenster.

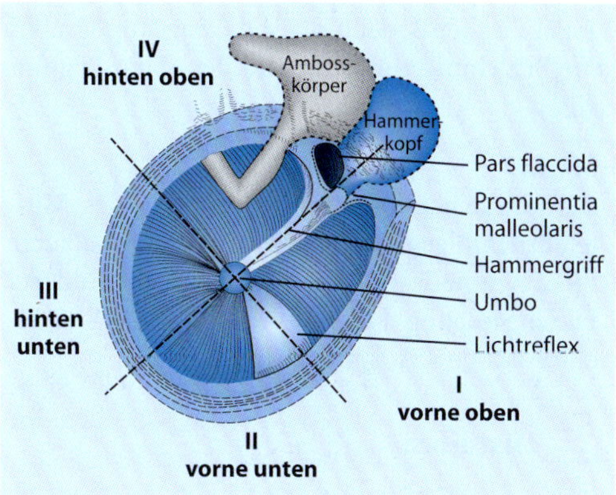

Abb. 1.3: Rechtes Trommelfell. Quadranteneinteilung durch Achsen, die Hammergriff und Lichtreflex bilden.

Merke!
Aufgrund der **Projektion der Mittelohrstrukturen auf die Trommelfelloberfläche** sollten Eingriffe am Trommelfell (z.B. Parazentesen) im Bereich der unteren Quadranten erfolgen!

Paukenhöhle

Die Paukenhöhle wird in drei Etagen eingeteilt: im Eipi- und Mesotympanon befinden sich die die durch Bänder gehaltenen und gelenkig verbundenen Gehörknöchelchen **Hammer (Malleus)**, **Amboss (Incus)** und **Steigbügel (Stapes).** Das Hypotympanon ist leer (→ Abb. 1.4).

Die Aufgabe der Gehörknöchelchenkette ist es, die Schwingungen des Trommelfells auf das Innenohr zu übertragen. Die beiden Binnenohrmuskeln **M. tensor tympani** (Innervation N. trigeminus) und **M. stapedius** (N. facialis) passen die Kette dem erforderlichen Funktionszustand an und können durch Dämpfung die Resonanz unterdrücken.

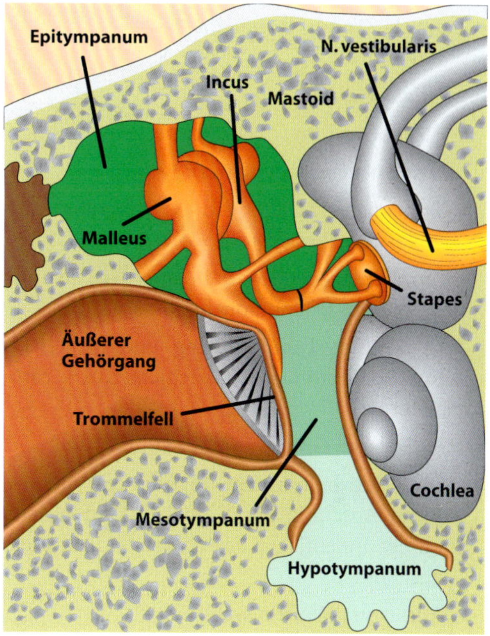

Abb. 1.4: Topographie der Paukenhöhle.

Epitympanum

Der sog. Kuppelraum liegt oberhalb des Trommelfells. Hier liegen Hammer und Ambosskörper, die durch ein Sattelgelenk verbunden sind.

Zwischen Epi- und Mesotympanum besteht ein Engpass (Bedeutung bei Mittelohrentzündungen, → Abb. 1.4)

An die mediale Wand grenzen N. facialis und horizontaler Bogengang, an das Dach die mittlere Schädelgrube.

Das Epitympanum öffnet sich nach hinten über das **Antrum ad mastoideum** zum Mastoid (relative anatomische Enge). Das Antrum ist schon beim Säugling vorhanden, die **Pneumatisation des Mastoids** und in unterschiedlichem Umfang auch des Jochbeins und des Felsenbeins erfolgt von dort ausgehend während der Kindheit.

Mesotympanum

Als Mesotympanon wird der im Niveau des Tommelfells liegende Teil der Paukenhöhle bezeichnet. Hier befindet sich der lange Ambossfortsatz, der über ein Gleitgelenk mit dem Stapesköpfchen verbunden ist.

Die anatomischen Begrenzungen sind:

- **Laterale Wand:** Trommelfell mit integriertem Hammergriff;
- **Mediale Wand:**
  - **Promontorium** (basale Schneckenwindung);
  - **Ovale Nische** (mit Stapes);
  - Tympanaler Abschnitt des **N. facialis** (normalerweise knöchern bedeckt);
  - **Rundfenstermembran:** in einer Nische unter und hinter Promontorium;
- **Vorderwand: Tubenöffnung** und **M. tensor tympani**. Anatomische Beziehung zur A. carotis interna;
- **Hinterwand:** Grenze zum **Mastoid:**
  - Die **Chorda tympani** verlässt den mastoidalen Abschnitt des N. facialis und verläuft an der Innenfläche des oberen Trommelfellabschnitts;
  - Ansatz der Stapediussehne.

Hypotympanum

Der Paukenkeller liegt unterhalb des Trommelfellniveaus. Es befindet sich unmittelbar über dem Bulbus V. jugularis interna.

Eustachi-Röhre (Tube)

Die 3-4 cm lange und im Durchmesser 3-4,5 mm große Tube verläuft schräg nach medial unten und verbindet das Mesotympanum mit dem Tubenostium im Nasen-Rachen-Raum (→ Kap. 3.1.2.). Der Tubenkanal ist im oberen Drittel **knöchern** (Felsenbein) und in den unteren zwei Dritteln **knorpelig** aufgebaut; in einem Semikanal verläuft der **M. tensor tympani**. Der in Ruhe lumenlose Spalt der knorpeligen Tube wird durch die Kontraktion der Gaumensegelmuskulatur (Mm. tensor et levator veli palatini) beim Kauen, Gähnen und Schlucken geöffnet.

Die physiologischen Aufgaben der Tube sind die **Belüftung, Drainage und Protektion des Mittelohrs.**

> **Merke!**
> Da die kindliche Tube kürzer und weiter als beim Erwachsenen ist, sind aus dem Nasenrachenraum aufsteigende Otitiden erheblich häufiger.

Mastoid

Die pneumatisierten Zellen des Warzenfortsatzes bilden sich innerhalb der ersten 6 Lebensjahre ausgehend vom **Antrum** mastoideum. Die luftgefüllten Zellen sind mit Schleimhaut ausgekleidet. Die Zellgröße nimmt zur Peripherie hin zu (Drainageprobleme bei Entzündungen).

Von klinischer Bedeutung ist die enge topographische Beziehung zur Dura und dem Sinus sigmoideus.

> **Merke!**
> Bei kindlichen Belüftungsstörungen des Mittelohrs infolge einer Tubeninsuffizienz ist auch die Pneumatisation des Mastoids behindert. Diese Situation besteht meist auch bei einer chronischen Otitis media.

Histologie

Die Tube und die Paukenhöhle im Bereich der Tubenmündung sind mit **respiratorischem Epithel** ausgekleidet (**mukoziliäre Clearance** in Richtung Nasen-Rachen-Raum), die übrige Mittelohrhöhle mit **Plattenepithel**. Schleimbildende Zellen sind normalerweise selten, bilden sich jedoch vermehrt bei einer Otitis media infolge einer Metaplasie (→ Kap. 1.8.4.).

Blutversorgung

Vier **Arterien** mit zahlreichen Anastomosen versorgen das Mittelohr:

- A. tympanica anterior aus der A. maxillaris;
- A. tympanica posterior aus der A. stylomastoidea und der A. auricularis posterior;
- A. tympanica superior aus der A. meningea media;
- A. tympanica inferior aus der A. pharyngea ascendens.

Die **Venen** haben Verbindungen zu den Sinus der Dura mater, der Hauptabfluss erfolgt über die V. meningea media und den Plexus pharyngeus (intrazerebrale Komplikationen bei Thrombophlebitiden).

Nerven

Die sensible Schleimhautinnervation des Mittelohrs erfolgt über den **N. glossopharyngeus (N. tympanicus)**.

Parasympathische Fasern des N. petrosus superficialis minor (Umschaltung im Ggl. oticum), lagern sich dem N. auriculotemporalis (N. mandibularis) und über Jacobson´sche Anastomose dem N. facialis an und versorgen die Parotis.

> **Merke!**
> Durch die sensible Schleimhautinnervation sind **ins Ohr ausstrahlende Schmerzen** bei Zahnerkrankungen und Erkrankungen des Pharynx (Karzinome!) erklärbar.

Der **periphere Teil des N. facialis** verläuft durch inneren Gehörgang, Tympanon und Mastoid. Dabei wird er entsprechend des Verlaufes in Abschnitte untergliedert und gibt dabei Nervenäste ab (→ Abb. 1.5):

- **Meatales Segment**: zusammen mit dem N. vestibulocochlearis im inneren Gehörgang;
- **Labyrinthärer Teil (Fallopio-Kanal):** Verlauf zum Ggl. geniculi und Ausbildung des **äußeren Knies**; Kontakt zur basalen Schneckenwindung und zum lateralen Bogengang:
  - Sekretorische Fasern werden im Ggl. geniculi umgeschaltet und verlaufen mit dem N. petrosus superficialis major zu Tränen-, Nasen- und Gaumendrüsen;
- **Tympanaler Teil:** horizontaler Verlauf an der medialen Wand des Epitympanums mit Kontakt zur ovalen Nische;
- **Mastoidaler Teil:** vertikaler Verlauf durch die hintere untere Gehörgangswand:
  - **N. stapedius** mit motorischen Fasern zum M. stapedius;
  - **Chorda tympani** mit gustatorischen Fasern der vorderen zwei Drittel der Zunge und sekretorischen Fasern zu Glandulae submandibularis und sublingualis;
- **Extrakranieller Teil:** Austritt durch das **Foramen stylomastoideum** in die Fossa retromandibularis und die **Glandula parotis** sowie Ausbildung der motorischen Endäste zur mimischen Muskulatur (**Pes anserinus**).

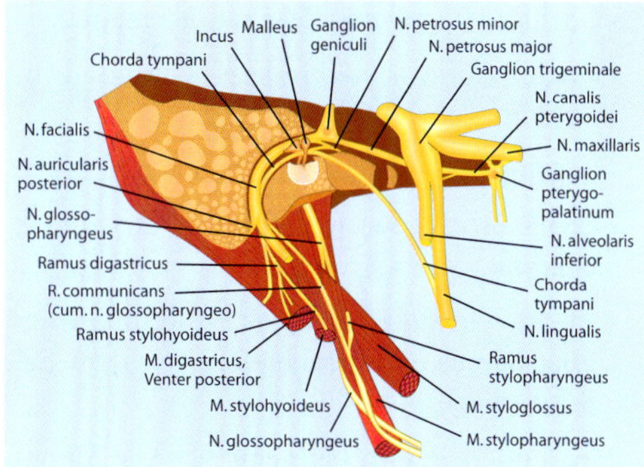

Abb. 1.5: Schema der Fazialisabschnitte und Abgänge der verschiedenen Äste.

1.1.3. Innenohr

Aufbau des Labyrinths

Das in der Pars petrosa des Felsenbeins gelegene Hohlraumsystem des Innenohrs (Labyrinth) umfasst das Hörorgan (**Corti-Organ)** und das periphere Gleichgewichtsorgan (**Vorhof-Bogengangssystem**).

Das knöcherne Gangsystem im Felsenbein umgibt den häutigen, membranösen Teil, der die Rezeptororgane enthält.

Rundes und ovales Fenster bilden die Grenze des Labyrinths zum Mittelohr.

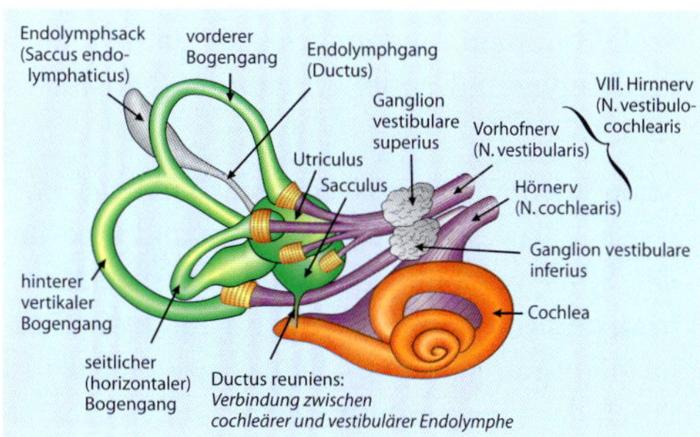

Abb. 1.6: Schematische Darstellung des Labyrinths.

Das häutige Labyrinth enthält zwei verschiedene Innenohrflüssigkeiten:

- **Endolymphsystem**: Endolymphe wird in der Stria vascularis gebildet und ist **kaliumreich**; das Ionengefälle zur Perilymphe wird durch einen aktiven Transportmechanismus aufrechterhalten und ist für das Volumen des häutigen Labyrinths verantwortlich. Bestandteile sind

- Cochlea (Ductus cochlearis, Scala media);
- Ductus reuniens (verbindet Cochlea und vestibuläres Labyrinth);
- Bogengänge (Ductus semicirculares);
- Utriculus und Sacculus (Ductus utriculosaccularis);
- Ductus endolymphaticus (kommuniziert über Saccus endolymphaticus mit dem Epiduralraum);
- Im Endothelraum befinden sich die Sinneszellen (Haarzellen);

- **Perilymphsystem**: Die Perilymphe, ein **Serumfiltrat**, füllt das knöcherne Labyrinth aus. Es kommuniziert über den Ductus perilymphaticus mit dem Subarachnoidalraum und steht mit Aquaeductus cochleae und vestibuli in offener Verbindung.

Anatomie der Cochlea

Die zweieinhalb Windungen des Schneckenganges (29-42 mm Länge) winden sich um die Schneckenspindel **(Modiolus)**. Der Gang hat im Querschnitt drei Kompartimente:

- **Scala vestibuli:** liegt oben und enthält Perilymphe; beginnt am **ovalen Fenster** und kommuniziert im Bereich der Schneckenspitze (Helicotrema) mit der
- **Scala tympani:** unten gelegen, enthält auch Perilymphe und endet am **runden Fenster** (→ Abb. 1.7a);
- **Scala media (Ductus cochlearis):** liegt zwischen Scala vestibuli und tympani und wird von der Scala vestibuli durch die **Reissner-Membran** und von der Scala tympani durch die **Basilarmembran** getrennt. Die Basilarmembran ist durch das **Ligamentum spirale** an der äußeren Schneckenwand verankert;
- **Das Corti-Organ** (Hörorgan) liegt modiolusnah auf der **Basilarmembran** und wird von der **Membrana tectoria** und der **Membrana reticularis** (verbindet die Oberflächen der Haarzellen, Potentialgrenze) bedeckt. Bestandteile sind Sinneszellen (Haarzellen) und Stützzellen:
  - Haarzellen sind Zilien-tragende Mechanorezeptoren;
  - Circa 12.000 **äußere Haarzellen** sind in drei Reihen entlang der Cochlea angeordnet. Sie werden von Efferenzen des N. cochlearis innerviert (**cochleärer Verstärker**);
  - Circa 3.000 **innere Haarzellen** in einer Reihe transformieren akustische Signale in neurale Informationen (Tonotopie s.u.; Afferenzen des N. cochlearis);
  - **Deiters-Stützzellen** umgeben innere Haarzellen (→ Abb. 1.7b).

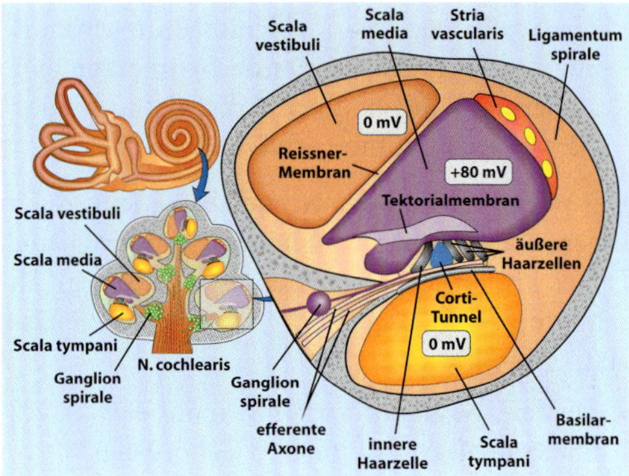

a

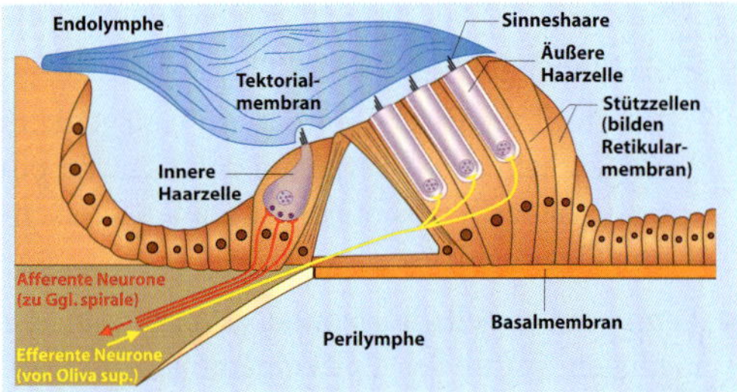

b

Abb. 1.7a+b: Aufbau der Cochlea (**a**) und des Corti-Organs (**b**). Die Scala vestibuli verläuft vom Foramen ovale zum Helicotrema und die Scala tympani vom Helicotrema zurück zum runden Fenster, zwischen beiden die Scala media.

Das Gleichgewichtsorgan

Die Sinneszellen (Haarzellen) befinden sich in den **Maculae-Organen** und tragen an der Oberfläche ca. 50 **Stereozilien** und jeweils ein **Kinozilium**, die Bewegungen Richtungs-spezifisch registrieren. Die Zilien ragen in eine gallertige Masse (Otholithenmembran) (→ Abb. 1.8). Unterschieden werden:

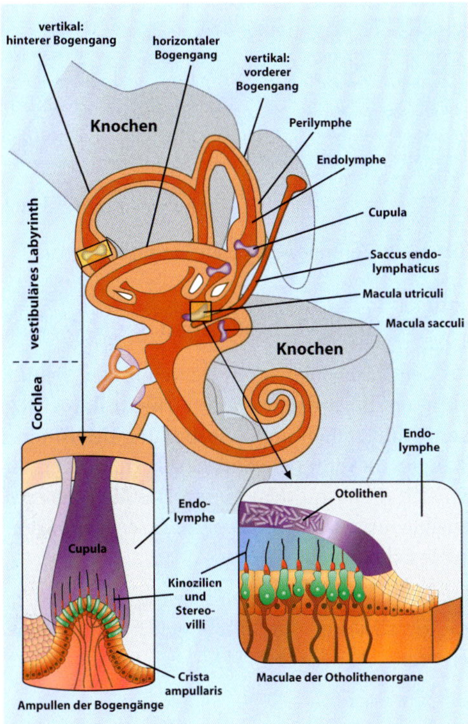

Abb. 1.8: Schematische Darstellung des Vestibularapparates mit den Otholithen im Bereich der Maculae der Otholithenorgane und der Cupula in den Ampullen der Bogengänge.

Otolithenorgane

Utriculus und Sacculus registrieren lineare Beschleunigungen. Das spezifische Gewicht der gallertartigen Masse auf den Zilien der Macula utriculi und sacculi wird durch die Aufnahme von Kalzitkristallen (Otholithen oder Statolithen) im Vergleich zur umgebenden Endolymphe erhöht.

Bogengangsorgane

Die Bogengangsorgane registrieren Winkelbeschleunigung. Der **horizontale (laterale)** Bogengang ist bei aufrechter Kopfhaltung ca. 30° nach hinten geneigt, der **vordere** und der **hintere Bogengang** stehen senkrecht zum horizontalen Bogengang und wiederum senkrecht zueinander. So werden die drei Dimensionen des Raumes repräsentiert. Die Zilien der Sinneszellen befinden sich in kolbigen Auftreibungen (**Ampulla**) der Bogengänge und ragen in die gallertige Masse der **Cupula**, deren spezifisches Gewicht dem der Endolymphe entspricht.

Blutversorgung

Die arterielle Versorgung des Innenohrs erfolgt durch die **A. labyrinthi** aus der A. cerebelli inferior anterior, die sich nach ihrem Verlauf durch den inneren Gehörgang in die A. vestibuli und die A. cochlearis teilt. Die Venen münden in den Bulbus v. jugularis interna und den Sinus petrosus inferior.

1.1.4. Zentrale Hör- und Gleichgewichtsbahn

Die Nervenfasern des Hör- und Gleichgewichtsorgans vereinigen sich im inneren Gehörgang zum N. vestibulocochlearis. Dieser tritt im Kleinhirnbrückenwinkel in den Hirnstamm. Im inneren Gehörgang verlaufen auch der N. facialis sowie A. und V. labyrinthi.

Zentrale Hörbahn

Der **N. cochlearis** zieht in der Medulla zum ventralen und dorsalen **Cochleariskern** (Abb. 1.9). Hier erfolgt die Umschaltung auf das zweite Neuron; es besteht eine Verbindung zum oberen Olivenkern.

Die Cochlearisfasern kreuzen zum großen Teil zur Gegenseite **(Nucleus corpus trapezoideum)** und ziehen als

- **Lemniscus lateralis** zu den **unteren Zweihügel** und von dort weiter zum
- **Corpus geniculatum mediale** des Thalamus und von hier als
- **Hörstrahlung** über die **Capsula interna** zu den **primären Hörzentren** im Gyrus temporalis transversus.

Die **Tonotopie der Basilarmembran** (s.u.) spiegelt sich in den Fasern des N. cochlearis und der zentralen Hörbahn wider.

Die **unteren Zweihügel** sind die Schaltstelle für **akustische Reflexe**, Raumorientierung und Richtungsgehör. Von hier bestehen Verbindungen auch zu den motorischen Augenmuskelkernen und zum motorischen Trigeminus- und Fazialiskern.

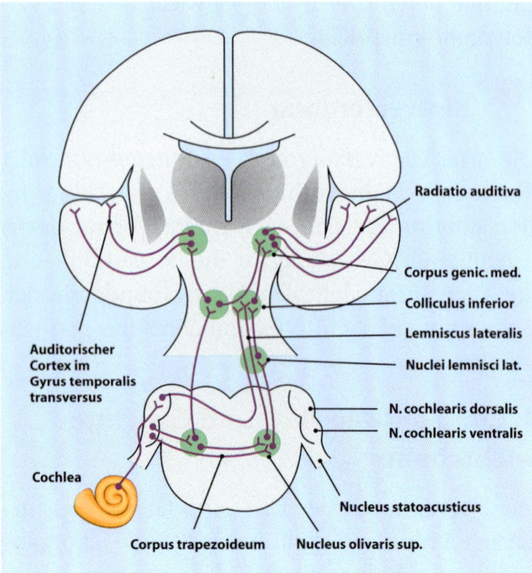

Abb. 1.9: Zentrale Hörbahn.

Zentrale vestibuläre Verbindungen

Die vestibulären Informationen des peripheren Gleichgewichtsorgans werden über periphere Fortsätze der bipolaren Zellen des **N. vestibulocochlearis** (Umschaltung im Ggl. vestibulare) zum **Vestibulariskerngebiet** im Hirnstamm transportiert (→ Abb. 1.10).

Die **Vestibulariskerne** (Bechterew, Schwalbe, Deiters, Roller) befinden sich am Boden der Rautengrube. Von den Vestibulariskernen bestehen gekreuzte und ungekreuzte Verbindungen zu:

- Augenmuskelkernen (visuelle-optokinetische Afferenzen: Bildverschiebung/Eisenbahnnystagmus);
- Ncl. dentatus des Kleinhirns und der Kleinhirnrinde;
- Rückenmark über Tractus vestibulospinalis (propriozeptive Afferenzen);
- Ncl. ruber (Stellreflexe der Halsmuskulatur);
- Vaguskernen;

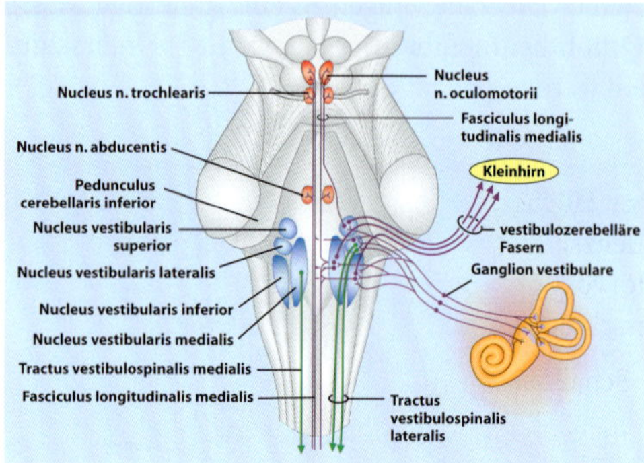

Abb. 1.10: Zentrale vestibuläre Verbindungen.

Zentrale Verbindungen des N. facialis

Aus den Kerngebieten des Nerven in der Medulla stammen **motorische** Fasern (**medulläres Segment**) und ziehen unter Ausbildung des **inneren Fazialisknies** um den Abduzenskern. Sie vereinigen sich dann mit dem **N. intermedius** (viszerosensible und viszeromotorische Fasern) im Kleinhirnbrückenwinkel.

Der **Stirnast** erhält seine Fasern aus dem rostralen Fazialiskern, der durch beide Rindenfelder versorgt wird (→ Abb. 1.11).

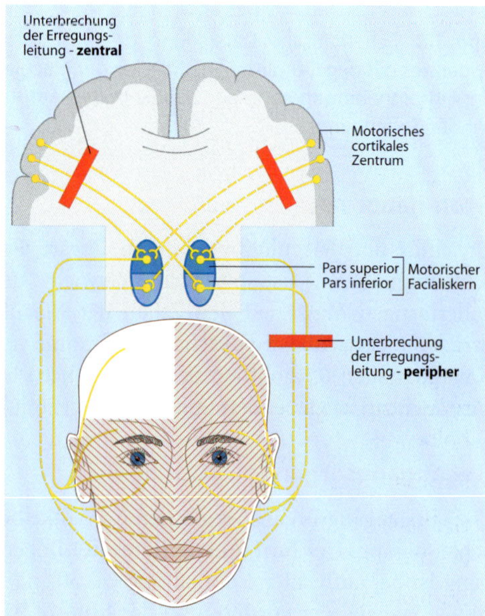

Abb. 1.11: Zentrale Verbindungen des N. facialis. Bei einer zentralen Parese (links) ist die Stirnastfunktion erhalten, bei einer peripheren (rechts) nicht.

1.1.5. Physiologie des Hör- und Gleichgewichtssystems

Hören

Der Hörbereich des Menschen umfasst ein Frequenzspektrum von **16 Hz bis 20 kHz.** Beim Hörvorgang werden funktionelle Abschnitte unterschieden:

- Schallleitung;
- Reizverteilung und Reiztransformation;
- Reizfortleitung und Reizverarbeitung im zentralen Hörorgan.

Schallleitung

Die Schallleitung zum Innenohr erfolgt über das äußere und das Mittelohr. Der über das Medium Luft fortgeleitete Schall wird über die Ohrmuschel und den äußeren Gehörgang durch Resonanz um ca. 20 dB (bei 2,5 kHz) verstärkt. Die Ohrmuscheln sind außerdem beim **Richtungshören** bedeutsam.

Das System aus Trommelfell, Gehörknöchelchen und Binnenohrmuskeln dient der Schallübertragung vom Außen- zum Innenohr. Die wesentliche Aufgabe besteht in der **Anpassung der akustischen Impedanz**, also der Anpassung des Schallwellenwiderstands der unterschiedlichen Medien. Die Impedanz von Luft (Gehörgang) ist erheblich geringer als von Flüssigkeiten (Innenohr), so dass bei direktem Auftreffen der Luftschallwellen auf Flüssigkeit 99 % der Schallenergie reflektiert würde. Das Ossikel-Binnenohrmuskel-System verringert den Impedanzunterschied frequenzabhängig auf durchschnittlich 60 % der Schallenergie. Dies wird realisiert durch:

- **Hebelwirkung der Ossikelkette**, die beim Hörvorgang als Ganzes durch funktionelle Fixierung des Hammer-Amboss-Gelenkes wie ein Kolben nach innen und außen schwingt;
- **Elastizität der Trommelfellfasern;**
- **Größenverhältnis** von Trommelfellfläche (64 mm^2) zur Stapesfußplatte (3,2 mm^2);
- **Binnenohrmuskeln** verhindern auch das Nachschwingen der Kette.

So kommt es zur Schalldruckverstärkung am Steigbügel von 1:22.

Bei der **Knochenleitung** werden direkt auf den Knochen auftreffende Schallschwingungen (z.B. Stimmgabel) unter Umgehung des Mittelohrapparates auf die Innenohrflüssigkeit übertragen.

Reizverteilung und Reiztransformation: Innenohr

Im Innenohr erfolgt die **mechanoelektrische Transduktion**, also die Umwandlung akustischer Informationen in neuronale Signale. Dies geschieht durch:

- **Frequenzanalyse (Tonotopie):** Unterschiedliche Frequenzen sind auf der Basilarmembran und im Hörnerven an spezifischen Orten abgebildet.
- **Verstärkung und Diskrimination:** Frequenzen mit niedriger Amplitude werden durch die äußeren Haarzellen für die Frequenzanalyse verstärkt.

Reizverteilung: Wanderwelle und Tonotopie

Durch die Bewegung der Steigbügelfußplatte entsteht in der nicht komprimierbaren Perilymphe eine Volumenverschiebung (**Wanderwelle**) von der Scala vestibuli über das Helicotrema, die im Bereich der elastischen Rundfenstermembran ausschwingt. Durch die Bewegung der Flüssigkeitssäule wird die Basilarmembran (Skalentrennwand) ausgelenkt.

Aufgrund der besonderen mechanischen **Eigenschaften der Basilarmembran**, die an der Schneckenbasis deutlich steifer und weniger nachgiebig ist als am Helicotrema, erreicht die **Wanderwelle** an einer bestimmten Stelle **frequenzabhängig eine maximale Amplitude** entsprechend einer maximalen Auslenkung. Man spricht von **Tonotopie**: hohe Frequenzen sind auf der Basilarmembran basisnah, tiefe Frequenzen Helicotrema-nah repräsentiert (→ Abb. 1.12).

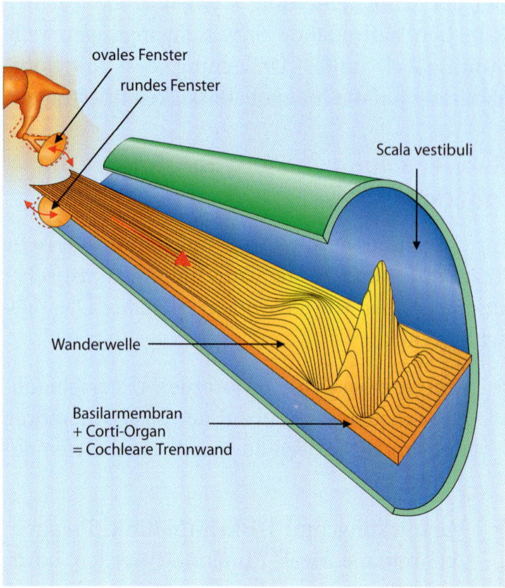

Abb. 1.12: Wanderwelle im Innenohr; Schema der Schallverarbeitung.

Die **äußeren Haarzellen** modifizierten die Auslenkung der Basilarmembran, so werden **Diskrimination** und **Frequenzselektivität** verbessert:

- **Verstärkt** werden Frequenzen mit **geringem Schalldruckpegel;**
- **Gedämpft** werden **hohe Schallintensitäten** (geringere Auslenkung der Basilarmembran), so dass innere Haarzellen erst bei höchsten Intensitäten (Unbehaglichkeitsschwelle) maximal erregt werden. So wird der **Dynamikbereich** des Ohrs (Abstand zwischen Hörschwelle und Unbehaglichkeitsschwelle) erhöht.

Reiztransformation

Durch die Auslenkung der Basilarmembran und die Mitbewegung der Tektorialmembran werden die **Stereozilien der inneren Haarzellen** ausgelenkt. Es kommt zu:

- Dehnung der „Tip-links" der inneren Haarzellen;
- Öffnung von Transduktionskanälen;
- K-Einstrom führt zur Depolarisation;
- Öffnung von spannungsabhängigen Ca-Kanälen und Ca-Einstrom;
- Ca führt zur Transmitterfreisetzung (Glutamat) in den synaptischen Spalt;
- Das postsynaptische Potential erzeugt das Aktionspotential der afferenten Neurone.

Treibende Kraft ist das **endocochleäre Potential.** Es entsteht durch die hohe K-Konzentration der Endolymphe, die zu einer Spannungsdifferenz von **155 mV** zwischen Haarzellen (-70 mV) und Endolymphe (+85 mV) führt.

Reizfortleitung und Reizverarbeitung im zentralen Hörorgan

Die Afferenzen der **inneren Haarzellen** bilden **95 % des Hörnerven**. Die restlichen Nervenfasern sind efferente Fasern, die von der oberen Olive zu den äußeren Haarzellen ziehen.

Der **akustische Reiz** umfasst Informationen zu Tonfrequenz, Intensität, Dauer, Richtung und Entfernung der Quelle. Verschlüsselt werden diese Informationen durch:

- **Tonfrequenz** nach dem Prinzip der Frequenz-Orts-Abbildung: jede Tonfrequenz hat auf der Basilarmembran einen Ort der optimalen Abbildung. Dieses Prinzip besteht auch bei übergeordneten Hörzentren;
- **Schalldruck** (Lautstärke) verschlüsselt über die Entladungsfrequenz;
- **Richtungshören** durch Vergleich der Folgen von Aktionspotentialen von beiden Ohren wird vom zentralen Hörsystems (Schaltstellen: Nucleus olivaris superior und Colliculi inferiores) die Laufzeitdifferenz berechnet.

Merke!
Die elektrischen Vorgänge der Haarzellen können durch eine Nadelableitung vom Promontorium bei der **Elektrocochleographie** gemessen werden. (Menière-Diagnostik; vor Cochlea-Implantation).

Gleichgewichtssinn

Neben dem propriozeptiven System ermöglicht das Vestibularsystem die Orientierung im Raum und ist maßgeblich für den aufrechten Stand und Gang verantwortlich. Dazu ist es über Stellreflexe verschaltet. Das Gehirn wird über die Lage des Kopfes im Raum durch die waagerecht angeordnete Macula utriculi und die senkrecht angeordnete Macula sacculi sowie die drei Bogengänge informiert.

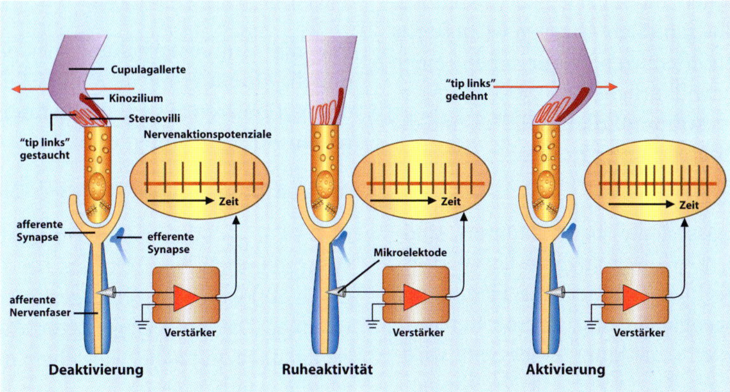

Abb. 1.13: Schematische Darstellung der Sensoren des Vestibularorgans. **Haarzelle im Ruhezustand:** Keine Auslenkung der Gallertschicht, Stereozilien stehen aufrecht. Ruheaktivität der afferenten Nervenfasern (ständige Transmitterfreisetzung von Glutamat). **Aktivierung der Haarzelle:** Bei Zug der Gallertschicht in Richtung des Kinoziliums nehmen Aktionspotentiale im Nerven zu (K^+-Einstrom und Depolarisation). **Hemmung der Haarzelle:** Bei Zug der Gallertschicht in Gegenrichtung zum Kinozilium nehmen die Aktionspotentiale im afferenten Nerven ab.

Reiz und Reizfortleitung

Die Auslenkung der Stereozilien ist der Reiz für die vestibulären Haarzellen, der aus dem Rezeptorpotential generiert wird (→ Abb. 1.13). Durch Öffnung von Kanälen ändert sich die Kalium-Ionenleitfähigkeit. Der mechanische Reiz wird so in ein elektrisches Signal umgesetzt, das an die afferenten Fasern des N. vestibularis weitergeben wird. Der Nerv wird je nach Abscherrichtung der Zilien - und somit in Abhängigkeit von der Drehrichtung bzw. vom Ausmaß der linearen Beschleunigung - gehemmt oder erregt. Dieser Vorgang wird als **mechanoelektrische Transduktion** bezeichnet.

Otolithenorgane

Bei **Linearbeschleunigung** aus dem Stehen wird durch Abscherung der Zilien der waagrecht gelagerte Utriculus gereizt. Der senkrecht stehende Sacculus ist aufgrund der Otolithenmasse bei aufrechter Kopfhaltung ständig aktiviert und registriert die Stellung des Kopfes im Raum. Die Funktion fällt bei Schwerelosigkeit weg (→ Abb. 1.14).

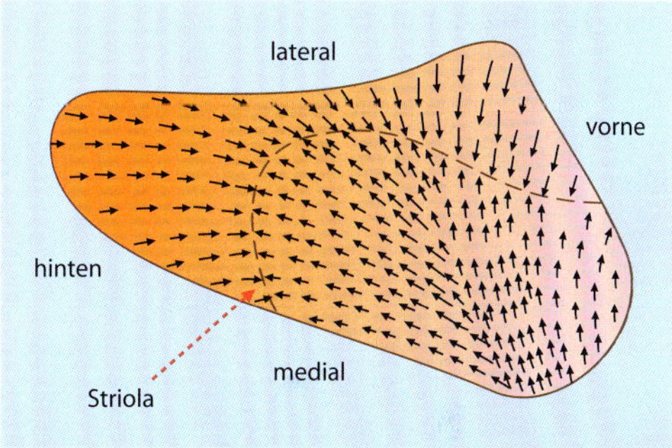

Abb. 1.14: Schematische Darstellung der Sensoren der Maculae-Organe, die Sinneszellen sind entlang von Vektoren angeordnet.

Bogengangsorgane

Bei Drehbewegungen des Kopfes (**Winkelbeschleunigung**) kommt es durch die Trägheit der Endolymphe zu einer Relativbewegung zwischen knöcherner Kanalwand und Endolymphsäule bzw. Cupula und so zu einer Auslenkung der Haarzellen. Plötzliches Abbremsen aus gleichförmiger Bewegung führt nach dem gleichen Prinzip zur entgegengesetzten Relativbewegung.

In Ruhe kehrt die Cupula in die Ausgangsstellung zurück.

Die Richtung der **Endolymphströmung** führt zu einer De- oder Hyperpolarisation und beeinflusst die Spontanaktivität der Neurone.

So werden frequenzmodulierte Nervenaktionspotentiale an die zentralen Gleichgewichtskerne gesendet. Seitendifferenzen verursachen einen Nystagmus (unwillkürliche Augenzuckungen; s.u.) durch den **vestibulookulären Reflex** und die Auslösung **vestibulospinaler Reflexe**.

> **Merke!**
> Die Bogengangssysteme beider Ohren sind spiegelbildlich zueinander angeordnet. Aus der Reizung des rechten resultiert die Hemmung des linken Bogenganges und so eine Reizverstärkung. Bei der Schädigung einer Seite wird dieses System gestört, es entsteht ein Nystagmus (→ Abb. 1.15).

Endolymphströmungen in den Bogengängen werden neben der Winkelbeschleunigung (Drehung des Kopfes) auch durch **thermische Reize** (lokale Dichteveränderungen der Endolymphe) verursacht. Dies macht man sich bei der **kalorischen Testung** zu nutzen (→ Kap. 1.4.3.).

Vestibuläre Efferenzen

Für die Aufrechterhaltung des Gleichgewichts und die Orientierung im Raum ist die **Interaktion** des vestibulären Systems **mit anderen Sinnessystemen** von Bedeutung.

▶ **Vestibulookulärer Reflex** (VOR)

Der VOR (→ Abb. 1.15) ermöglicht die visuelle Wahrnehmung eines Objekts bei Kopfbewegung durch reflektorische, entgegengesetzte Augenbewegung. Die entgegengesetzte Augenbewegung erfolgt dabei mit nahezu gleicher Geschwindigkeit wie die Kopfbewegung.

> **Merke!**
> Da der VOR im Hirnstamm verschaltet wird, kann er auch bei bewusstlosen Patienten getestet werden (Hirntod-Diagnostik!).

Die klinische Untersuchung des VOR erfolgt mit dem **Kopf-Impulstest** (→ Kap. 1.4.2.).

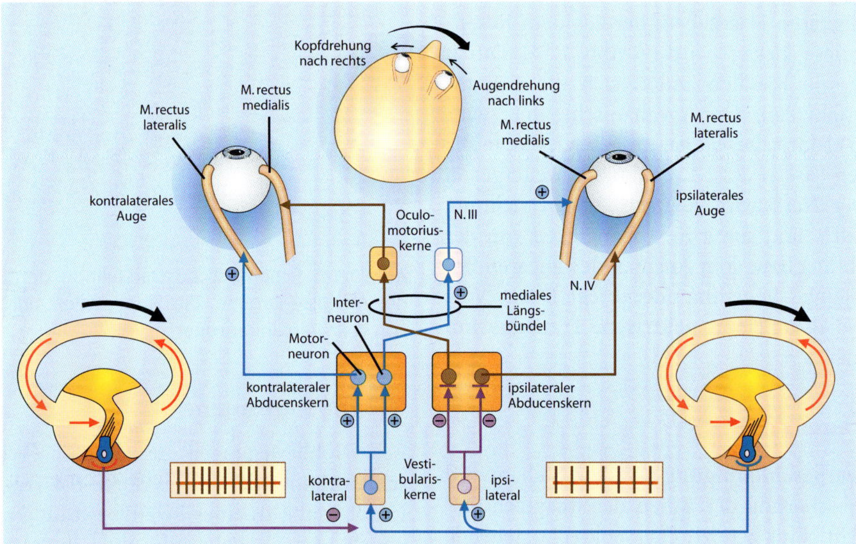

Abb. 1.15: Schema der Verschaltung des vestibulookulären Reflexes.

Nystagmus

Als Nystagmus bezeichnet man **rhythmische, unwillkürliche Augenbewegungen**, bei denen auf eine **langsame Folgebewegung** eine **rasche Rückstellbewegung** (Nystagmus-Richtung) in die entgegengesetzte Richtung folgt. Er dient der Stabilisierung von Körperschwerpunkt und Augenstellung und unterstützt die Wahrnehmung der Umwelt. Anatomische Grundlage ist der vestibulookuläre Reflex.

Physiologische Nystagmen sind:

- **Rotatorischer** Nystagmus durch Rotation des Körpers, dient der Raumorientierung;

- **Postrotatorischer** Nystagmus bei plötzlich gestoppter Drehbewegung; in die entgegengesetzte Richtung gerichtet (Drehstuhlprüfung!);
- **Optokinetischer** Nystagmus („Eisenbahnnystagmus") durch die Fixierung eines sich bewegenden Objekts. Dient der Bildstabilisierung eines bewegten Bildes auf der Retina;
- **Kalorischer** Nystagmus durch thermische Reizung provoziert;
- **Endstellungsnystagmus** bei extremer Blickrichtung.

Pathologischer Nystagmus: Ausdruck einer Schädigung des peripheren und zentralen Gleichgewichtsorgans oder der Blickmotorikzentren.

Merke!
Die **Richtung des Nystagmus** ist durch die **schnelle Phase** definiert!
Ein Nystagmus schlägt in das stärker erregte Labyrinth!

Merke!
Physiologische Nystagmusformen sind im Unterschied zu den pathologischen nicht mit Schwindel vergesellschaftet.

1.2. Leitsymptome

1.2.1. Schwerhörigkeit, Ertaubung

Hörstörungen werden nach dem Ort, an dem sie entstehen, in Schallleitungsschwerhörigkeit und Schallempfindungsschwerhörigkeit (= sensorineurale Schwerhörigkeit) unterschieden. Abzugrenzen sind simulierte und aggravierte sowie psychogene Hörstörungen.

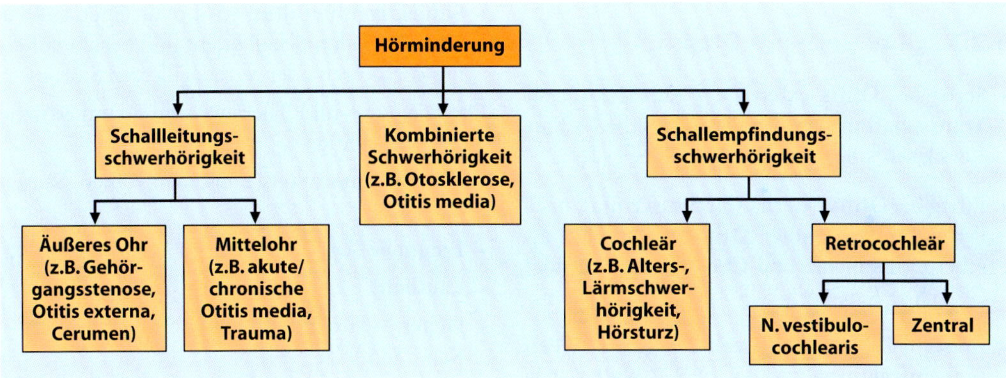

Abb. 1.16: Flussdiagramm Hörminderung.

1.2.2. Schmerzen – Otalgie

Schmerzen der Ohrregion können Ausdruck von Erkrankungen des Ohrs selbst sein, aber auch an anderer Stelle entstehen und in das Ohr ausstrahlen oder projiziert werden.

- **Pulsierender Ohrschmerz**, der besonders im Rahmen von kindlichen Erkältungskrankheiten auftritt und bei Kopftieflage verstärkt wird, ist typisch für akute Mittelohrentzündungen (→ Kap. 1.8.4.). Bei Erwachsenen sind Schmerzen häufiger Ausdruck einer Otitis externa (**Tragusdruckschmerz**);
- Mit **Juckreiz verbundene Schmerzen** weisen auf dermatologische Erkrankungen von Gehörgang und Ohrmuschel hin (z.B. Ekzem, → Kap. 1.7.4.).

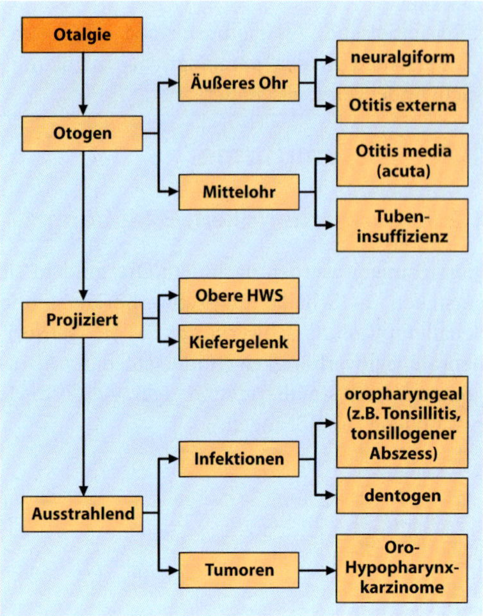

Abb. 1.17: Flussdiagramm Otalgie.

1.2.3. Ohrenlaufen – Otorrhö

- **Serös** bei **Otitis externa** (→ Kap. 1.7.4.), als **Transsudation** bei akuter Otitis media (→ Kap. 1.8.4.), serös-blutig bei **Grippeotitis;**
- **Eitrig** bei **Otitis externa (circumscripta)**, nach Perforation bei akuter **Otitis media**, chronischer Otitis media und **Cholesteatom** (fötider Geruch, → Kap. 1.8.5.);
- **Blutig** bei **Gehörgangsverletzungen** und **Felsenbeinfrakturen** (→ Kap. 1.8.2.)., blutig-eitrig bei **Malignomen** (→ Kap. 1.7.5.);
- **Wasserklar:** Liquor bei Duraverletzungen;
- **Gelb-braun**: Cerumen obturans;
- **Massive Blutungen: Glomustumore** (→ Kap. 1.8.7.) oder **Aneurysma der A. carotis interna.**

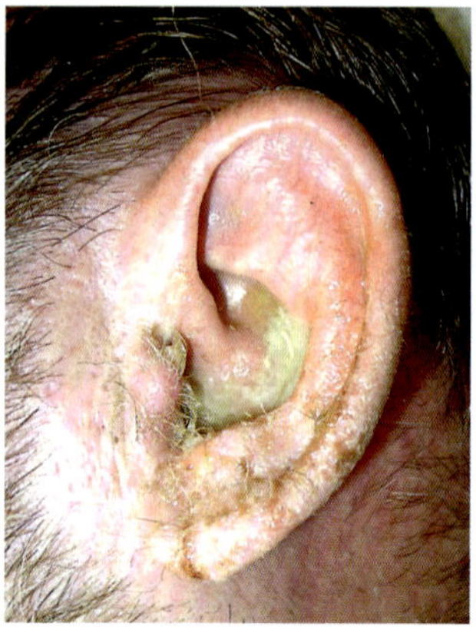

Abb. 1.18: Putride Otorrhö nach Trommelfellperforation bei Otitis media et externa.

1.2.4. Tinnitus – Ohrgeräusch

Unterschieden werden:

- **Objektiver Tinnitus**: auch für den Untersucher wahrnehmbar, z.B. Arteriovenöse Fisteln oder Aneurysma, klaffende Tube;
- **Subjektiver Tinnitus:** wird ohne einen auf das Ohr treffenden Schall erlebt und beruht auf einer cochleären oder retrocochleären Störung.

Für Diagnose und Therapie sind anamnestische Hinweise wichtig:

- **Geräuschcharakter** (Rauschen, Pfeifen, Sausen etc.);
- **Frequenz** (Untersuchung der Verdeckbarkeit);
- **Lautheit;**
- **Dauer** (Chronifizierung nach 3 Monaten → Kap. 1.9.6.);
- **Grad der subjektiven Belastung:** Vorhandensein oder Fehlen von Sekundärphänomenen (Unterscheidung zwischen **kompensiertem** und **dekompensiertem** Tinnitus, → Kap. 1.9.6.).

1.2.5. Schwindel

Schwindel ist das Zeichen einer **gestörten Raumorientierung** als Ausdruck eines „intersensorischen Konflikts". Die Anamnese erlaubt meist bereits eine recht genaue diagnostische Einordnung.

Erfragt werden sollte:

- **Art des Schwindels:** liegen **systematische** Beschwerden mit festen Seiten- oder Richtungskomponenten (Drehen, Schwanken, Liftgefühl,

Lateropulsation) vor oder bestehen unspezifische Beschwerden (Benommenheit, Taumeligkeit, Unsicherheit);

- **Zeitliche Dimension:**
  - Akuter oder schleichender Beginn;
  - Vorübergehend (episodisch) mit Anfallscharakter oder Dauerschwindel;
  - Gleichbleibend, zu- oder abnehmend;
- **Auslösende Faktoren** (z.B. Bewegungen, Körperstellungen) – mildernde Maßnahmen;
- **Weitere Symptome:**
  - Otogen: Schwerhörigkeit, Tinnitus, Entzündungszeichen;
  - Vegetativ: Übelkeit, Erbrechen;
  - Neurologisch: Ausfallserscheinungen, Kopfschmerzen, Z.n. Schädeltrauma;
  - Zervikal: Funktionsstörungen, Z.n. Trauma;
  - Ophthalmologisch: Visusprobleme, Doppelbilder;
- Allgemeinerkrankungen, Herz-Kreislauf-Erkrankungen;
- Medikamente – Drogen.

Physiologischer Schwindel besteht bei

- Bewegungen und Höhenexposition;
- Kinetosen (Seekrankheit).

Merke!
Akuter Drehschwindel mit Nystagmus und Übelkeit wird in > 80 % durch eine peripher vestibuläre Erkrankung verursacht

1.3. Morphologische Diagnostik und Funktionsprüfungen des Hörorgans

Die Otoskopie ist die Basis der Ohrdiagnostik. Die folgende Systematik und der Bildteil des Buches sollen grundlegende Aspekte vermitteln – letztendlich setzt die Beurteilung eines Ohrbefundes aber große praktische Erfahrung voraus.

1.3.1. Inspektion und Palpation

Das **äußere Ohr** wird hinsichtlich entzündlicher und tumoröser Veränderungen beurteilt, es muss auf Ohrenlaufen geachtet werden (→ Kap. 1.2.3.).

Von diagnostischem Wert sind:

- Tragusdruckschmerz - Otitis externa;
- Mastoiddruckschmerz - Mastoiditis;
- Helixzugschmerz - Otitis externa.

Das **Kiefergelenk**, das vor dem Tragus und auch peroral getastet werden kann (inclusive Kauen und Beißen), und die **oberen Halswirbelsäulensegmente** sollten im Rahmen der differentialdiagnostischen Klärung des Ohrschmerzes palpiert werden.

Die Untersuchung der **regionären Lymphknoten** erfolgt bei Entzündungen und Tumoren (→ Kap. 1.1.1.).

1.3.2. Otoskopie

Die Untersuchung von äußerem Gehörgang, Trommelfell (TF) und bedingt auch Paukenhöhle erfolgt mit Ohrtrichter und **Ohrmikroskop,** eine orientierende Untersuchung ermöglicht das **Otoskop** (Kombination aus Lupe, Lichtquelle und Ohrtrichter).

Zur Untersuchung wird der Gehörgang durch Zug der Ohrmuschel nach hinten oben gestreckt, ggf. erfolgt vor der Untersuchung eine Reinigung mit Sauger und Häkchen. Eine Spülung sollte vor allem bei nicht bekanntem Situs vermieden werden.

Der **Gehörgang** wird hinsichtlich seiner Weite, Hautbeschaffenheit (Defekte, Raumforderungen) und Vorhandensein von pathologischem Sekret beurteilt. Polypen treten oft bei einer chronischen Sekretion auf („Wächterpolyp" bei Cholesteatom).

Normalbefund des Trommelfells

Das normale TF glänzt perlmuttähnlich, ist transparent, der Hammergriff ist sichtbar, seine Umgebung gefäßreicher. Der Lichtreflex befindet sich im vorderen unteren Quadranten.

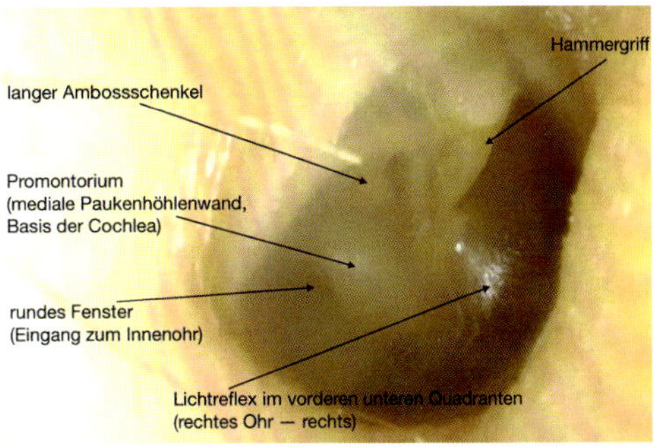

Abb. 1.19: Otoskopie des rechten Trommelfells.

Pathologische Trommelfellbefunde

- **Veränderte Trommelfellstruktur:**
  - Entdifferenziert, gerötet (z.B. Myringitis);
  - Atrophe Narben, Kalkeinlagerungen (Z.n. Infekten);
  - Matt-verdickt (z.B. postoperativ);
- **Trommelfellretraktion:**
  - Hammergriff wirkt verkürzt, Lichtreflex endet vor dem Umbo;
  - Ursache sind **Paukenbelüftungsstörungen:**
    - Akut bei Erkältungsinfekten;
    - Chronisch mit Erguss (bernsteinfarben);
    - Adhäsion mesotympanal;
    - Epitympanale Retraktionstasche;
- **Trommelfellvorwölbung:**
  - Seröser Erguss (Luftblasen) ohne Zeichen einer Otitis;
  - Otitis media acuta mit serösem/mukösem Erguss;
  - Hämatotympanon (blau);
- **Trommelfellperforationen:**
  - **Traumatische** Perforationen (schlitzförmig, gezackt, blutig);
  - **Zentrale** Perforationen ohne Beteiligung des Anulus fibrosus (chronische Schleimhauteiterung);
  - **Randständige**, oft epitympanal gelegene Perforationen **(Cholesteatom).**

Prüfung des Fistelsymptoms

Das Fistelsymptom weist auf eine Arrosion des horizontal gelegenen Bogengangs hin und sollte v.a. beim Cholesteatom geprüft werden.

Durchführung:

Auslösen eines Nystagmus durch Druckänderungen im Gehörgang (z.B. Politzer-Ballon und Olive). Beim Vorliegen einer Labyrintharrosion löst eine

- **Kompression** Schwindel und Nystagmus zur untersuchten Seite,
- **Aspiration** dieselben Symptome auf der anderen Seite aus.

Ein **Pseudofistelsymptom** tritt bei verminderter knöcherner Protektion des Labyrinths (Trommelfelldefekte, Radikalhöhle) durch eine thermische Reizung auf.

> **Merke!**
> Bei einem Cholesteatom sollte, besonders wenn Schwindel anamnestisch bekannt ist, präoperativ das Fistelsymptom geprüft werden.

Klinische Tubenfunktionsprüfung

Der Patient hört die Tubenöffnung als Knackgeräusch.

Der Untersucher beurteilt durch Ohrinspektion das Trommelfell (Lichtreflex).

- **Valsalva-Manöver:** bei geschlossenem Mund und zugehaltener Nase versucht der Patient auszuatmen;
- **Toynbee-Manöver:** unter gleichen Bedingungen schluckt der Patient mehrfach;
- **Politzern:** Auf ein Nasenloch wird **Politzer-Ballon** (Gummiball mit Olive geeigneter Größe) gesetzt, das andere verschlossen. Der Untersucher komprimiert den Ballon, während der Patient gleichzeitig Wörter mit K-Lauten spricht oder schluckt (Kontraktion der Gaumenmuskulatur).

> **Merke!**
> Bei Infektionen im Nasen-Rachen-Raum sollte wegen der Gefahr der Keimverschleppung in das Mittelohr nicht gepolitzert werden. Bei atrophen Narben droht Trommelfellperforation.

1.3.3. Klassische Hörprüfungen

Hörprüfungen dienen der Feststellung von Schweregrad, Art (Frequenzbereich) und Lokalisation eines Hörverlustes. Subjektive Hörprüfungen, die auf den Angaben des Geprüften beruhen, werden von objektiven Hörprüfungen unterschieden.

Auch heute haben die klassischen Hörprüfungen noch ihre Bedeutung:

- Für eine Orientierung über das Hörvermögen;
- Zur Unterscheidung von Schallleitungs- und Schallempfindungsschwerhörigkeiten;
- Bei gutachterlichen Fragestellungen;
- Zur Überprüfung der elektroakustischen Untersuchungen.

Stimmgabelprüfungen

Versuchsdurchführung: Eine Stimmgabel (meist 440 oder 512 Hz) wird nach schwachem Anschlagen

- zur Überprüfung der **Knochenleitung** direkt auf den Schädelknochen aufgesetzt;
- zur Überprüfung der **Luftleitung** ca. 10 cm vor das Ohr gehalten (→ Abb. 1.20).

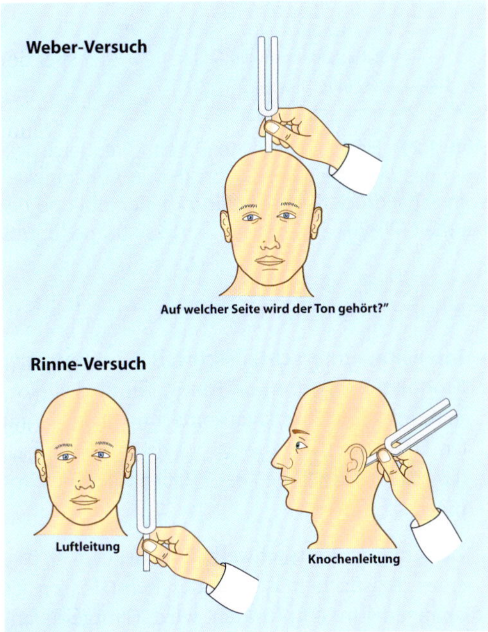

Abb. 1.20: Durchführung von Weber- und Rinne-Versuch.

Weber-Versuch

Binauraler Vergleich der Knochenleitung durch Aufsetzen der Stimmgabel auf die Schädelmitte.

- Normalhörige und seitengleich Schwerhörige hören mit beiden Ohren („nicht lateralisiert“);
- Bei einseitiger Schalleitungsschwerhörigkeit wird der Ton im schlechter hörenden Ohr besser gehört/in das Ohr „lateralisiert“ (Resonanzphänomen);
- Bei einseitiger Schallempfindungsschwerhörigkeit wird der Ton in das bessere Ohr lateralisiert.

Rinne-Versuch

Monauraler Vergleich von Luft- und Knochenleitung.

- Bei Normalhörigkeit und Schallempfindungsschwerhörigkeit ist die Luftleitung besser als die Knochenleitung („Rinne positiv”);
- Bei Schalleitungsschwerhörigkeit ist die Knochenleitung besser („Rinne negativ“).

Die Möglichkeit des Überhörens (→ Kap. 1.3.4., Tonschwellenaudiometrie) muss berücksichtigt werden.

Gellé-Versuch

Untersuchung der **Beweglichkeit der Gehörknöchelchenkette**.

Die Stimmgabel wird auf die Schädelmitte aufgesetzt und gleichzeitig mit Politzer-Ballon der Druck im äußeren Gehörgang periodisch verändert.

- Der Normalhörige nimmt periodische Lautheitsschwankungen wahr („Gellé positiv”);
- Ein gleichbleibender Ton („Gellé negativ”) ist Hinweis auf eine Fixierung der Gehörknöchelchenkette, insbesondere eine **Stapesfixation** (Otosklerose).

Orientierende Hörweitenprüfung

Der Normalhörige versteht Flüstersprache aus einer Entfernung von bis zu 30 m, Umgangssprache aus bis zu 120 m.

Die Hörweitenbestimmung ist eine orientierende, seitengetrennte Untersuchung für Flüster- und Umgangssprache.

Dazu werden zweistellige Zahlen in einem mindestens 6 m langen Raum untersucht. Jedes Ohr wird einzeln geprüft, das andere vertäubt.

> 6 m	normales Gehör
6-4 m	geringgradige Schwerhörigkeit
4-1 m	mittelgradige Schwerhörigkeit
1 > 0,25 m	hochgradige Schwerhörigkeit
< 0,25 m	an Taubheit grenzende Schwerhörigkeit

Tab. 1.1: Hörweiten für Umgangssprache.

1.3.4. Audiometrie

Physikalische und psychoakustische Grundlagen

Das menschliche Hörorgan kann Frequenzen von etwa **16 Hz bis 20 kHz** hören, der **Hauptsprachbereich** liegt zwischen **1 und 4 kHz**.

Die Hörschwelle (im Tonschwellenaudiogramm) liegt um etwa 0 dB und wurde durch die Untersuchungen von normalhörigen Jugendlichen ermittelt/festgelegt. Ein normales Gespräch findet bei ca. **65 dB** statt. Die **Schmerzgrenze** liegt bei 120-130 dB.

Physikalische Grundlagen

- **Schallwellen**: longitudinale Wellen mit einer **Schwingungsdauer T**, die die **Frequenz f** bestimmt (f = 1/T);
- **Schalldruck** (Einheit Pascal, Pa): der geringste wahrnehmbare Schalldruck liegt bei 20 mPa (1.000 Hz), der höchste schmerzfrei wahrnehmbare bei 100 Pa (**Dynamikbereich);**
- **Schalldruckpegel** (Einheit Dezibel, dB): logarithmischer Ausdruck des Schalldrucks zur linearen Darstellung bei audiometrischen Untersuchungen.

Merke!
Zwischen Schalldruck (Pa) und Schalldruckpegel (dB) besteht ein logarithmischer Zusammenhang. Eine **Verdoppelung** des Schalldrucks entspricht einer Schallpegelerhöhung **um 3 dB**.

- **Lautstärke** (Einheit Phon): Verschiedene Frequenzen werden vom menschlichen Ohr bei gleichem Schalldruckpegel unterschiedlich laut wahrgenommen. Kurven gleicher Lautstärke („Isophone") geben an, welche Schalldruckpegel bei Tönen unterschiedlicher Frequenz als gleich laut empfunden werden (→ Abb. 1.21). Eine Steigerung um 10 dB wird als Verdopplung der Lautstärke empfunden (entspricht 10-facher Schallintensität). Bei 1 kHz stimmen Phon und Dezibel zahlenmäßig überein;
- Der **Dynamikbereich** des Ohrs ist mit 120 dB sehr groß. Mit zunehmendem Alter wird der Dynamikbereich durch den Anstieg der Hörschwelle kleiner.

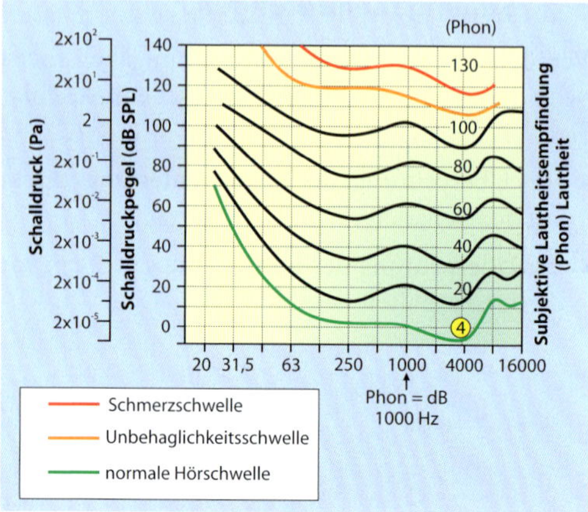

Abb. 1.21: Hörfeld des Menschen. Frequenzspektrum des menschlichen Gehörs (Hz) in Abhängigkeit vom Schalldruck (Pa), Schalldruckpegel (dB) und der Lautheit (Phon).

Audiometrisch wichtige Begriffe

- **Intensitätsunterschiedsschwelle:** minimaler Modulationsgrad eines Tones, damit der Normalhörige die Intensitätsänderung wahrnimmt (in Hörschwellennähe ca. 3,5 dB, bei 80 dB ca. 0,6 dB, Grundlage der Recruitmentbestimmung, → unten);
- **Unbehaglichkeitsschwelle**: niedrigste Stärke eines akustischen Reizes, der beim Hören als unangenehm empfunden wird (Hörgeräteanpassung!);
- **Adaptation** des Gehörs: physiologische Anpassung an einen akustischen Reiz (Umgebungslautstärke), Ausdruck einer **vorübergehenden Hörschwellenabwanderung;**
- **Hörermüdung:** verstärkte Hörschwellenabwanderung gegenüber dem Hörgesunden, erreicht jedoch einen stabilen Zustand (Schädigung der Sinneszellen);
- **Schwellenschwund:** unbegrenzte Hörschwellenabwanderung in Abhängigkeit von der Reizdauer (retrocochleäre Hörstörungen).

Tonschwellenaudiometrie

Mit diesem wichtigsten audiometrischen Untersuchungsverfahren werden die **Hörschwellen** reiner Töne **seitengetrennt** bestimmt für

- **Luftleitung** (Kopfhörer; Schallfortleitung über äußeres und mittleres Ohr) und
- **Knochenleitung** (Vibrator auf Mastoid; Schallweiterleitung über Schädelknochen direkt zur Cochlea).

Der individuelle Hörverlust wird **quantitativ** zwischen 250 und 8.000 Hz ermittelt.

Die 0 dB-Linie des Koordinatensystems (**Audiogramm**) entspricht der **relativen Hörschwelle** normalhöriger Jugendlicher (→ Abb. 1.22).

Der **Hörverlust** der Luft- und Knochenleitung wird für den Frequenzbereich in kleinen dB Stufen ausgehend von der relativen Hörschwelle gemessen.

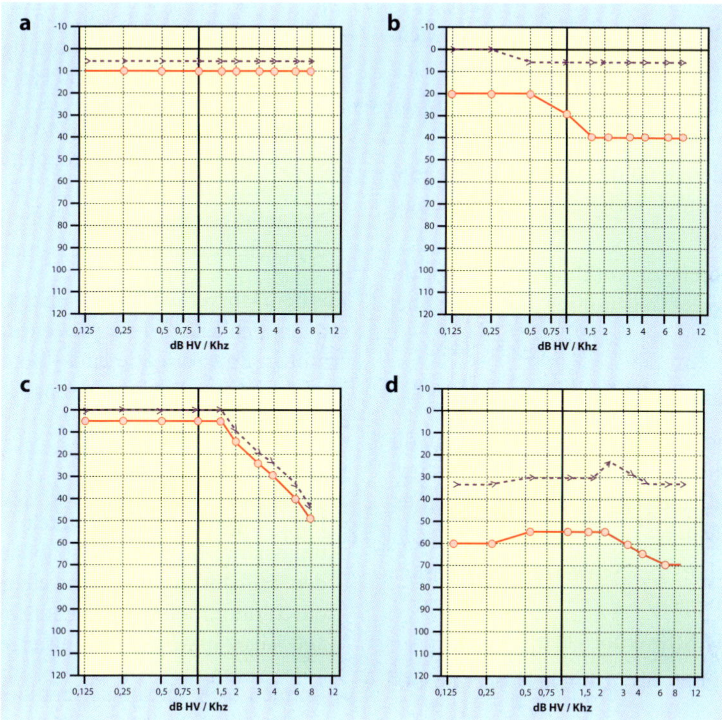

Abb. 1.22: Tonschwellenaudiometrie. **a:** Normakusis mit deckungsgleichem Verlauf der Luft- und Knochenleitungshörkurven. **b:** Schallleitungsschwerhörigkeit mit einer Schallleitungskomponente von 20-30 dB. **c:** Schallempfindungsschwerhörigkeit, im Hochtonbereich betont. **d:** Kombinierte Schallleitungs- und Schallempfindungsschwerhörigkeit.

Ergebnisse/Informationen:

- Die **Hörschwellenkurven** zeigen den Schalldruckpegel an, bei dem der Untersuchte den Ton erstmals hört;
- Die Prüfung der Luftleitung (Kopfhörer) prüft das gesamte auditorische System;
- Die Prüfung der Knochenleitung (Vibrator, Knochenleitungshörkurve) prüft die Hörfunktion hinter dem ovalen Fenster **(Schallempfindungsschwerhörigkeit/sensorineurale Schwerhörigkeit).** Eine Schwerhörigkeit kann in der Cochlea (cochleär) oder zentral davon (retrocochleär) entstehen;
- Verlaufen Knochenleitungs- und Luftleitungshörkurve in einem Abstand zueinander, besteht eine **Schallleitungsschwerhörigkeit**, die im äußeren oder Mittelohr entsteht;
- Verlaufen Knochenleitungs- und Luftleitungshörkurve deckungsgleich, besteht eine **Schallempfindungsschwerhörigkeit**. Der Unterschied, der zwischen beiden Schwellen physiologisch besteht (s. Versuch nach Rinne), wird durch das Audiometer ausgeglichen;

- Verlaufen Knochenleitungs- und Luftleitungshörkurve in einem Abstand zueinander und jeweils von der 0 dB-Linie, besteht eine **kombinierte Schwerhörigkeit.**

Probleme bei Durchführung:

- Die Prüfung ist ein "**psychoakustisches Experiment**" und keine Messung und ist deshalb von der Mitarbeit abhängig (Alter, Konzentration, Simulation, Aggravation);
- **Überhören:** der Prüfton wird auf dem Gegenohr gehört. Dies passiert bei:
  - Knochenschall, der ohne Verlust übertragen wird;
  - Luftschall, der ab 50 dB direkt das Innenohr anregt (maximal mögliche Schallleitungskomponente);
  - Um Überhören zu verhindern, erfolgt die **Vertäubung des Gegenohres** (Rauschen über Kopfhörer).

Sprachaudiometrie

Sprachgehör und Sprachverständnis sind für die zwischenmenschliche Kommunikation entscheidend. Sprachaudiometrische Untersuchungen erfolgen zur Beurteilung:

- Des Sprachgehörs bei Schwerhörigen (Diskriminationsvermögen);
- Einer zentralen Schwerhörigkeit;
- Der Hörverbesserungen durch Hörgeräte und Operationen;
- Bei gutachterlichen Bewertungen;
- Immer im Vergleich mit einem Tonaudiogramm (Korrelation).

Merke!

- **Aggravation:** Vorgetäuschte Verschlimmerung einer bestehenden Schwerhörigkeit
- **Simulation**: Vorgebliche Schwerhörigkeit oder Taubheit bei normalem Gehör

Durchführung:

Zahlenreihen und einsilbige Testwörter werden von einem Tonträger über Kopfhörer oder Lautsprecher (Freifeld) abgespielt. Die Lautstärke nimmt mit jeder Testreihe zu. Festgestellt werden soll, wie viele der angebotenen Wörter und Sätze richtig verstanden werden.

Freiburger Sprachtest

Am häufigsten in Deutschland durchgeführter Sprachtest (→ Abb.1.23), mit dem Zahlen (21-99) und einsilbige Wörter geprüft werden. Die Ergebnisse werden in ein Diagramm mit zwei Bezugsgrößen eingetragen:

- **Hörverlust für Zahlen** (in dB): der Normalhörige versteht 50 % bei 18,5 dB. Für die Verständlichkeit sind Vokale im Tieffrequenzbereich entscheidend (Übereinstimmung von Ton- und Sprachaudiogramm bei 500 Hz);
- **Einsilberverständlichkeit** (in %): Anteil des bei 60, 80 und 100 dB angebotenen richtig wiedergegebenen Prüfmaterials (Diskrimination). Normalerweise werden Wörter 15-20 dB über dem Schalldruckpegel der Zahlen verstanden.

Aus dem Hörverlust für Zahlen und der Einsilberverständlichkeit wird der **prozentuale Hörverlust** ermittelt. Eine (orientierende) Berechnung ist am Tonschwellenaudiogramm möglich (gutachterliche Bewertung, → Kap. 10.2.).

Interpretation:

- Die Einsilberverständlichkeit bei Schallleitungsschwerhörigkeiten ist abhängig vom Grad der Hörstörung (Tonschwellenaudiogramm); durch die Erhöhung der Lautstärke wird i.d.R. 100 %iges Sprachverständnis erreicht;
- Können trotz maximaler audiometrischer Verstärkung nicht alle Einsilber verstanden werden, spricht man vom **Diskriminationsverlust;**
- Typischer Hinweis auf **retrocochleäre Hörstörung** ist eine **schlechtere Diskrimination.**

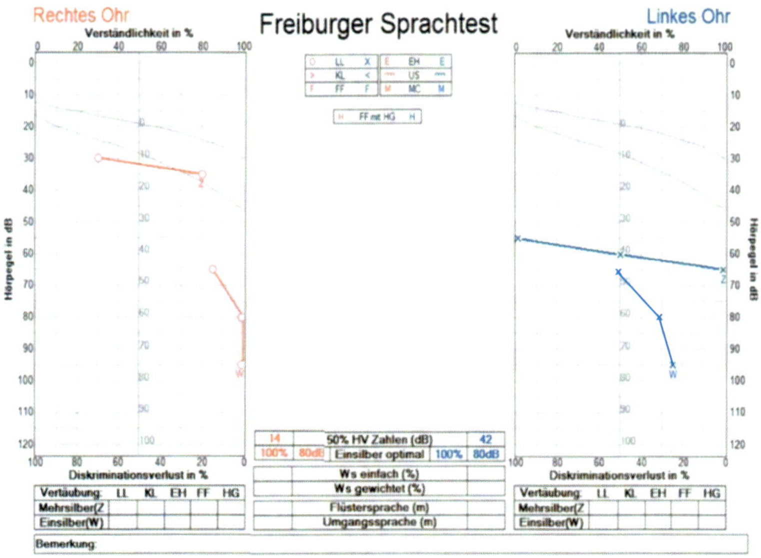

Abb. 1.23: Sprachaudiometrie. **a: Kein Diskriminationsverlust rechts.** Für Verständlichkeit von Zahlen (Mehrsilbern) besteht ein Hörverlust von 14 dB. Die Verständlichkeit für Einsilber beträgt 85 % bei 65 dB, 100 % bei 80 und 100 dB. **b: Diskriminationsverlust links**. Der Hörverlust für Zahlen beträgt ca. 42 dB. Die Einsilberverständlichkeit beträgt 50 % bei 65 dB, 70 % bei 80 dB und 75 % bei 100 dB. Durch eine weitere Erhöhung des Schalldruckpegels wird keine 100 %ige Verständlichkeit erreicht → Diskriminationsverlust.

Überschwellige Hörtests, Recruitmentuntersuchung

Überschwellige Hörtests untersuchen das Verhalten des Gehörs bei **Lautstärken oberhalb der individuellen Hörschwelle**. Sie haben Bedeutung für die Unterscheidung zwischen **cochleärem** (Haarzellschaden) und **retrocochleärem Hörschaden** (z.B. Akustikusneurinom).

Bei Normalhörigen ist die Lautheit eines Tones vom Schalldruckpegel abhängig (→ Kap. 1.1.5.). Bei sensorineuralen Hörschäden kann dieser Zusammenhang verändert sein. Die wichtigsten Merkmale sind die **gestörte Lautheitsfunktion** und der **eingeschränkte Dynamikbereich** bei einer sensorineuralen Hörstörung:

Basis der Untersuchungen ist die **Recruitmentbestimmung**, die in Zusammenhang mit der Funktion der **äußeren Haarzellen** steht (→ Kap. 1.1.3.):

- Die **fehlende Verstärkungsfunktion** der äußeren Haarzellen bei geringen Schallintensitäten führt zum **Hörverlust;**
- Die **fehlende Dämpfung** durch die äußeren Haarzellen bei hoher Schallintensität führt zu vorzeitiger maximaler Erregung der inneren Haarzellen und so zu einer **herabgesetzten Unbehaglichkeitsschwelle** sowie einem **überproportionalen Lautheitszuwachs** im überschwelligen Bereich, dem **Recruitment;**
- Ein Recruitment ist bei einem **Haarzellschaden** stets nachweisbar **(Recruitment positiv)**, fehlt der Lautheitsausgleich durch Erhöhung der Lautstärke, liegt kein Haarzellschaden vor (**Recruitment negativ**).

Überschwellige Hörtests werden im klinischen Alltag zum Nachweis eines retrocochleären Schadens kaum noch durchgeführt, sind aber weiterhin wichtig für die Begutachtung (vgl. Lärmschwerhörigkeit). Ersatz sind die Hirnstammaudiometrie (ERA; → Kap. 1.3.6.) oder eine Schnittbildgebung.

Test	Prinzip / Voraussetzung	Durchführung
Fowler-Test	Binauraler Lautheitsvergleich Einseitige Schallempfindungsschwerhörigkeit von > 20 dB Differenz zur Gegenseite	Um einen Ton an der Hörschwelle zu hören, muss er auf dem schlechteren Ohr mit größerem Schalldruckpegel angeboten werden als auf dem besseren Ohr. Die Töne werden an der Hörschwelle auf beiden Ohren gleichlaut empfunden. Wird Schalldruck auf beiden Ohren im überschwelligen Bereich erhöht und gleich laut empfunden, spricht man von Lautheitsausgleich: Recruitment positiv (Haarzellschaden). Fehlender Lautheitausgleich weist auf einen retrocochleären Schaden hin.
Lüscher-Zwislocki-Test	Intensitätsunterscheidungsvermögen	Bei einem überschwelligen Ton (80 dB) wird die geringste noch wahrgenommene Amplitudenmodulation bestimmt: Modulationen < 1 dB: cochleärer Schaden. Modulationen > 2 dB: V.a. retrocochleären Schaden.
SISI (Short-Increment-Sensitivity-Index)-Test	Intensitätsunterscheidungsvermögen	20 dB über Hörschwelle werden 20 Amplitudenmodulationen von 1 dB mit je 0,2 sec Dauer angeboten und die Anzahl ermittelt, die wahrgenommen werden. > 80 %: Hinweis auf cochleären Schaden **(SISI positiv)**. < 20 %: Hinweis retrocochleäre Hörstörung (**SISI negativ**). Auch bei Schallleitungsstörungen ist der **SISI negativ.**
Geräuschaudiometrie nach Langenbeck	Verdeckung	Ermittelt wird, ob sich Hörschwelle durch Zuschalten eines überschwelligen Geräusches (60 dB) ändert. Cochleärer Hörschaden: Mithörschwelle (Zuschalten Geräusch) mündet wie beim Normalhörigen entsprechend der Geräuschtonschwelle in die Hörschwelle. Retrocochleäre Schwerhörigkeit: Mithörschwelle fällt ab.

Tab. 1.2: Zusammenfassung der wichtigsten überschwelligen Hörtests:

Pädaudiologie

Subjektive kindliche Hörprüfungen sind aufwändig und stellen hohe Ansprüche an die Prüfenden, haben aber weiterhin große Bedeutung. Wichtig ist:

- Für Auswahl des Testverfahrens sind Entwicklungsalter (nicht kalendarisches Alter!) und Verfassung des Kindes entscheidend. So können z.B. auch geistig behinderte Erwachsene mit einem primär für Kleinkinder entwickelten Verfahren untersucht werden;
- Auch bei normalem Gehör muss bei Kleinkindern von höheren Schwellen ausgegangen werden;
- Die Bestimmung der Luft- und Knochenleitungshörschwellen einschließlich Vertäubung (→ oben) ist meist im 4. Lebensjahr möglich, die Untersuchungssituation sollte kindgerecht sein:
  - Wahl des Schallsignals: z.B. Kinderlieder statt Sinuston;
  - Schallquelle außerhalb des Sichtfeldes;
  - Hörtests für Erwachsene sind bei Kindern ab ca. 10 Jahren möglich;
- Objektive Testungen durch **Otoakustische Emissionen (OAE)** und **Hirnstammaudiometrie (BERA)** werden ergänzend durchgeführt. Die BERA ist der Goldstandard und dient der Quantifizierung des Hörschadens und Hörgeräteüberprüfung bei Kindern (→ Kap.. 1.3.6.);

- **Weitere Untersuchungsmethoden:**
  - **Reflexbeobachtung** von motorischen Reflexen nach akustischen Klickreizen von ca. 70 dB (Moro-, Lidreflex);
  - **Crib-o-gramm:** Registrierung von Bewegungen des schlafenden Kindes in einem speziellen Bett;
  - **MIRA-Test** (Multichannel Infant Reflex Audiometry): Nachweis von Saug-, Atem- und Blickaktivität;
  - Messung des **Stapediusreflexes** (→ Kap. 1.3.5.);
  - **Verhaltensaudiometrie/Spielaudiometrie** mit Zuwendungs- und Ablenktests wird bei älteren Kindern (2-4 Jahre) eingesetzt.

1.3.5. Impedanzmessung

Definition:

Objektive Untersuchung des Schallleitungsapparates, die den Schallanteil misst, der durch den **akustischen Widerstand** (Impedanz) von Trommelfell und Mittelohr in den Gehörgang reflektiert wird.

Der Kehrwert der Impedanz entspricht der **akustischen Leitfähigkeit (Compliance)**.

Voraussetzungen der Untersuchung: intaktes Trommelfell und abdichtbarer Gehörgang

Impedanzänderungen werden ausgelöst durch:

- Luftdruckänderungen im äußeren Gehörgang (Tympanometrie);
- Kontraktion der Binnenohrmuskeln (Stapediusreflex).

Tympanometrie

Untersuchungsdurchführung:

Im abgedichteten äußeren Gehörgang wird ein Druck zwischen +300 Pa und -300 Pa erzeugt, gleichzeitig wird ein Prüfton (220 Hz) appliziert und mit dem Mikrophon der reflektierte Schallanteil gemessen. In einem Diagramm wird der Druck aufgezeichnet, bei dem die Compliance ihr Maximum hat.

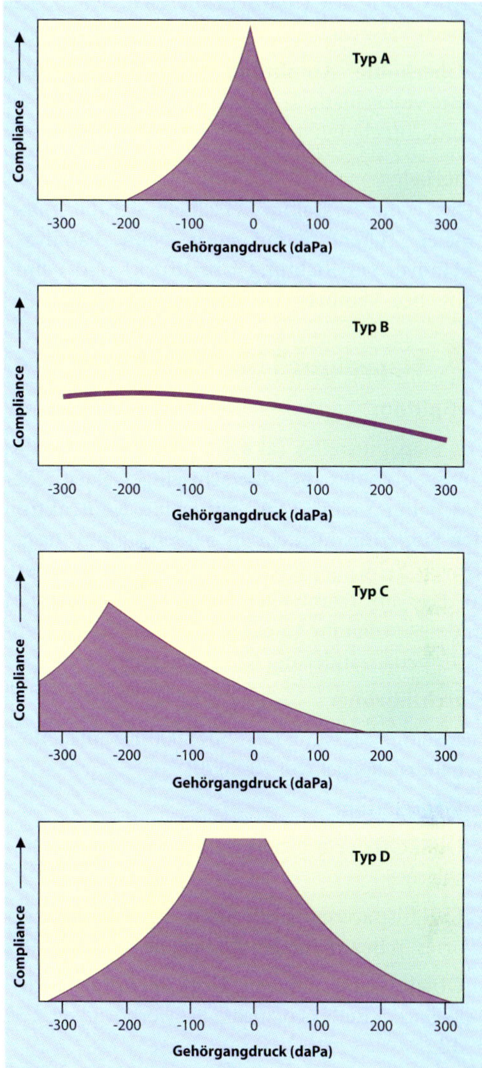

Abb. 1.24: Kurven im Tympanogramm. **Typ A**: Normalbefund. **Typ B**: flache Kurve z.B. bei Erguss. **Typ C**: maximale Leitfähigkeit bei Unterdruck. **Typ D**: kein Maximum bei offener Kurve.

Befunde (→ Abb. 1.24):

- **Normalbefund:** maximale Compliance bei Atmosphärendruck (0 Pa);
- **Flache Kurven** ohne Maximum**:** Mukotympanon, Kettenfixierung;
- **Maximum bei Unterdruck:** Unterdruck in Paukenhöhle, z.B. Paukenbelüftungsstörung, akute Mittelohrentzündung und Adhäsivprozesse;

- **Maximum im Überdruckbereich:** selten, z.B. nach Valsalva;
- **Überhöhte Amplitude (nach oben offene Kurve):** schlaffe Trommelfellnarbe und Kettenunterbrechung.

Merke!
Das Tympanogramm verschiebt sich bei normaler Tubenfunktion auch beim Valsalva-Manöver (in Richtung Überdruck) und beim Toynbee-Manöver (in Richtung Unterdruck).

Stapediusreflexmessung

Definition:

Der Stapediusreflex **(akustikofazialer Reflex)** ist ein Schutzreflex. Bei überschwelliger akustischer Beschallung eines Ohrs wird eine **Kontraktion der Stapediusmuskeln** in beiden Ohren ausgelöst, die Schwingungsfähigkeit der Kette reduziert, so dass am Trommelfell mehr Schall reflektiert und das Innenohr geschont wird. Die resultierende Impedanzänderung wird gemessen.

Durchführung:

Beidseitige Messung bei 250-4.000 Hz mit einem Schalldruckpegel von 70-90 dB.

Interpretation:

- **Ossikelfixierung:** ausgefallener Reflex bei Otosklerose;
- **Fazialisparese:** Lokalisation des Schädigungsortes in Bezug auf den Abgang des N. stapedius;
- **Objektive Hörprüfung/Hörscreening:** bei auslösbarem Reflex cochleäre Schwerhörigkeit < 50 dB.;
- **Metz-Recruitment:** bei Patienten mit Recruitment soll die Stapediusreflexschwelle $\leq$ 30 dB über der Hörschwelle liegen;
- **Neuraler Hörschaden:** erhöhte Reflexschwelle, evtl. ist auch eine Hörermüdung nachweisbar.

Merke!
Der Nachweis des normalen Stapediusreflexes erlaubt den Ausschluss einer hochgradigen Schwerhörigkeit (Screeninguntersuchung bei Kindern und Hörgeräteüberprüfung)!

1.3.6. Objektive Audiometrie

Zu den objektiven Untersuchungsverfahren zählen die Registrierung **akustisch evozierter Potentiale (AEP)** und die Registrierung **otoakustischer Emissionen (OAE).** Sie werden insbesondere bei nicht-kooperativen Patienten (Säuglinge/Kleinkinder oder Menschen mit Mehrfachbehinderung) verwendet.

Bei den AEP sind nur die **frühen** akustisch evozierten Potentiale, die anatomisch dem Hirnstamm zugeordnet werden **(BERA)** klinisch relevant. Außerdem können auch Potentiale mit **mittlerer (MLRA)** und **später Latenz (SAEP)** bestimmt werden, die zentralen Strukturen der Hörbahn zugeordnet werden.

Die Untersuchung später Potentiale setzt einen wachen und kooperierenden Probanden voraus. In der klinischen Praxis spielt bei entsprechenden Fragestellungen die radiologische Schnittbilddiagnostik (MRT) eine größere Rolle.

Akustisch evozierte Potentiale

Definition:

Ausgelöst durch **akustische Stimulation** werden elektrische Potentiale der Cochlea und Hörbahn emittiert. Durch **Summations- und Filterungsprozesse** (Averaging) entstehen Kurven, deren Wellen eine typische Form und Amplitude aufweisen. Der Laufzeitvergleich ermöglicht eine topographische Zuordnung zum Läsionsort der Hörstörung. Die Ableitung erfolgt von der **Kopfhaut (BERA)**.

Die Untersuchung dient der:

- **Topodiagnostik** einer Hörstörung, insbes. retrocochleärer Hörschäden (Akustikusneurinom);
- Kontrolle subjektiver Hörtests (**Hörschwellenbestimmung**);
- Diagnostik **neurologischer** Krankheitsbilder (Multiple Sklerose, Polyneuropathien, Hirntraumen);
- Diagnostik einer **kindlichen Schwerhörigkeit** (Goldstandard) und der Hörgeräteüberprüfung bei Kindern (Untersuchung in Sedierung oder Narkose);
- **Neugeborenen-Hörscreening** (Konfirmationsdiagnostik).

Hirnstammpotentiale (BERA)

Frühe akustisch evozierte Potentiale (Brainstem **E**voked **R**esponse **A**udiometry, **BERA**) werden über Klebeelektroden an Vertex und Mastoid bestimmt. Akustische Stimuli sind:

- Rechtecksignale mit Frequenzschwerpunkt zwischen 2-4 kHz oder
- Einzelfrequenzen **(Notched-Noise-BERA).**

Die Stimulation ist über Luft- und Knochenleitung möglich.

Es entsteht eine Kurve mit sechs Erwartungswellen nach bestimmter Latenzzeit, die definierten Strukturen der Hörbahn zugeordnet werden (→ Abb. 1.25, Tab 1.3).

Erwartungswelle	Anatomische Struktur	Latenzzeit
Welle I	Hörnerv	1,5 – 1,8 ms
Welle II	Akustische Hirnstammkerne	2,5 – 3,0 ms
Welle III	Olivenkerne	3,6 – 4,1 ms
Welle IV	Lemniscus lateralis	4,8 – 5,2 ms
Welle V	Colliculus inferior	5,5 – 6,0 ms
Welle VI	Corpus geniculatum mediale	6,9 – 7,7 ms

Tab. 1.3: Zuordnung anatomischer Strukturen der Hörbahn zu den Erwartungswellen.

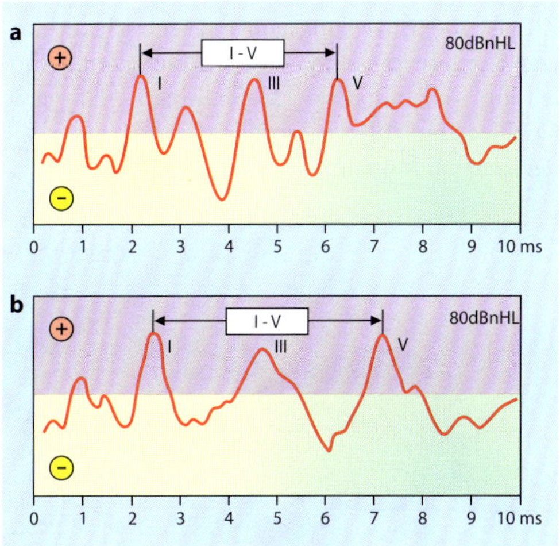

Abb. 1.25: Hirnstammaudiometrie. **a**: Normalbefund. eingezeichnet ist die praktisch bedeutsame Latenzzeit zwischen I. und V. Welle. **b**: Latenzzeitverlängerung zwischen I. und V. Welle bei einem Akustikusneurinom.

Interpretation:

- **Bestimmung der Hörschwelle** erfolgt über den Nachweis der **Welle V;**
- Differenzen der **Latenzzeiten** der Wellen I, III und V stellen ein Maß für die Überleitungsgeschwindigkeit des Hörnervs und der zentralen Hörbahn dar. Bei **Schwerhörigen** können Kurven parallel zu höheren Schalldruckpegeln verschoben sein und flachere Amplituden aufweisen;
- Bei **Kindern** < 3 Jahren ist die Hörbahn noch nicht voll ausgereift, Verlängerungen der Latenzzeiten sind normal;
- **Akustikusneurinom:** bei ca. 70 % der Tumore sind **intraindividuelle Latenzdifferenzen** nachweisbar (→ Kap. 1.11.).

Elektrocochleographie (ECochG)

Ableitung von **cochleären Mikrophon- und Summationspotentialen** sowie Summenaktionspotentialen als Ausdruck der Funktion des ersten auditorischen Neurons über eine Elektrode, die im äußeren Gehörgang oder vor dem Promontorium liegt.

Die Untersuchung spielt bei der Diagnostik vor Implantation eines Cochlea-Implantats und beim M. Menière` eine Rolle.

Evozierte otoakustische Emissionen

Definition:

Otoakustische Emissionen entstehen durch **oszillierende Kontraktionen der äußeren Haarzellen** während des physiologischen Hörvorgangs. Ihre Energie wird in die Cochlea eingespeist und über das Mittelohr retrograd bis in den äußeren Gehörgang abgestrahlt. Sie können dort mit empfindlichen Messmikrophonen registriert werden. Die Nachweisbarkeit ist sowohl an die **funktionelle Integrität des Innenohrs**, als auch eine **intakte Außen- und Mittelohrfunktion** geknüpft.

Es werden mehrere Formen otoakustischer Emissionen unterschieden:

- **Spontane otoakustische Emissionen (SOAE):** bei 30 % der Hörgesunden als lokale Resonanzphänomene ohne direkte Beziehung zu einem auslösenden Schallreiz;
- **Transitorisch evozierte otoakustische Emissionen (TEOAE):** durch Schallsignale ausgelöste (evozierte) Emissionen;
- **Distorsionsprodukte otoakustischer Emissionen (DPOAE):** durch Stimulation mit zwei Sinusdauertönen unterschiedlicher Frequenz entsteht neben der Emission entsprechend der Reizfrequenzen ein dritter Ton, das Distorsionsprodukt, als Ausdruck der Interferenz zwischen den Primärtönen. Die Erwartung, dass durch die Verwendung von unterschiedlichen Primärtönen eine frequenzspezifische Messung der cochleären Funktion möglich ist, hat sich nicht bestätigt.

Versuchsprinzip:

Ein kurzer akustischer Reiz wird über einen kleinen Lautsprecher in den Gehörgang eingebracht. Die cochleäre Antwort wird nach einer Latenz von mehreren Millisekunden mit einem Mikrophon ebenfalls im Gehörgang aufgefangen.

Interpretation der Ergebnisse:

- Das Ergebnis der Messung ist immer eine ja/nein-Antwort;
- TEOAEs sind bis zu einem Hörverlust von 30 dB nachweisbar;
- DPOAEs sind bis zu einem Hörverlust von 50 dB nachweisbar;
- Wichtig: Funktionsstörungen des äußeren- und des Mittelohrs müssen ausgeschlossen sein (Otoskopie, Tympanometrie).

Einsatzgebiete:

- Neugeborenen-Hörscreening (Nachweisrate am 2. Lebenstag bei 100 %);
- Topodiagnostik von Hörstörungen in Kombination mit der BERA;
- Hörschwellenüberprüfung (Kinder, Gutachten);
- Überwachung der Innenohrfunktion bei Lärmexposition;
- Frühdiagnose unter Therapie mit ototoxischen Medikamenten (→ Kap. 1.9.4.).

Neugeborenen-Hörscreening:

Bestandteil des Neugeborenen-Screenings, das bei allen Kindern noch in der geburtshilflichen Klinik oft von Nicht-Fachpersonal durchgeführt wird. Eingesetzt werden mobile automatisierte Screeninggeräte (TEOAE-Messung).

Gelingt der OAE-Nachweis bei der Ersttestung nicht, werden weitere Untersuchungen in den folgenden Wochen erforderlich (**Konfirmationsdiagnostik**). Hierzu gehören die HNO-ärztliche Untersuchung und die **Hirnstammaudiometrie (BERA).**

Ziel ist Identifizierung von relevant schwerhörigen Kindern bis zum 3. Lebensmonat und Einleitung rehabilitativer Maßnahmen (Hörgerät, Cochlea-Implant, Frühförderung etc.) innerhalb der ersten 6 Monate.

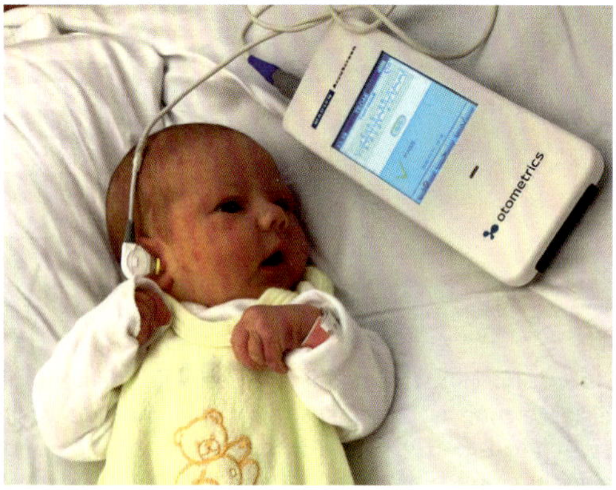

Abb. 1.26: Neugeborenen-Hörscreening.

1.4. Untersuchungen des vestibulären Systems

Richtungsweisende Grundlage der Diagnostik ist die Anamnese. Klinische Untersuchungen betreffen das Ohr, die Prüfung der vestibulospinalen Reflexe, die Okulomotorik und die Nystagmusprüfungen.

1.4.1. Prüfung vestibulospinaler Reflexe

Durch die Prüfung der vestibulospinalen Reflexe wird die Koordination des gesamten Körpers getestet, es sollten immer Untersuchungen der oberen und der unteren Extremitäten erfolgen. Eine **seitenbetonte Instabilität** weist auf eine **vestibuläre** Läsion hin.

Romberg-Versuch

Der Patient soll mit geschlossenen Augen, nahe beieinander stehenden Füßen und vorgehaltenen Armen ruhig stehen.

- Bei **labyrinthärer Läsion** besteht gerichtete Fallneigung auf die Seite des weniger erregbaren Labyrinths;
- Eine regellose Fallneigung weist auf eine **zentrale Läsion** hin;
- Lassen sich Körperschwankungen auch durch Öffnen der Augen nicht unterdrücken, besteht eine **Kleinhirnläsion** (zentrale Koordinationsstörung).

Unterberger-Tretversuch, Blindgang

Der Patient soll mit geschlossenen Augen ca. eine Minute auf der Stelle treten bzw. beim Blindgangversuch geradeaus gehen. Abweichungen über 40° oder kontinuierliche Abweichung von der Geraden sind pathologisch.

Die Bewertung erfolgt wie beim Romberg-Versuch.

Finger-Nase-Versuch

Der Patient streckt die Arme seitlich aus und führt dann mit geschlossenen Augen seinen Zeigefinger zur Nase. Ataxie, Tremor oder Myoklonus weisen auf eine **zerebelläre Läsion**.

Kopf-Impuls-Test (KIT)

Der Patient sitzt dem Untersucher gegenüber und fixiert einen Punkt hinter ihm. Der Untersucher fasst mit beiden Händen den Kopf des Patienten, bewegt diesen langsam zur Seite und dann durch kurze ruckartige Bewegungen in die Mitte.

Durchführung und Interpretation:

Zur Prüfung des rechten horizontalen Bogenganges wird der Kopf des Patienten zunächst langsam nach links gedreht. Die ruckartige Bewegung zur Mittelstellung des Kopfes löst den **vestibulookulären Reflex** aus (→ Abb. 1.15), so dass der Blick des Patienten normalerweise unverändert auf den zuvor anvisierten Punkt gerichtet bleibt.

Hinweis auf eine Läsion ist eine **Rückstellsakkade**.

1.4.2. Prüfung der Okulomotorik

An der Koordination der Augenbewegungen beim Fixieren eines sich bewegenden Gegenstandes sind Augenmuskelkerne, zentralvestibuläre Zentren und Kleinhirn beteiligt (→ Kap. 1.1.5.).

Ziel der Prüfungen ist, zentrale oder periphere Störungen der Okulomotorik von vestibulären Störungen abzugrenzen. Wichtig ist, dass der Blickwinkel nicht größer als 30° wird.

- **Augenmotilitätsprüfung:**
  Patient soll den in seinem Gesichtsfeld H-förmig vom Untersucher bewegten Finger mit den Augen verfolgen. Alle Augenmuskeln werden orientierend summarisch geprüft;
- **Langsame Blickfolge, Sinuspendeltest:**
  Patient soll einen in seinem Gesichtsfeld langsam hin- und herbewegten Gegenstand mit den Augen folgen. Treten dabei ruckartige Nachholbewegungen oder Blicksprünge auf, ist dies **Hinweis auf zentrale okulomotorische Störungen;**
- **Prüfung des optokinetischen Nystagmus:**
  Das auch als „Eisenbahnnystagmus" bekannte Phänomen wird durch einen sich drehenden gestreiften Zylinder oder einen entsprechenden Film ausgelöst und elektronystagmographisch (s.u.) registriert. Sakkadenartige Bewegungsstörungen und einseitiges Richtungsüberwiegen oder eine Bewegungsdissoziation sind **Hinweise auf zentrale okulomotorische Störungen** (Hirnstammerkrankungen, MS).

1.4.3. Nystagmusprüfung

Physiologische Nystagmen (→ Kap. 1.1.5.) kann man bei Kopfbewegungen, extremen Blickwinkeln und in Ruhe beobachten. Sie können auch provoziert werden.

Ein pathologischer Spontan- oder Provokationsnystagmus ist von großer diagnostischer Bedeutung.

Ein **vestibulärer Nystagmus** (→ Kap. 1.1.5.) kann durch eine **optische Fixation unterdrückt** werden. Bei der Untersuchung wird das verhindert durch:

- **Frenzel-Brille:** Der Patient kann aufgrund der hohen Brechstärke (+15 Dioptrien) nicht fixieren. Der Untersucher sieht Augen des Patienten im Brennpunkt der Brille, vergrößert und durch integrierte Lämpchen beleuchtet;
- **Elektronystagmographie (ENG):** Nystagmen werden bei geschlossenen Augen von Elektroden registriert und aufgezeichnet, indem der Dipolcharakter von Cornea (positiv geladen) und Retina (negativ geladen) genutzt wird;
- **Videonystagmographie (VNG),** Registrierung der Augenbewegungen mit einer Videokamera als Alternative zum ENG.

Spontan- und Provokationsnystagmus

Spontannystagmus

Als Spontannystagmus wird ein **richtungsbestimmter Nystagmus** bezeichnet. Die schnelle Komponente ist zur Seite des dominierenden Vestibulariskerngebietes gerichtet.

Zugrunde liegen können:

- Schädigung des peripheren Gleichgewichtsorgans: **Ausfallnystagmus** zur gesunden Seite;
- Ungenügende Hemmung eines Vestibularisgebietes aufgrund einer zentralen Läsion: **Enthemmungsnystagmus** zur geschädigten Seite.

Merke!
Ein vestibulärer Spontannystagmus schlägt immer in dieselbe Richtung unabhängig von der Blickrichtung. Er wird durch visuelle Fixation gehemmt.

Der horizontale Nystagmus wird graduell eingeteilt:

- Grad 1: Nystagmus nur beim Blick in die Richtung der schnellen Komponente;
- Grad 2: beim Blick geradeaus;
- Grad 3: beim Blick in die Gegenrichtung.

Von einem vestibulären Spontannystagmus abzugrenzen sind:

- **Augenrucken:** ungerichtete und gerichtete ruckartige Augenbewegungen;
- **Blickrichtungsnystagmus:** tritt in die jeweilige Blickrichtung auf und ist Ausdruck einer Koordinationsstörung im Bereich des Vestibulariskerngebietes, der Augenmuskelkerne und des Kleinhirns. Subjektive Beschwerden werden meist nicht angegeben;
- **Endstellungsnystagmus:** nicht-pathologisch (→ Kap. 1.1.5.);
- Sonderform ist der durch **Barbituratvergiftung** bedingte grobschlägige Blickrichtungsnystagmus;
- **Fixationsnystagmus:** tritt bei der Fixierung eines Gegenstandes in Mittelstellung der Augen auf. Schnelle und langsame Komponente sind kaum zu unterscheiden. Beschwerden bestehen i.d.R. nicht. Es kann ein Visusproblem bestehen.

Provokationsnystagmus

Durch Reizung des Gleichgewichtssystems wird unter bestimmten Bedingungen wie Körperlage- und Kopfstellungsänderung ein Nystagmus ausgelöst (Lage-Lagerungsprüfungen). So sind in Ruhe vollständig kompensierte Störungen nachweisbar.

Der Kopf des Patienten wird bei der Untersuchung durch den Untersucher bewegt. Die Beurteilung (Frenzelbrille) erfolgt wie beim Spontannystagmus:

Lageprüfung

Der Nystagmus wird durch die eingenommene **Körperlage** ausgelöst, der (dynamische) Lagewechsel ist nicht entscheidend.

Bei der Untersuchung wird der liegende Körper des Patienten mehrfach (Reproduzierbarkeit!) langsam aus der Rückenlage in die Rechts- und Linkslage gedreht. Der Nystagmus kann:

- richtungsbestimmt, regelmäßig in bestimmten Körperlagen,
- richtungswechselnd oder
- vollkommen ungerichtet sein.

Die Ursache liegt meist zentral.

Lagerungsprüfung

Auslösender Faktor ist neben der provozierenden Kopfhängelage vor allem der **dynamische Lagewechsel**.

Aus dem Sitzen (Nullstellung) auf der Untersuchungsliege wird der Patient in eine liegende Position mit überhängendem und seitlich gedrehtem Kopf (ca. 30°) gebracht **(Dix-Hallpike-Manöver für den hinteren Bogengang)**. Die Untersuchung wird für die andere Seite wiederholt (→ Abb. 1.27).

Diagnostische Relevanz:

- **Benigner paroxysmaler Lagerungsnystagmus:** mit kurzer Latenz einsetzend, horizontal rotatorisch zum unten liegenden Ohr (→ Kap. 1.10.1.);
- Ein länger andauernder und regelloser Nystagmus ist **zentral** bedingt; hier spielen **Erkrankungen der Halswirbelsäule** und **Durchblutungsstörungen im Vertebralis-Basilaris-Kreislauf** eine wesentliche Rolle.

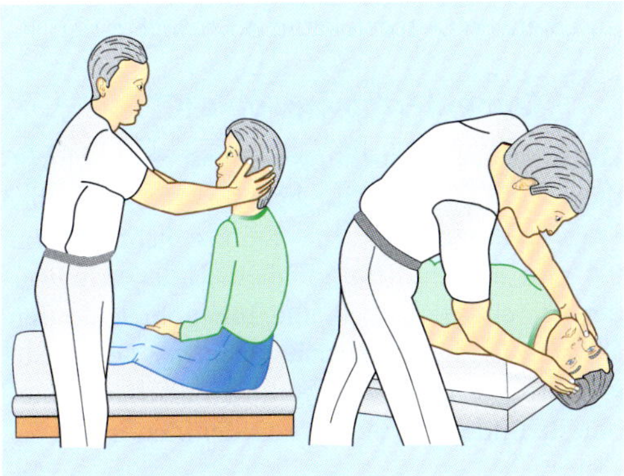

Abb. 1.27: Lagerungsprüfung des linken posterioren Bogenganges nach Dix-Hallpike.

Experimentelle Prüfung des Gleichgewichtsapparates

Durch thermische und kinetische Prüfungen (z.B. rotatorische Reizung) wird ein durch das periphere Vestibularorgan ausgelöster Nystagmus induziert.

Thermische Labyrinthprüfung

Hintergrund: Temperaturveränderungen in der Labyrinthkapsel führen zu Dichteveränderungen der Endolymphe, so werden Endolymphbewegungen und Nystagmen ausgelöst, die 2-3 Minuten anhalten und gezählt oder aufgezeichnet (ENG oder VNG) werden.

Testdurchführung: Seitengetrennte Untersuchung des Labyrinths am liegenden Patienten mit um 30° angehobenem Kopf (Vertikalstellung des lateralen Bogengangs). Die Ohren werden mit 30 °C und 44 °C warmem Wasser gespült. Die Untersuchung mit Luft stellt einen weniger starken Reiz dar, ist aber z.B. bei einer Trommelfellperforation hilfreich.

Interpretation: Ausgewertet wird die Winkelgeschwindigkeit der Nystagmen:

- Warmspülung: Nystagmus in das gespülte Ohr;
- Kaltspülung: Nystagmus in das Gegenohr;
- Untererregbarkeit/Ausfall einer Seite: periphere Funktionsstörung;
- Überwiegen in eine Richtung: Ungleichgewicht der zentralen Spontanaktivität.

Drehstuhlprüfung

Hintergrund: Der Drehreiz induziert den **vestibulookulären Reflex**. Physiologischerweise entsteht durch Trägheitsmomente der Endolymphe

- Beim Andrehen **(perrotatorisch):** Nystagmus in Drehrichtung;
- Beim Abstoppen **(postrotatorisch):** entgegengesetzt gerichteter Nystagmus.

Testdurchführung: bei Kopfneigung des sitzenden Patienten um 30° nach vorn (lateraler Bogengang in Horizontalstellung) wird der Patient gedreht und plötzlich angehalten.

Interpretation:

- Prüfung der **Koordination** beider gleichzeitig stimulierter Gleichgewichtssysteme:
- Beurteilung der **zentralen Kompensation** einer peripheren Störung.

1.5. Untersuchungsmethoden des Nervus facialis

Klinische Untersuchungen der Fazialisparese dienen der Topodiagnostik. Dazu gehören:

- Otoskopie;
- Sonographie der Gl. parotis;
- Klinische Untersuchung und Unterscheidung zwischen peripherer und zentraler Lähmung;

- Orientierende neurologische Untersuchung Hirnnervenlähmungen (z.B. weitere Hirnnervenparesen?).

Merke!
Bei einer zentralen Parese ist die Stirnastfunktion erhalten, bei einer peripheren Lähmung ist auch der Stirnast paretisch.

Ausprägung der Parese (nach House/Brackmann):

I	Normale Funktion
II	Minimale motorische Schwäche/ Asymmetrie
III	Deutliche motorische Schwäche/ Asymmetrie Mundwinkel, erhaltener Lidschluss
IV	Inkompletter Lidschluss, Massenbewegungen möglich
V	Kaum nachweisbare Bewegungen, Muskeltonus erhalten
VI	Keine Bewegungen, Verlust des Muskeltonus

Funktionsprüfungen zur **Topodiagnostik** (dienen der Lokalisation der Fazialisläsion)

- **Schirmer-Test:** Bei Läsionen des N. petrosus major oder des N. facialis zentral des Ganglion geniculi ist die sekretorische Leistung der Tränen-, Gaumen- und Nasenschleimhautdrüsen gestört. **Durchführung**: Ein Streifen Lackmuspapier wird in Konjunktivalsack eingehängt und die innerhalb von 5 Minuten befeuchtete Papierstrecke gemessen:

  Bei intakter Tränensekretion wird Papier auf einer Länge von 1,5 cm befeuchtet; sicher pathologisch ist der Test, wenn Sekretion der erkrankten Seite < 70 % der gesunden beträgt;
- **Stapediusreflexprüfung:** bei Ausfall liegt eine Schädigung oberhalb des Nervenabgangs (→ Kap. 1.3.5.);
- **Gustometrie:** Eine Läsion der Chorda tympani oder des N. facialis proximal des Abgangs wird diagnostiziert (→ Kap. 3.4.3.).

Elektrophysiologische Untersuchungen sollten so früh wie möglich und anschließend als Verlaufskontrolle durchgeführt werden.

- **Elektroneurographie (ENoG):** Messung der Nervenleitungsgeschwindigkeit zur Beurteilung degenerierter Neurone.
  Durchführung: Nach perkutaner Stimulation wird das evozierte Oberflächen-EMG (Summenaktionspotential) von der Nasolabialfalte abgeleitet. Das Ergebnis ist nach 48 Stunden verwertbar;
- **Elektromyographie (EMG):** Messung der Muskelaktionspotentiale bei Willkürmotorik zur Beurteilung der Reinnervation (Verlaufskontrolle);
- **Nervenerregbarkeitsmessung** (Nerve-excitability-Test, NET): Messung der Reizschwelle (Verlaufskontrolle).

Prognostische Aussagen zur Erholung des Nerven können durch die Tests nicht gemacht werden!

1.6. Bildgebende Untersuchungsverfahren

Die Basisdiagnostik des Felsenbeins erfolgt heute durch Schichtaufnahmen wie CT und MRT; konventionelle Röntgenaufnahmen (nach Schüller und Stenvers) werden kaum noch angefertigt.

Computertomographie (CT)

Die Routineuntersuchung wird mit einer Schichtdicke von 1-2 mm durchgeführt, bei speziellen Fragestellungen ist ein Dünnschicht-CT mit 0,4 mm Schichtdicke möglich. Untersucht werden knöcherne Mittel- und Innenohrstrukturen. Wichtig ist die Untersuchung in der Diagnostik von Mittelohrfehlbildungen, chronischen Mittelohrentzündungen und Pyramidenfrakturen.

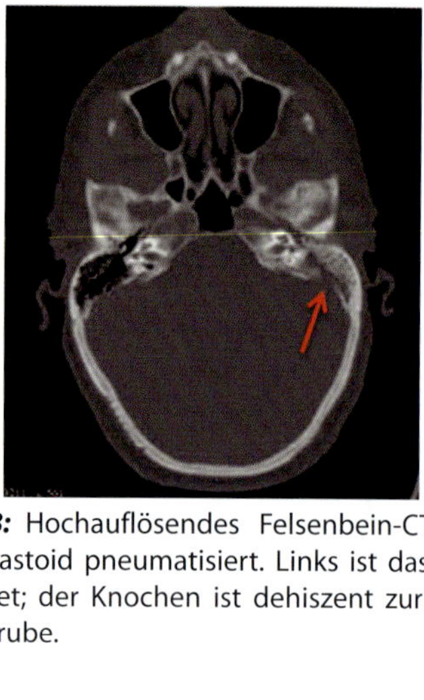

Abb. 1.28: Hochauflösendes Felsenbein-CT. Rechts ist das Mastoid pneumatisiert. Links ist das Mastoid verschattet; der Knochen ist dehiszent zur hinteren Schädelgrube.

Magnetresonanztomographie (MRT)

Die MRT ermöglicht die beste Darstellung von **Kleinhirnbrückenwinkeltumoren** (z.B. Akustikusneurinom). Außerdem ist die nicht-invasive Darstellung von Blutgefäßen möglich: **Angio-MRT**, z.B. bei Glomustumoren.

Durch spezielle Kontrastmittelgaben (z.B. Gadolinium) kann ein erweitertes Endolymphsystem dargestellt werden (Morbus Menière; → Kap. 1.10.3.).

Merke!
Wegen der Lärmentwicklung sollte ein MRT bei frischen Hörsturzereignissen entweder nicht oder unter Verwendung von Gehörschutzmaßnahmen durchgeführt werden.

Merke!
Bei Verdacht auf eine endokranielle Komplikation einer Otitis sollten neben einem CT Felsenbein (Darstellung knöcherner Arrosionen) auch ein CCT oder ein MRT (Hirn-Weichteilpathologien) durchgeführt werden.

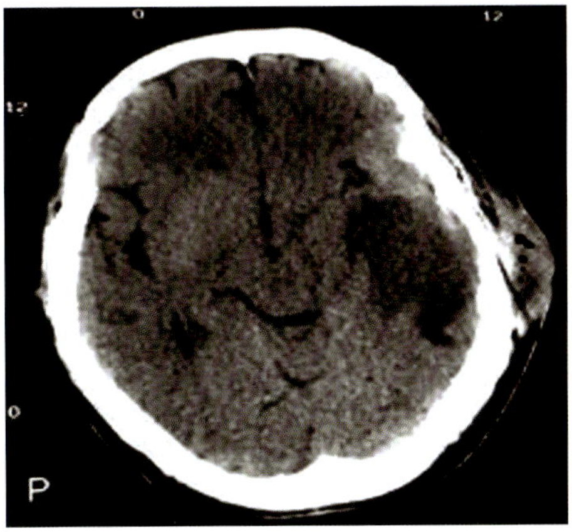

Abb. 1.29: Temporallappenabszess links als Komplikation einer Otitis media links.

Digitale Subtraktionsangiographie (DSA)

Die DSA wird zur Embolisierung der zuführenden Gefäße von Glomustumoren und Gefäßmissbildungen eingesetzt.

Klassische Röntgenuntersuchungen

Klassische Röntgenuntersuchungen nach **Schüller** und insbesondere nach **Stenvers** werden heutzutage nur noch selten durchgeführt.

Diagnostische Optionen mit der Röntgenaufnahme nach Schüller:

- Grenzen des Warzenfortsatzes (Sinus sigmoideus/mittlere Schädelgrube);
- Pneumatisationsgrad des Mastoids;
- Verschattungen der Zellen (Mastoiditis);
- Einschmelzungen/Verlust von knöchernen Septen bei osteolytischer Mastoiditis;
- Knöcherne Defekte der Antrumregion beim Cholesteatom;
- Kiefergelenkdarstellung.

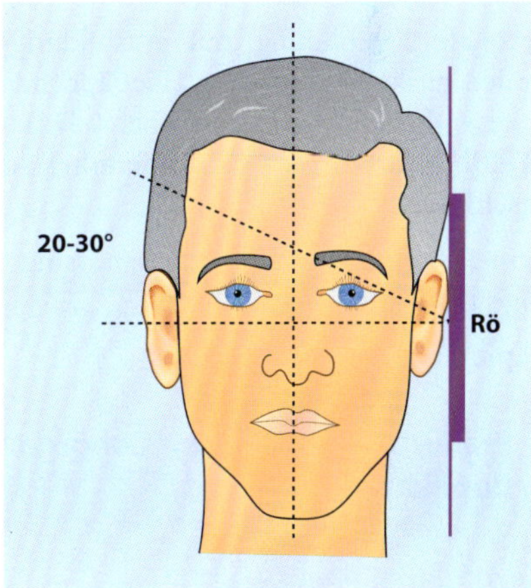

a

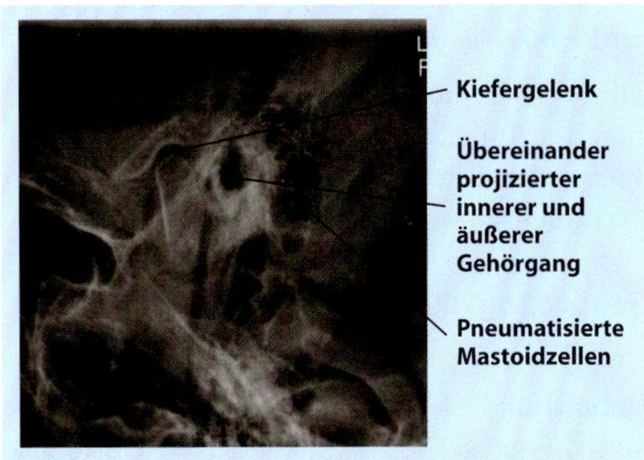

b

Abb. 1.30a+b: Röntgenaufnahme nach Schüller. **a**: Strahlengang. **b**: Normalbefund.

1.7. Klinik des äußeren Ohrs

1.7.1. Anomalien und Fehlbildungen

50 % aller Fehlbildungen im HNO-Bereich betreffen das Ohr – das Spektrum reicht von geringen Normabweichungen bis zu entstellenden und vor allem bei beidseitiger Ausprägung funktionell bedeutsamen Krankheitsbildern.

Embryologisch handelt es sich um Fehlbildungen des I. und II. Kiemenbogens und/oder der fehlerhaften Verschmelzungen der 6 Knorpelhöcker.

Fehlbildungen des äußeren Ohrs (Mikrotie, Tassenohr etc.) gehen nicht selten mit Veränderungen des Mittelohres einher (z.B. Gehörgangsstenosen, Mittelohrdysplasien und -aplasien). Fehlbildungen des Innenohrs treten eher isoliert auf.

Aurikularanhängsel

Embryonale Fehlbildung mit Ausbildung von prä- oder aurikulär gelegenen Hautläppchen, die Knorpel enthalten können (→ Abb. 1.31a). **Weitere Fehlbildungen (Mittel-, Innenohr) sollten ausgeschlossen werden**.

Darwin-Höcker am Ohrmuschelrand sind morphologische Varianten.

Therapie: chirurgisch.

Präaurikuläre Fisteln, Gehörgangsduplikationen

Präaurikuläre Fisteln

Definition: Embryonale Fehlbildung mit Ausbildung von epithelialisierten Gängen, die sich auf der Parotispseudokapsel verzweigen können.

Klinik/Therapie: Fistelöffnung meist in der Region des Anthelixansatzes; bei Verlegung Ausbildung einer Fistel und/oder Infektion. Komplette Exzision nach Gangdarstellung.

Gehörgangsduplikaturen (Ohr-Hals-Fisteln)

Definition: Fistelöffnungen vor dem Tragus und im Gehörgang. Die Fisteln können engen Kontakt zum N. facialis haben!

Klinik/Therapie: rezidivierende Abszesse. Operation.

Ohrmuscheldysplasien

Dysplasien ersten Grades

Ohrmuschelfehlstellungen betreffen 5 % der Bevölkerung. Hierbei handelt es sich um Fehlformen der Ohrmuschel mit Faltenanomalien bei Erhalt der meisten Strukturmerkmale der Ohrmuschel. Keine funktionellen Defizite. Unterschieden werden:

- **Abstehende Ohrmuscheln** (Apostasis): häufigste, ggf. asymmetrische Vergrößerung des Winkels zwischen Ohrmuschelachse und Mastoid über 30°, meist durch eine vergrößerte Cavitas conchae und/oder eine mangelhaft angelegte Anthelixfalte (→ Abb. 1.31b);
- **Taschenohr (Krypotie):** unter der Haut liegender oberer und vorderer Helixanteil;
- **Tassenohr** (Schweregrad I-II): verkürzte Längsachse durch überhängenden oberen Helixanteil. Gehäuft: Ambossaplasie!

Therapie: Plastische Operation (z.B. Otopexie) ab dem 5. Lebensjahr, da Ohrmuschel dann weitgehend ausgewachsen ist.

> **Merke!**
> Ohranlegeplastiken (Otoplastik oder Otopexie) gelten heute als rein kosmetische Operationen. Vor einer Operation sollte die Kostenübernahme geklärt werden.

Dysplasien zweiten Grades

Diverse klinische Fehlbildungsvarianten, zu denen die schwere **Tassenohrdeformität** und das kleine Ohr **(Mikrotie)** gehören; bei einer Operation ist eine Haut- und/oder Knorpeltransplantation erforderlich. Häufige Kombination mit weiteren Missbildungen des äußeren und Mittelohres (→ Abb. 1.31c).

Diagnostik/Therapie: audiologische Diagnostik, Dünnschicht-CT. Aufwändige Operation in mehreren Schritten (Knorpel-, freie Hauttransplantate); ggf. Tympanoplastik (→ Kap. 1.8.5.) oder Knochen-verankertes Hörgerät zur Behandlung der Schallleitungsschwerhörigkeit (→ Kap. 1.9.8.).

Dysplasien dritten Grades

Klinik

Von der normalen Ohrmuschel sind nur Rudimente vorhanden (schwergradige **Mikrotie; Anotie**), häufig in **Kombination mit** Gehörgangsatresien, Mittelohrfehlbildungen, Fehlbildungen der gleichseitigen Gesichtshälfte, Anomalien des Nervus facialis oder des Nervus abducens (→ Abb. 1.31c). Das Innenohr ist auch bei einer Dysplasie dritten Grades i.d.R. normal ausgebildet.

Schwergradige Dysplasien des äußeren Ohres treten bei **Missbildungssyndromen** auf:

- **Dysostosis mandibulofacialis** (Treacher-Collins-Franceschetti-Syndrom, → Kap. 1.9.1.): Schädeldysmorphie mit antimongoloider Augenstellung, Lidkolobome;
- **Dysostosis otomandibularis** (Nager-Syndrom): ähnlich Dysostosis mandibulofacialis. Extremitätenmissbildungen, keine okulären Symptome;
- **Kraniofaziale Dysostosen** (Apert-Syndrom): Poly-/Syndaktilie der Hände, geistige Retardierung;
- **Kippel-Feil-Syndrom:** kurzer Hals durch Blockwirbelbildungen, tiefer Haaransatz, Spina bifida;
- **Moebius-Syndrom:** diverse Hirnnervenparesen;
- **Goldenhaar-Syndrom**: Schädeldysmorphie, okuläre Missbildungen.

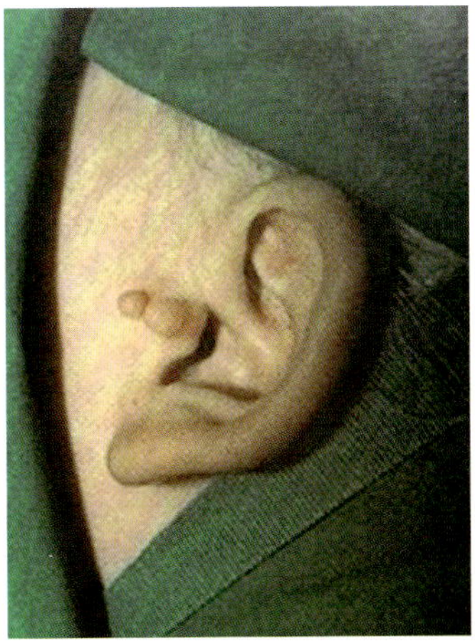

a

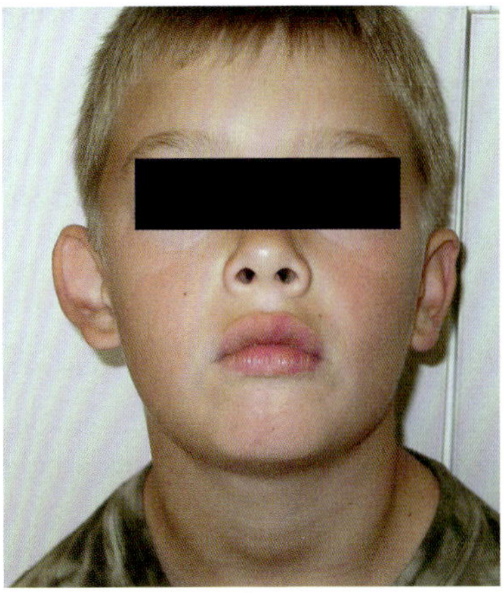

b

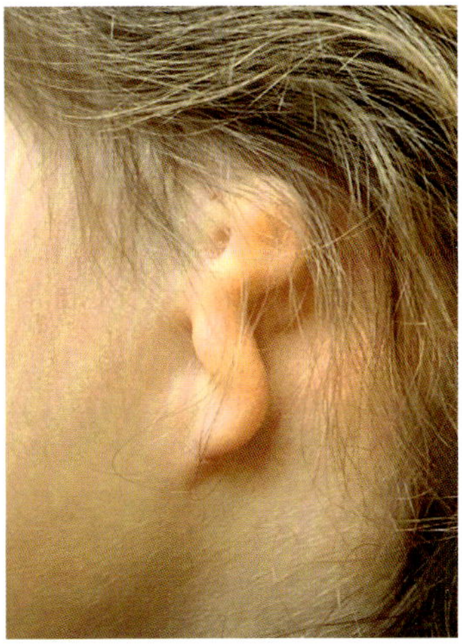

c

Abb. 1.31a-c: Bilder für verschiedene Schweregrade der Ohrmissbildungen. **a**: Ohranhängsel. **b**: Apostasis otis (Dysplasie 1. Grades). **c**: Dysplasie 2.-3. Grades mit Mikrotie und Gehörgangsaplasie.

Diagnostik

Subjektive und objektive Audiometrie (→ Kap. 1.3.5. + 1.3.6.) zur Prüfung der Innenohrfunktion und der Schallleitungskomponente. Hochauflösendes CT, eventuell MRT.

Therapie

Bei ein- und beidseitigen **Fehlbildungen mit** Schallleitungsschwerhörigkeit bereits ab dem Säuglingsalter **Knochenleitungshörgerät** (→ Kap. 1.9.8.).

Chirurgie: später ggf. aufwändiger chirurgischer Aufbau einer Ohrmuschel.

> **Merke!**
> Bei angeborenen Fehlbildungen des äußeren Ohrs muss immer auch eine weitergehende Diagnostik von Mittel- und Innenohr sowie der inneren Organe (z.B. Nieren) erfolgen!

Gehörgangsatresie/-stenose

Komplette oder inkomplette, bindegewebige oder knöcherne Gehörgangsatresien/-stenosen werden **nach Weerda** eingeteilt:

- Typ A: partielle oder komplette Verengung (Cholesteatomgefahr!);
- Typ B: Teilatresie des Gehörgangs, Trennung vom Mittelohr;
- Typ C: Gehörgang fehlt, häufig mit Fehlbildungen der Ohrmuschel oder Ossikel kombiniert.

Diagnostik/Therapie: audiologische Diagnostik, Dünnschicht-CT.

Initial Knochen-verankertes Hörgerät, später Gehörgangsoperation (meist mehrzeitig). Da das Hörvermögen mit einem Knochen-verankerten Hörgerät oft günstiger ist, wird das chirurgische Anlegen eines Gehörganges nur noch in ausgewählten Fällen und frühestens nach der Pubertät durchgeführt.

> **Merke!**
> Kindliche Hörstörungen in Zusammenhang mit Ohrfehlbildungen müssen unbedingt zu Beginn des ersten Lebensjahres erkannt werden. Eine meist apparative Versorgung und eine Frühförderung sind erforderlich, um einen zeitgerechten Spracherwerb und damit eine normale geistige Entwicklung zu ermöglichen.

1.7.2. Nicht-entzündliche Erkrankungen des äußeren Ohres

Cerumen obturans

Ätiologie

Normalerweise wird Ohrschmalz im Rahmen des Selbstreinigungsprozesses des Ohrs nach außen transportiert (→ Kap. 1.1.1.). Obturierende Pfröpfe bilden sich durch Reinigungsversuche, bei denen das Cerumen in den Gehörgang geschoben wird, bei Exostosen und nach Ohroperationen.

Komplikationen

- Schalleitungsschwerhörigkeit, z.B. durch Aufquellen nach dem Baden: wichtigste **Differentialdiagnose des Hörsturzes**!
- Otitis externa.

Therapie

Entfernung durch Absaugen oder mechanisch, ggf. nach Aufweichen durch Ohrtropfen.

Gehörgangsfremdkörper

Bei Kindern häufig Spielzeugteile, außerdem Watteresté, Hülsenfrüchte, Insekten. Bei Verbleib entsteht eine Otitis externa.

Therapie

Entfernung durch Absaugen oder mechanisch mit Ohrhäkchen, ggf. auch in Narkose.

> **Merke!**
> Ohrspülungen sollten vor allem bei nicht bekannten Patienten(-Ohren) nicht durchgeführt werden!

Gehörgangsexostosen

Definition/Ätiologie

Umschriebene schmalbasige oder multiple und breitbasig aufsitzende, je nach Ausprägung stenosierende Knochenhyperplasie des äußeren Gehörgangs. Gehäuftes Auftreten durch chronischen Kältereiz des Periosts (Schwimmer). Komplikationen durch festsitzendes Cerumen obturans und Gehörgangsentzündungen.

Typischer otoskopischer Befund, selten Schallleitungsschwerhörigkeit (→ Abb. 1.32).

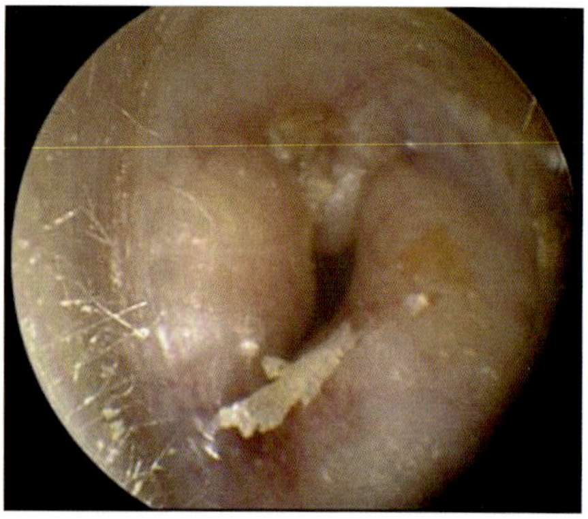

Abb. 1.32: Gehörgangsexostosen.

Therapie

Bei Komplikationen subkutane Abtragung. Freigelegter Knochen sollte zur Vermeidung einer narbigen Gehörgangsstenose mit Spalthaut gedeckt werden. Längerfristige Gehörgangstamponade und Nachbehandlung.

1.7.3. Verletzungen

Otserom und Othämatom

Definition/Ätiologie

Schmerzlose, prallelastische oder fluktuierende Schwellung an der Ohrmuschelvorderseite. Infolge einer meist stumpfen, abscherenden Gewalteinwirkung (Kampfsportverletzung) kommt es durch Abscherung der mit dem Knorpel fest verwachsenen vorderen Ohrmuschelhaut zu einer serös-blutigen Flüssigkeitsansammlung.

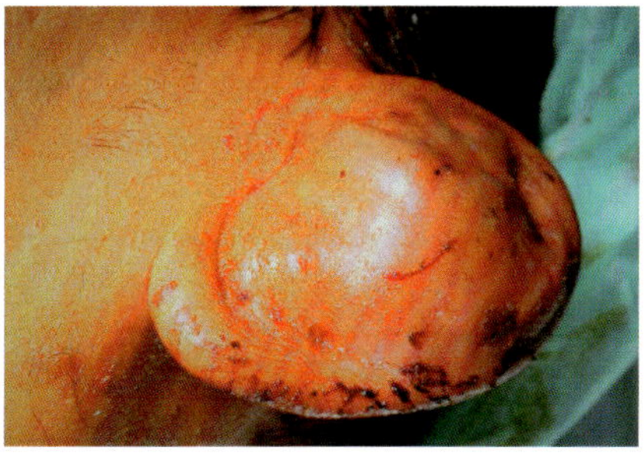

Abb. 1.33: Othämatom.

Therapie

Drainage der Flüssigkeit durch Fenestrierung des Conchaknorpels über einen Zugang von hinten. Haut und Knorpel werden durch Aufnähen von Tupfern für mindestens eine Woche miteinander vereinigt, um ein Rezidiv zu vermeiden. Die alleinige Punktion ist meist erfolglos.

Komplikationen

Unbehandelt wird das Serom/Hämatom bindegewebig organisiert (**„Blumenkohl-"** oder **„Ringerohr"**); bei Infektion entsteht eine Knorpelnekrose.

> **Merke!**
> Bei einem Othämatom oder Septumhämatom ist zur Vermeidung von Komplikationen immer eine breite Drainage und eine Rezidivprophylaxe erforderlich.

Einriss- und Abrissverletzungen der Ohrmuschel

Verletzungen bis zum (sub-) totalen Abriss einer Ohrmuschel entstehen durch unterschiedliche Mechanismen; Infektionen, z.B. bei Bissverletzungen, sind zu berücksichtigen.

- **Frische Verletzungen** der Ohrmuschel, auch solche mit partiellem bis subtotalem Abriss und/oder Bissverletzungen, können wegen der guten Durchblutung meist primär readaptiert werden (→ Abb. 1.34);
- Bei **älteren Verletzungen** bzw. nach **Defektheilung** erfolgt eine plastische Rekonstruktion durch Hautverschiebeplastiken und ggf. Knorpeltransplantation;
- Vollständig **abgerissene Ohrmuscheln** werden zunächst nach Entfernung der Haut vom Knorpel unter der Mastoidhaut eingenäht. Der Wiederaufbau erfolgt sekundär ähnlich wie bei einer Missbildung.

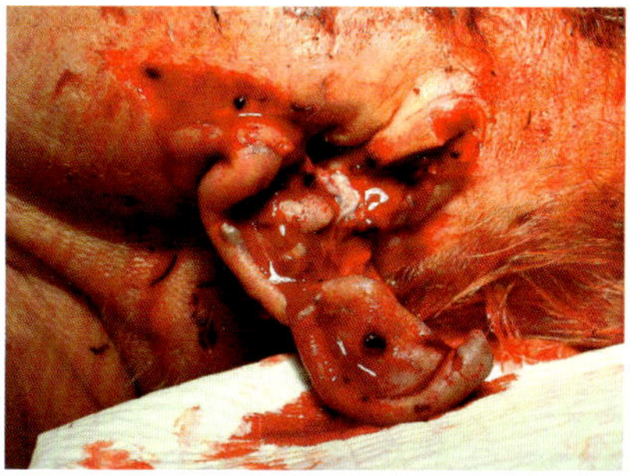

a

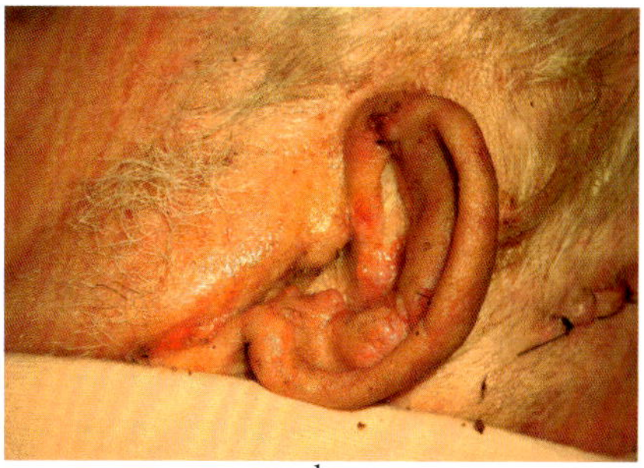

b

Abb. 1.34a+b: a) Ohrmuschelteilabriss, b) postoperativ.

Erfrierung, Verbrennung und Verätzung

Der Inhalt der Tabellen 1.4 + 1.5 gilt für Erfrierungen, Verbrennungen und Verätzungen des gesamten Integuments. Wegen der guten Sichtbarkeit einerseits und wegen der guten Regenerationsfähigkeit andererseits kommt der Kopf-Halsregion besondere Bedeutung zu. (→ Abb. 1.35).

Grad	Befund	Therapie
I	Weiße, gefühllose Ohrmuschel als Ausdruck der Ischämie	Langsame Erwärmung (z.B. Reiben) und systemische Gefäßdilatation.
II	Blasenbildung	Eröffnung der Blasen, sterile Abdeckung, Antibiose. Keine Abtragung von Gewebe!
III	Nekrosenbildung, Substanzverlust	Sterile Abdeckung und Abwarten der definitiven Gewebsdemarkation, danach rekonstruktive Maßnahmen.

Tab. 1.4: Erfrierung.

Grad	Befund	Therapie
I	Hautrötung	Antibiotische Salbe, ggf. orale Antibiose.
II	Blascnbildung	Eröffnung der Blasen, sterile Abdeckung, Antibiose. Keine Abtragung von Gewebe!
III	Nekrosenbildung	Sterile Abdeckung und Abwarten der definitiven Gewebsdemarkation, danach rekonstruktive Maßnahmen.

Tab. 1.5: Verbrennung und Verätzung

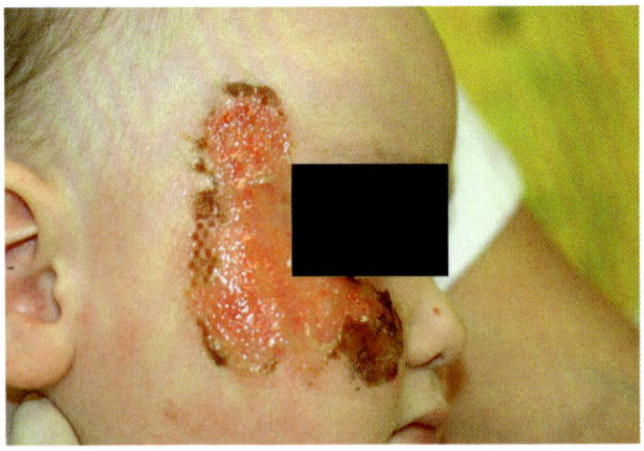

Abb. 1.35: Gesichtsverbrennung.

> **Merke!**
> Bei Verletzungen, Erfrierungen und Verbrennungen von Gesichtsweichteilen sollte wegen der großen Regenerationsfähigkeit keinesfalls primär Gewebe reseziert werden.

Verletzungen des Gehörgangs

Ätiologie

Umschriebene Hautablederungen; z.B. als Folge mechanischer Reinigungsversuche.

Gehörgangsfrakturen mit Stufenbildung treten im Rahmen laterobasaler Schädelfrakturen auf (→ Kap. 1.8.2.).

Gehörgangsabrisse kommen bei Ohrmuscheltraumen vor.

Therapie

- Bei umschriebenen Verletzungen ggf. Zurückverlagerung der Haut, Schienung mit Silikonstreifen. Wichtig: keine Epithelabtragung! Gehörgangstamponade über mehrere Wochen zur Vermeidung einer Stenose;
- Bei Abrissen sofortige Readaptation, Schienung und Tamponade. Ggf. sekundär rekonstruktive Maßnahmen.

1.7.4. Entzündungen des äußeren Ohrs

Entzündliche Erkrankungen der Haut treten grundsätzlich auch im Bereich des Ohrs auf. Es existiert keine anatomische Barriere zwischen Ohrmuschel (Cavum conchae) und Gehörgang;

die Beteiligung des knorpeligen Ohrmuschelskeletts muss beachtet werden.

Entzündungen der Ohrmuschel

Erysipel und Phlegmone

Ätiologie

Durch β-hämolysierende Streptokokken verursachte Erkrankung der Ohrmuschelhaut, die auch Gehörgang und Gesichtshaut betreffen kann. Im Gegensatz zur Perichondritis kann auch das **Ohrläppchen beteiligt** sein (→ Abb. 1.36).

Klinik/Diagnostik

Schmerzhafte überwärmte Rötung der Ohrmuschel. Das Erysipel ist scharf begrenzt, die Phlegmone eher diffus. Evtl. Allgemeinsymptome, Lymphknotenschwellungen. Gehörgangsinspektion und -reinigung. Entzündungsparameter erhöht.

Therapie

Penicillin, alternativ Cephalosporine. Lokale desinfizierende oder antibiotische Verbände, besonders bei Gehörgangsaffektion. Bei Abszedierung operative Drainage.

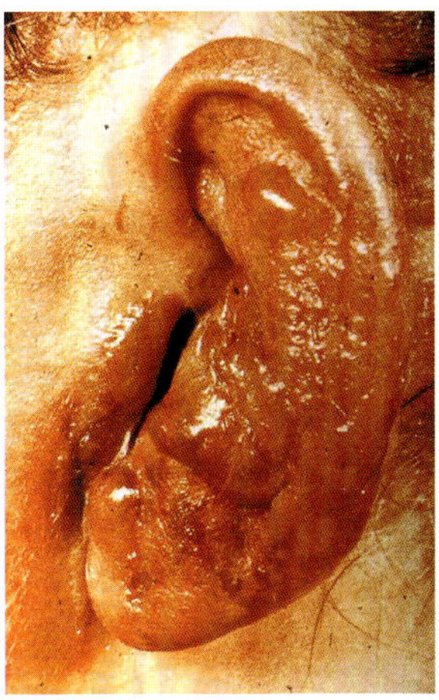

Abb. 1.36: Bullöses Erysipel und Otitis externa bei einer Diabetikerin.

Perichondritis

Definition/Ätiologie

Meist Pseudomonas-aeruginosa-Infektion des Ohrmuschelperichondriums; selten sind Infektionen z.B. durch Staphylokokken.

- Posttraumatisch (auch postoperativ; Piercing!);
- Nach Erfrierung, Verbrennung und Insektenstich;
- Im Rahmen eines autoimmunologischen Krankheitsgeschehens (z.B. Polychondritis, → Abb. 1.37);
- Nekrotisierende Perichondritis mit teilweise umfangreichen Knorpeldestruktionen nach einer Radiatio.

Klinik

Diffuse, schmerzhafte Rötung und teigige Schwellung der Ohrmuschel **ohne Beteiligung des Ohrläppchens** (DD Erysipel), putride Auflagerungen, regionäre Lymphadenitis.

Therapie

Lokal antiseptische Behandlung. Orale Antibiose mit Ciprofloxacin/Levofloxacin, alternativ z.B. Cefalosporin (Abstrich!); i.v. Penicillin + Betalactamaseinhibitor; bei Kindern Piperacillin+Tazobactam. Bei Nekrosen operativ.

> **Merke!**
> Bei rezidivierenden Perichondritiden der Ohrmuschel und anderer Knorpelstrukturen (Nase, Kehlkopf, Trachea) sollte an eine Autoimmunerkrankung gedacht werden.

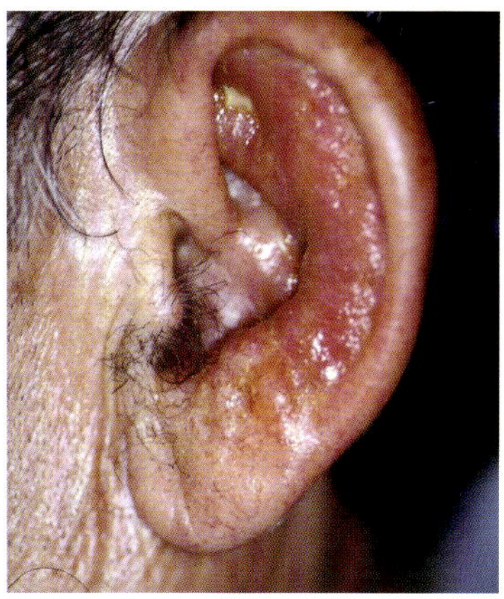

Abb. 1.37: Perichondritis der Ohrmuschel (Ohrläppchen ist nicht betroffen).

Entzündungen des äußeren Gehörgangs: Otitis externa diffusa

Definition/Ätiologie

Virale, bakterielle, mykotische oder allergische Entzündung der Gehörgangshaut, die auf die Ohrmuschel, das Trommelfell (Myringitis) und auch auf das umgebende Weichteilgewebe übergreifen kann.

Meist sind Erwachsene betroffen, Hauterkrankungen (Psoriasis, Ekzem) sind prädisponierend; bei Abwehrschwäche (z.B. Diabetiker) sind schwerwiegende Verlaufsformen möglich (→ Sonderformen).

Ursachen sind:

- Feuchtigkeitsbedingte **Hautmazerationen** (Schwimmer, „Badeotitis“);
- **Ventilations- und Abflussstörungen** durch Exostosen oder Hörgeräte;
- Unsachgemäße Ohrreinigung;
- **Allergien**, z.B. als Kontaktallergie (nickelhaltiger Schmuck) oder nach einer antibiotischen Lokaltherapie;
- Bei chronischen-rezidivierenden Verläufen:
  - Kontakt-, mikrobielles, seborrhoisches oder endogenes **Ekzem;**
  - **Psoriasis vulgaris** (→ Abb. 1.38).

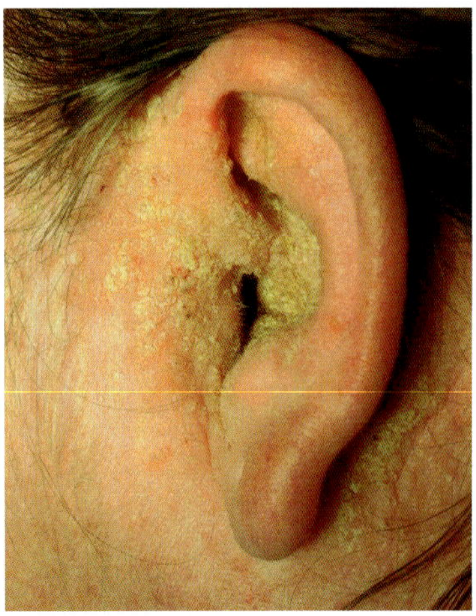

Abb. 1.38: Otitis externa bei Psoriasis.

Klinik

Eingeteilt wird in eine

- **Akute exsudativ-feuchte Form:**
  - **Bakteriell** durch gramnegative Keime (Pseudomonas aeruginosa!) oder **mykotisch** (Schimmelpilze und Candida albicans);
  - **Schmerzen**: Tragusdruck- und Ohrmuschelzugschmerz sowie Kauschmerz bis zur Kieferklemme;
  - Ödematöse **Schwellung** des Gehörgangs, des Trommelfells oder auch der Ohrmuschel;
  - Seröse oder putride Sekretion mit Krustenbildung (bakteriell);
  - Weißer, grünlicher oder grünlich-schwarzer Belag (Mykosen);
  - Bei starker Schwellung: Schallleitungsschwerhörigkeit;
  - Allgemeinsymptome bei schweren Verlaufsformen und Risikofaktoren;
- **Chronische trocken-schuppende Form:**
  - Ätiologie: Ekzem, Psoriasis vulgaris oder allergisch;
  - **Juckreiz;**
  - Weiter Gehörgang mit Hyperkeratose (Schuppen).

Diagnostik

- Otoskopie;
- Hörprüfungen;
- Sekret und Pilzrasen werden ggf. mikrobiologisch untersucht;
- Bei chronischen Verlaufsformen Untersuchung des Integuments (Ekzem, Psoriasis) und Ausschluss einer Allergie;
- Besteht ein schwergradiges lokales und allgemeines Erkrankungsbild, sollte nach einer Resistenzschwäche (Diabetes mellitus) gefahndet werden;
- Ggf. CT zum Ausschluss knöcherner Destruktionen.

Therapie

Wiederholte **Reinigung des Gehörgangs** zur Keimreduktion, ggf. nach Abschwellung mit corticoidhaltigen Externa.

In der Regel erfolgt nur eine **Lokaltherapie**. Externa werden gepinselt oder Mullstreifen in den Gehörgang eingebracht, die regelmäßig gewechselt werden:

- Bei unkomplizierten, akuten Formen Alkohol oder Farbstoffe;
- Bei Allgemeinsymptomen Antibiotika (Pseudomonaswirksamkeit!), ggf. nach Abstrich, i.v. Antibiose → Otitis externa maligna;
- Corticoide (Juckreiz! Bei Ekzem und Psoriasis);
- Antimykotika bei Pilznachweis.

Sonderformen der Otitis externa

Otitis externa circumscripta, Furunkel

Staphylokokkeninfektion mit Einschmelzung eines Haarfollikels. Begünstigend sind mechanische Manipulationen im Gehörgang.

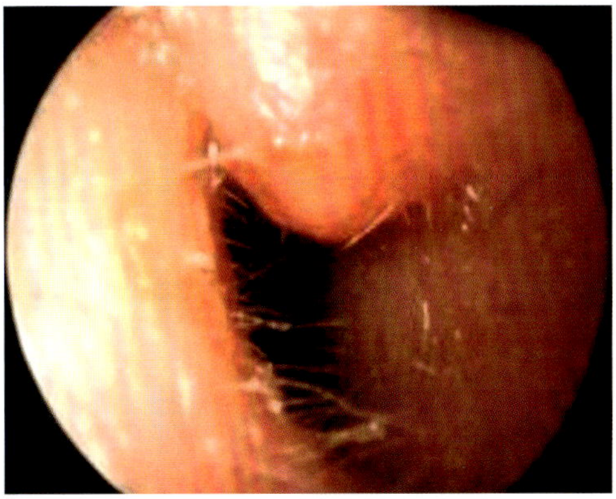

Abb. 1.39: Otitis externa circumscripta (Furunkel Gehörgangseingang).

Klinik

- Im häutigen Teil zugeschwollener Gehörgang;
- Mit umschriebener Hautrötung und Knotenbildung, zentrale Abszedierung;
- Starke Schmerzen (Tragusdruck, Ohrzug);
- Ggf. Lymphknotenschwellungen.

Therapie

- Lokal antibiotische Salbenbehandlung;
- Bei Abszedierung: Inzision;
- Frühzeitig systemische Antibiose mit einem betalactamasestabilen Penicillin oder Cephalosporin.

Merke!
Bei rezidivierenden Furunkeln oder einer Furunkulose sollte immer eine Allgemeinerkrankung, insbesondere ein Diabetes mellitus, ausgeschlossen werden.

Otitis externa maligna (necroticans)

Definition

Otitis externa bei meist älteren, immungeschwächten Diabetikern, aus der sich eine **Osteomyelitis der Otobasis** entwickelt. Es liegt in der Regel eine **Pseudomonadeninfektion** vor. Letale Verläufe sind trotz maximaler Therapie nicht selten.

Klinik

- Sehr schmerzintensive, lang andauernde, granulierende Otitis externa mit putrider Sekretion;
- Nekrotisierende Osteomyelitis, abszedierende Weichteilinfektion (Parotis);
- Fazialisparese und Parese anderer Hirnnerven;
- Schlechter AZ;
- Entgleister Diabetes mellitus;
- Maximal erhöhte Entzündungsparameter.

Diagnostik

Abstrichuntersuchung, Biopsie (Karzinomausschluss), Schichtbilddiagnostik mit CT (Knochenarrosion), MRT (Weichteilbefall) und ggf. PET-Untersuchung. Blutzuckerbestimmung.

Therapie

- Intensive Lokaltherapie (s.o.);
- Antibiose: Penicillin oder Cephalosporin mit Pseudomonaswirksamkeit. Orale Chinolone im Rahmen einer langfristigen Therapie;
- Optimale Einstellung des Diabetes;
- Ausgedehnte chirurgische Sanierung, wenn die Erkrankung unter intensiver konservativer Therapie fortschreitet.

Herpes zoster oticus

Definition

Reinfektion durch Varicella-Zoster-Viren mit Manifestation im Bereich des äußeren Ohrs. Von besonderer Bedeutung ist ein **Befall des N. vestibulocochlearis** und des **N. facialis**.

Klinik/Diagnostik

Typisches morphologisches Bild mit Bläschen auf gerötetem Grund, die auf ein bis zwei Dermatome begrenzt sind (→ Abb. 1.40).

Neben der klinischen immer auch otoneurologische Diagnostik!

Durch Defektheilungen können chronische Schmerzen, eine **Schallempfindungsschwerhörigkeit** bis zur Ertaubung und eine **Fazialisparese** verbleiben (Ramsay-Hunt-Syndrom). Deshalb unbedingt **konsequente Therapie**!

> **Merke!**
> **Ramsay-Hunt-Syndrom:** Trias aus Zoster oticus, Neuralgie und Fazialisparese.

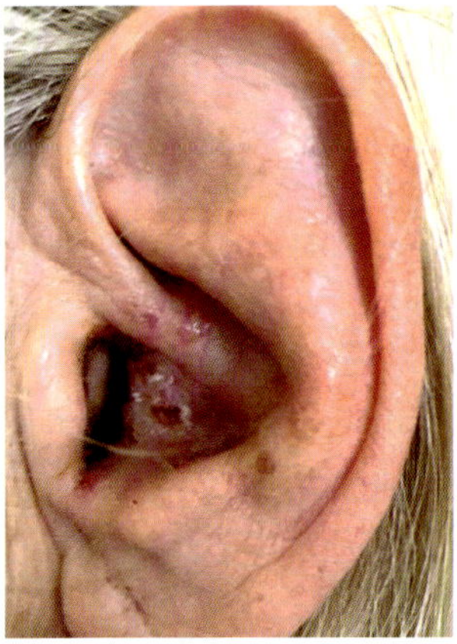

Abb. 1.40: Zoster oticus.

Therapie

- Sequentielle, primär intravenöse virostatische Therapie (Aciclovir oder Valaciclovir);
- Besonders bei Hirnnervenbeteiligung Cortison;
- Lokale Behandlung zur Verhinderung einer Superinfektion (z.B. Farbstoffe);
- Schmerztherapie (Diclofenac, Gabapentin).

> **Merke!**
> Bei Befall von ≥ 2 Hirnnerven sollte eine Encephalitis/Meningitis ausgeschlossen werden (Liquorpunktion!).

Otitis externa bullosa/haemorrhagica, Grippeotitis

Definition

Primär virale (Influenzavirus!), bakteriell zumeist superinfizierte (Haemophilus influenzae) Otitis, durch die es zu einer toxischen Kapillarschädigung und sekundär zum Labyrinthbefall sowie der Schädigung der Nn. vestibulocochlearis et facialis kommen kann.

Klinik/Diagnostik

Stark schmerzhafte Otitis mit **blutig-serösen Bläschen** im Gehörgang und auf dem Trommelfell. Schallleitungsschwerhörigkeit. Unbedingt Audiogramm zum Ausschluss einer Schallempfindungsschwerhörigkeit.

Therapie

Austrocknende Lotionen (z.B. Farbstoffe). Antibiose (Amoxicillin, ggf. Cefuroxim). Bei serösem Paukenerguss mit Innenohrbeteiligung sollte eine Parazentese, ggf. Paukendrainage (Eröffnung der Infektionshöhle) und eine Cortison-Behandlung erfolgen.

1.7.5. Tumore von Gehörgang und Ohrmuschel

Für die malignen Tumore der Ohrmuschelhaut spielt wie für die gesamte Kopf-Hals-Region der Risikofaktor Sonnenlicht eine herausragende Rolle. Eine Auswahl besonders wichtiger Tumore wird in Kap. 2.5.2. behandelt. Die chirurgische Therapie ist mit besonderen Problemen bei der Rekonstruktion verbunden.

Gutartige Tumore der Ohrmuschel

- Atherom (Talgdrüsen-Retentionszysten, → Abb. 1.41);
- Hypertrophe Narben (Keloide);
- Nävus;
- Fibrom;
- Chondrodermatitis nodularis helicis chronica:
  - Schmerzhafte Knötchen unterschiedlicher Größe, Ätiologie unbekannt; meist am oberen Helixrand. Differentialdiagnose: Gichttophi.

Therapie

Exzision und Histologie.

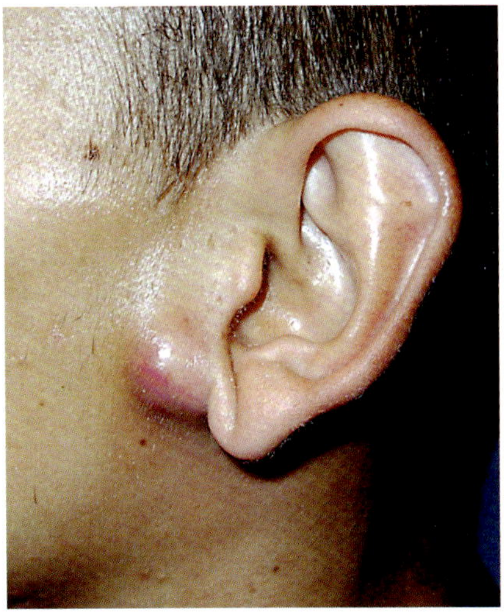

Abb. 1.41: Infiziertes Atherom infraaurikulär.

Gehörgangscholesteatom

Definition/Ätiologie

Das Gehörgangsepithel entwickelt durch eine gestörte Migration eine enzymatische Aktivität, die zum Knochenabbau führt; bei Trommelfell-nahem Wachstum ist eine Mittelohrinfiltration möglich.

Otoskopie: umschriebene, weißliche, dem Gehörgang aufgelagerte Massen, nach Entfernung häutig-knöcherner Defekt.

Therapie

Chirurgische Abtragung und Deckung des Defekts mit (Spalt-)Haut. Bei großen Substanzdefekten Rekonstruktion mit Knorpel.

Gehörgangskarzinom

Die Plattenepithelkarzinome von Gehhörgang und Mittelohr bilden morphologisch und therapeutisch eine Einheit und werden unter Kap. 1.8.7. vorgestellt.

Maligne Tumore der Ohrmuschel

Die wichtigsten Tumorentitäten sind das:

- Basalzellkarzinom (früher: Basaliom, → Abb. 1.42b);
- Plattenepithelkarzinom (Spinaliom, → Abb. 1.42a);
- Maligne Melanom.

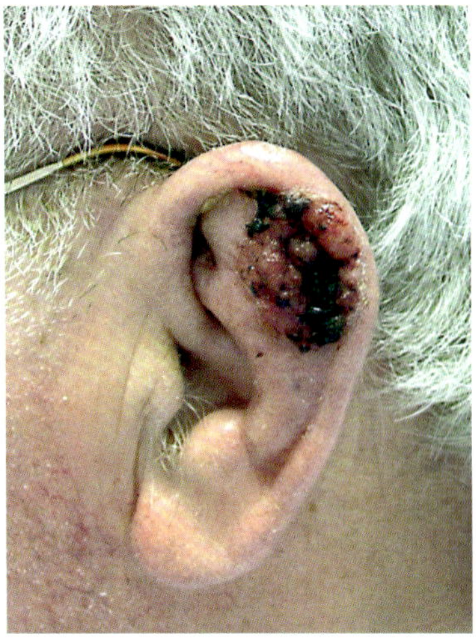

a

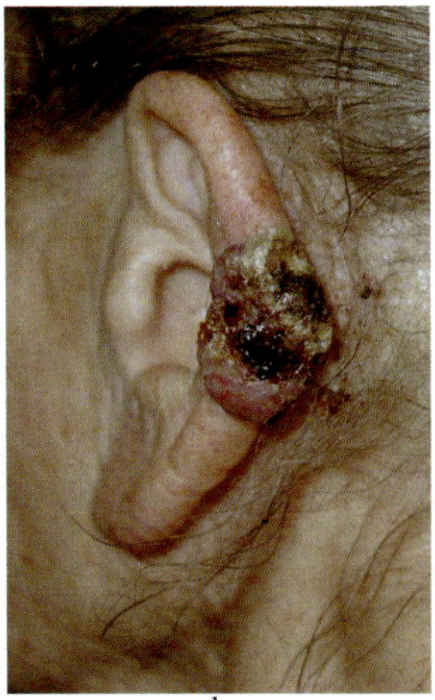

b

Abb. 1.42a+b: Maligne Tumore der Ohrmuschelhaut. **a**: Plattenepithelkarzinom. **b**: Basalzellkarzinom.

Das diagnostische Procedere entspricht dem anderer maligner Hauttumore der Gesichtshaut (→ Kap. 2.5.8.).

Das **Keratoakanthom** ist klinisch meist schwer vom Plattenepithelkarzinom abgrenzbar und wird ebenso behandelt.

Lymphoregionäre Metastasen treten meist zunächst in der **Glandula parotis** auf (→ Kap. 9.4.6.).

Die chirurgische **Therapie** (→ Kap. 2.5.8.) umfasst die

- Radikale Primärtumoroperation (Ohrmuschelteil-(keil-)resektion, Ablatio);

- Lymphbahnsanierung (Neck dissection, Parotidektomie);
- Radiochemotherapie;
- Ggf. Immuncheckpoint-Therapie (z.B. adjuvant bei malignen Melanomen).

1.8. Klinik des Mittelohrs

1.8.1. Fehlbildungen

Fehlbildungen des Mittelohrs treten meist als **große Fehlbildungen** in Kombination mit Missbildungen des äußeren Ohrs und des Gehörgangs auf (→ Kap. 1.7.1.) oder auch der inneren Organe (Herz-Kreislauf-, Urogenital-, Skelettsystem), während das Innenohr meist normal entwickelt ist.

Kleine Fehlbildungen betreffen die Ossikelkette und sind selten, müssen aber im Einzelfall bei einer unklaren Schallleitungsschwerhörigkeit ausgeschlossen werden.

Weitere Fehlbildungen sind:

- Fehlendes Trommelfell bei Gehörgangsstenosen oder -atresien;
- Anlagestörungen der Paukenhöhle (teils nur ein schmaler Spalt);
- Anlagestörungen des Aditus ad antrum;
- Isolierte Ossikelfehlbildung, am häufigsten des Stapes.

Der **N. facialis** ist in **20 % der Fälle** mitbetroffen.

Ätiologie

Die Erkrankungen treten auf bei:

- **Embryopathien** (Rubeolen, Thalidomid);
- Hohen **Vitamin-A**-Dosen;
- **Fehlbildungssyndromen** wie der **Dysostosis mandibulofacialis** (→ Kap. 1.9.1.);
- **Trisomie 13, 15 oder 18;**
- Als Ursache kleiner Missbildungen wird die komplizierte embryologische Entwicklung der Ossikel aus 3 Kiemenbögen angenommen.

1.8.2. Traumatologie

Das Spektrum der Mittelohrtraumatologie reicht von Verletzungen des Trommelfells bis zu Frakturen der Otobasis in Zusammenhang mit einem Polytrauma. Art, Umfang und Kontext der Verletzung erfordern ein abgestuftes Diagnose- und Therapiemanagement.

Verletzungen des Trommelfells

Ätiologie

Die häufigsten Ursachen sind:

- Druckwellentraumen (Ohrfeige, Explosionen, Barotraumen);
- Mechanische Trommelfellverletzungen (Ohrreinigung, Otobasisfraktur);
- Thermische Verletzungen z.B. durch Schweißperlen.

Klinik

- Stechender Schmerz und Schwerhörigkeit;
- Evtl. Tinnitus und Schwindelbeschwerden bei Innenohrbeteiligung;
- Otorrhö bei Infektionen (z.B. durch Schweißperlen).

Diagnostik

Otoskopie:

- **Schlitz- oder sternförmige Perforationen**, die meist den vorderen unteren Quadranten betreffen. Die blutigen Ränder können zur Paukenhöhle hin eingeschlagen sein (→ Abb. 1.43);
- Bei thermischen Verletzungen vergrößern sich die Defekte nach dem Trauma.

Audiologie: **Schallleitungsschwerhörigkeit**, ein Innenohrtrauma muss ausgeschlossen werden.

Komplikationen

- Otitis media acuta und/oder chronica, **Cholesteatom** durch Versprengung von Plattenepithel ins Mittelohr;
- Innenohrtrauma;
- Läsionen der Ossikelkette.

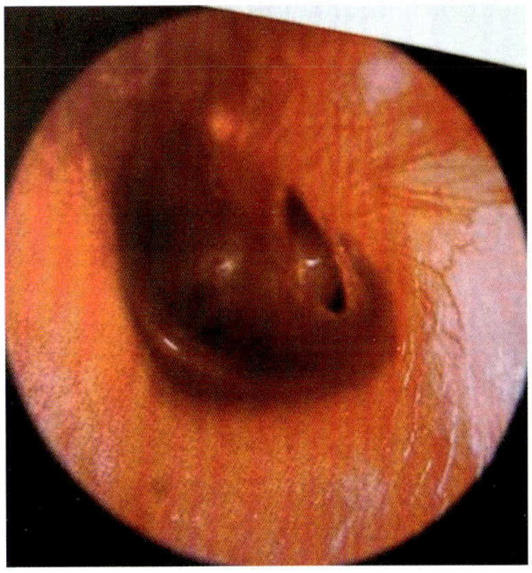

Abb. 1.43: Traumatische Trommelfellperforation.

Therapie

- **Trommelfellschienung** mit Silikonstreifen nach Auskrempeln der Wundränder. Bei älteren kleinen Defekten kann nach Anfrischen der Wundränder eine Schienung versucht werden; heilt der Defekt nicht, ist eine **Tympanoplastik** erforderlich (→ Kap. 1.8.5.);
- Bei **Innenohrläsion** Corticoidtherapie; bei V.a. Perilymphfistel durch z.B. Stapesluxation oder Rundfensterruptur: Tympanoskopie und ggf. Abdichtung der Fistel (→ Kap. 1.9.2.);
- **Schweißperlenverletzungen** erfordern meist eine Tympanoplastik; wegen der schlechten Heilungstendenz sind Nachoperationen häufig;
- Verbleibt bei intaktem Trommelfell eine relevante Schallleitungsschwerhörigkeit, Tympanoskopie und ggf. Aufbau der Ossikelkette.

Felsenbeinfrakturen (oto- oder laterobasale Frakturen)

Otobasisfrakturen sind die häufigsten Schädelbasisfrakturen. Meist handelt es sich um Berstungsbrüche, die im Rahmen eines Polytraumas **(Notfallmanagement!)** oder eines isolierten schwergradigen Schädel-Hirn-Traumas auftreten.

In Abhängigkeit vom Frakturlinienverlauf werden **Pyramidenlängsfrakturen** (häufiger) und **Pyramidenquerfrakturen** unterschieden (→ Abb. 1.44a). Klinisch bzw. bildgebend ist eine Unterscheidung oft schwierig. Bei einer solchen **Pyramidenkomplexfraktur** liegt eine Kombination der Frakturlinienverläufe mit einer individuellen Mischung der Symptome vor. Für die Therapie ist eine Zuordnung nicht bedeutsam.

Ein CT ist zwingend erforderlich, nicht zuletzt zum Ausschluss intrazerebraler Kontusionsherde und Blutungen.

> **Merke!**
> Bei jedem Schädeltrauma muss eine Beteiligung von Rhino- und Otobasis ausgeschlossen werden.

Felsenbeinlängsfraktur

Bei einer Pyramidenlängsfraktur verläuft die Frakturlinie parallel zur Pyramidenhinterkante. Die Fraktur entsteht durch **seitliche Gewalteinwirkung** (→ Abb. 1.44a).

Klinik

- Vorübergehende **Ohrblutung,** selten **Otoliquorrhö** bei Verletzung der Dura;
- Selten Fazialisparese, meist als Spätparese;
- **Schallleitungsschwerhörigkeit;**
- Innenohrsymptome als Folge einer Commotio labyrinthi, einer Mikroverletzung oder einer Rundfenstermembranruptur.

Diagnostik

- **Otoskopisch:** randständiger Trommelfelldefekt, Gehörgangsfraktur mit Stufenbildung;
- Ggf. **Liquornachweis** durch Bestimmung von β2-Transferrin;
- **Hördiagnostik:** Schallleitungsschwerhörigkeit, bei Kettenunterbrechung offene Kurve im Tympanogramm;
- Immer **CT** des Schädels (→ Abb. 1.44b).

> **Merke!**
> **Sofortparese** des N. facialis (< 48 h) mit ungünstiger Prognose nach Kompression oder Durchtrennung des Nerven, **Spätparese** durch Ödem oder Hämatom auftretend mit besserer Prognose.

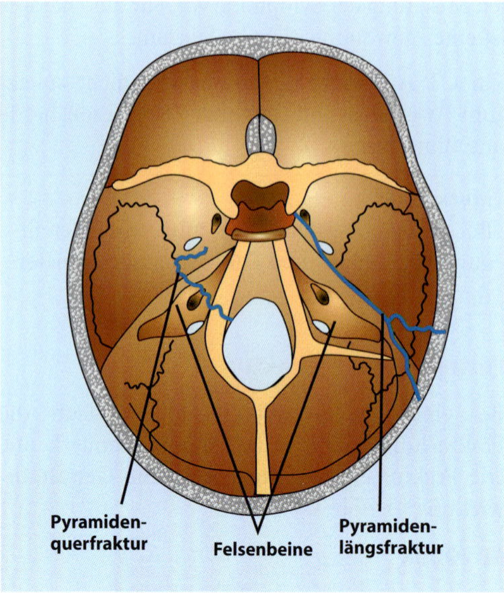

a

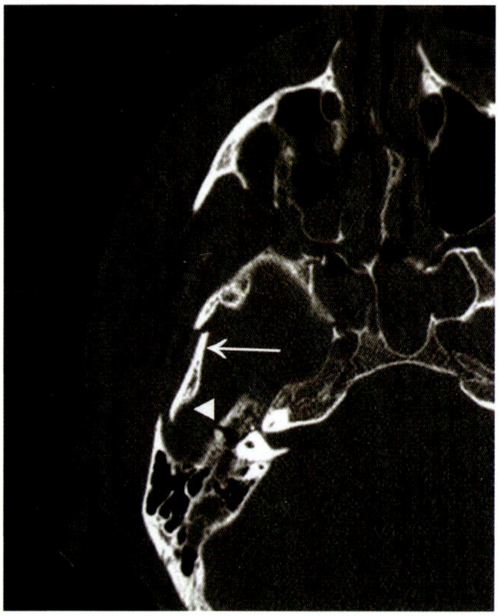

b

Abb. 1.44: Felsenbeinfrakturen. **a**: Frakturlinienverlauf der Pyramidenquer- und -längsfraktur. **b**: CT Felsenbeinfraktur (gefüllter Pfeil) mit Durazerreißung und Otoliquorrhö. Fraktur des Os temporale (Fragment mit Pfeil).

Felsenbeinquerfraktur

Bei der Pyramidenquerfraktur nach einer Gewalteinwirkung von okzipital oder frontal verlaufen die Frakturlinien quer zur Pyramidenhinterkante (→ Abb. 1.44a) mit Einstrahlung in:

- Das Labyrinth (äußere Querfraktur) oder
- Den inneren Gehörgang (innere Querfraktur).

Klinik

Äußere Querfraktur:

- Innenohrschwerhörigkeit oder Taubheit;
- Vestibularisausfall (Spontannystagmus zur gesunden Seite);
- Fazialisparese, häufiger Sofortparese;
- Hämatotympanon (+Liquor) bei intaktem Trommelfell;

Innere Querfraktur:

- Taubheit;
- Vestibularisausfall;
- Sofortparese des N. facialis;
- Meist unauffälliges Trommelfell, bei Verletzung der Tube ggf. im Verlauf Mukotympanon.

Diagnostik

Das diagnostische Vorgehen entspricht dem der Pyramidenlängsfraktur.

Therapieprinzipien

Die Therapieprinzipien bei Längs- und Querfrakturen des Felsenbeins werden zusammengefasst.

Konservative Therapie:

- **Antibiose** bei Trommelfellperforation und besonders bei Liquorrhö (Meningitisgefahr) und sterile Abdeckung;
- Ggf. Cortison bei Innenohrschwerhörigkeit und/oder Vestibularisläsion;
- Bei Fazialis-Spätparese oder unvollständiger Parese (→ Kap. 1.12.).

Chirurgische Therapie:

- **Sofortige chirurgische Intervention:** bei ausgedehnten Duraverletzungen mit massivem Liquorabgang, Meningitiden, Hirnverletzungen, Sinusblutungen und Fremdkörpern;
- **Relative Operationsindikationen:** Trümmerfrakturen, Frakturen bei vorbestehender chronischer Otitis media;
- **Fazialis-Sofortparesen** sollten innerhalb von 24 Stunden operiert werden;

- **Geplante Operation**: bei persistierender Schallleitungsschwerhörigkeit mit oder ohne Trommelfelldefekt und sekundärem Cholesteatom (versprengte Plattenepithelanteile).

Merke!
Der chirurgische Verschluss eines otobasalen Duradefektes ist im Unterschied zum Rhinobasisdefekt (→ Kap. 2.5.9.) nur erforderlich, wenn der Liquorfluss nicht spontan sistiert.

	Pyramidenlängsfraktur	Pyramidenquerfraktur
Gehörgang	Stufenbildung, Blutung	Unauffällig
Mittelohr	Trommelfellriss mit Blutung	Meist unauffällig, Hämatotympanon
Innenohr	Meist unauffällig	Taubheit
Hörvermögen	Schallleitungsschwerhörigkeit	Ertaubung
Schwindel	Selten otogen	Starker Drehschwindel mit Ausfallnystagmus
Fazialisparese	meist Spätparese	meist Sofortparese
Liquorrhö	Selten	Ggf. über die Tube in den Nasenrachen

Tab. 1.6: Vergleich von Längs- und Querfrakturen des Felsenbeins.

1.8.3. Tubenfunktionsstörungen

Störungen der physiologischen Tubenfunktion verursachen eine Beeinträchtigung der Belüftung, Drainage und damit der Protektion des Mittelohres. Tubenfunktionsstörungen sind für die meisten akuten und chronischen Erkrankungen des Mittelohres verantwortlich.

Einteilung

Funktionsstörungen der Ohrtrompete entstehen **funktionell** (z.B. Gaumenspalten), **entzündlich** oder **mechanisch** (z.B. Adenoide) und verlaufen **akut** („Tubenmittelohrkatarrh") oder **chronisch**. Zumeist besteht eine **Tubenobstruktion**, deutlich seltener eine **ständig offene Tube**. Eine **physiologische** Funktionsstörung bei jungen Kindern ist anatomisch bedingt (flacher Verlauf der Tube).

Ursachen

Akute Tubenfunktionsstörungen:

- Akute Rhinitis und Sinusitis;
- Kindliche Infekte des Nasen-Rachen-Raums (Adenoide).

Rezidivierende akute und **chronische** Tubenobstruktionen:

- **Adenoide** (mechanisch, immunologische Faktoren, Biofilm);
- **Fehlbildungen**, vor allem bei Gaumenspalten, seltener bei Dysplasiesyndromen (z.B. Trisomie 13, Pierre-Robin-Syndrom);
- Störungen des **mukoziliären Transports** (Kartagener-Syndrom, → Kap. 2.5.7.);
- **Immunologische** oder **allergische** Erkrankungen;
- **Epipharynxtumore** (juveniles Nasenrachenfibrom, Karzinom);
- **Ventilationsstörungen der Nase** spielen eine eher untergeordnete Rolle.

Akute Tubenobstruktion

Aus der Tubenobstruktion resultieren eine Minderbelüftung der Paukenhöhle und ein Unterdruck im Mittelohr; eine zusätzliche Luftresorption durch die Schleimhaut wird mittlerweile kontrovers diskutiert.

Es kommt zur Trommelfellretraktion. In der Folge entwickelt sich ein Schleimhautödem, seröses Transsudat in der Paukenhöhle bildet ein **Serotympanon**. Bei Keimbesiedelung des Paukenergusses entsteht eine **Otitis media**.

Symptome

- Druck- oder Wattegefühl;
- Hörminderung;
- Rauschendes Ohrgeräusch;
- Durch kurzfristig einsetzende **Luftdruckveränderungen** (Landeanflug oder Tauchen) auch starke Schmerzen.

Diagnostik

- **Otoskopie:** Bild der Trommelfellretraktion, ggf. seröser Paukenerguss (→ Kap. 1.3.2.);

- Untersuchung von **Nase, Nebenhöhlen** und **Nasen-Rachen-Raum** (vor allem beim Erwachsenen!);
- **Valsalva-Manöver:** nicht oder schlecht möglich;
- **Schallleitungsschwerhörigkeit** (Stimmgabelversuch, Schwellenaudiogramm);
- **Tympanogramm:** Gipfel bei Unterdruck oder flacher Verlauf.

Therapie

- Insbesondere akute kindliche Paukenergüsse haben eine **hohe Spontanheilungstendenz**;
- Wenn kein Infekt im Nasen-Rachen-Raum vorliegt:
  - **Tubendurchblasung** (Valsalva- oder Politzer-Manöver);
  - Bei Kindern Aufblasen von Luftballons, auch mit speziellen im Handel angebotenen Systemen, die mit der Nase aufzublasen sind;
- **Abschwellende Nasentropfen**; Mukolytika und Steroide sind nicht sinnvoll;
- Chirurgische Maßnahmen (Adenotomie → Kap. 3.5.3., Parazentese → Abb. 1.47) sind chronischen/rezidivierenden Erkrankungen vorbehalten.

Sonderfall: Barotrauma

Ätiologie

Ein Barotrauma entsteht, wenn bei einer plötzlichen Änderung des Umgebungsdrucks der Druckausgleich durch die Tube misslingt. Das größte Risiko besteht beim Ausgleich eines relativen Unterdrucks im Mittelohr (Flugzeuglandung, Abtauchen).

Es bilden sich ein Schleimhautödem, Schleimhautblutungen und ein Paukenerguss, das Trommelfell kann perforieren.

Klinik/Diagnostik

- Symptome: schmerzhafter Ohrdruck, Schwerhörigkeit, Tinnitus, ggf. Schwindel;
- **Otoskopie**: Trommelfelleinblutungen, blutig tingierter Paukenerguss, besonders beim Tauchen auch Trommelfellperforationen;
- Schallleitungsschwerhörigkeit;
- Kombinierte Schwerhörigkeit und Spontannystagmus bei zusätzlichem Innenohrtrauma durch Einriss der Rundfenstermembran (Perilymphfistel, Innenohrtraumen → Kap. 1.9.2.).

Therapie

Wiederherstellung der Tubenfunktion. Antiphlogistika. Ggf. operative Maßnahmen bei Trommelfellperforation (Trommelfellschienung) oder bei Perilymphfistel (Rundfenstermembranabdeckung, → Kap. 1.8.2. + 1.9.2.).

> **Merke!**
> Bei einer chronischen, aber auch akuten Tubenventilationsstörung im Rahmen einer Rhinitis oder Sinusitus besteht absolutes Tauchverbot.

Chronische Tubenobstruktion

Besteht eine Tubenobstruktion über einen längeren Zeitraum (z.B. Adenoide), wird der Paukenerguss mukös und schließlich „leimartig" **(Glue ear).** Da der Paukenerguss oft keimbesiedelt ist, entstehen gehäuft akute Otitiden. 90 % der Kinder im Vorschulalter entwickeln zumindest temporär ein Mukotympanon.

Ab einer Persistenz von 3 Monaten spricht man von einem chronischen Mukotympanon.

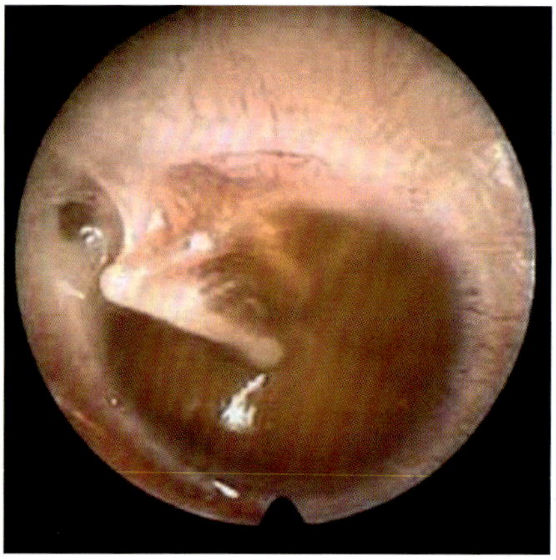

Abb. 1.45: Glue ear/Leimohr.

Klinik/Diagnostik

- **Symptome** wie bei der akuten Tubenobstruktion, die Schwerhörigkeit nimmt zu;

- **Otoskopie:**
  - Zunächst milchig-mattes, durch den Paukenerguss vorgewölbtes Trommelfell;
  - Im Verlauf zunehmende Retraktion und atrophische Ausdünnung, bernsteinfarbener Paukenerguss. Kalkeinlagerungen. Adhäsionen an der Ossikelkette und der medialen Paukenhöhlenwand;
- Untersuchung von **Nase, Nebenhöhlen** und **Nasen-Rachen-Raum;**
- **Hörprüfungen:** zunehmende Schallleitungsschwerhörigkeit, eine zusätzliche Innenohrkomponente ist Folge der verminderten Schwingungsfähigkeit der Rundfenstermembran, flacher Verlauf im Tympanogramm;
- Ausschluss einer **Mastoiditis** (CT-Felsenbein).

> **Merke!**
> Die Fahndung nach den Ursachen einer Tubenfunktionsstörung ist wichtig – das **Mukotympanon** kann beim Erwachsenen die Erstmanifestation eines **Nasenrachentumors** sein!

Komplikationen

- Eine chronische Tubeninsuffizienz in der Phase der Sprachentwicklung kann Ursache einer **Sprachentwicklungsverzögerung** sein. Kommen andere Faktoren hinzu, können allgemeine Entwicklungsverzögerungen eintreten (→ Kap. 7.3.1.);
- **Adhäsivprozess:** infolge einer Trommelfellatrophie durch den Verlust von Kollagenfaserstrukturen verwächst das retrahierte Trommelfell mit der medialen Paukenwand, es kann zu einer kompletten Obliteration der Paukenhöhle kommen;
- In 60 % der Fälle kommt es zur **Ossikelkettenläsion;**
- **Cholesteatom:** entsteht in > 90 % aus einer epitympanalen Retraktionstasche (Pars flaccida) (→ Kap. 1.8.5.);
- **Paukenfibrose:** Schleimhautdegeneration mit intaktem, weißlich verdicktem Trommelfell, die gesamte Paukenhöhle ist von Bindegewebe ausgefüllt;
- **Tympanosklerose:** hyaline Degeneration und Verkalkung des subepithelialen Bindegewebes chronisch entzündeter Paukenschleimhaut vor allem im Bereich des Trommelfells.

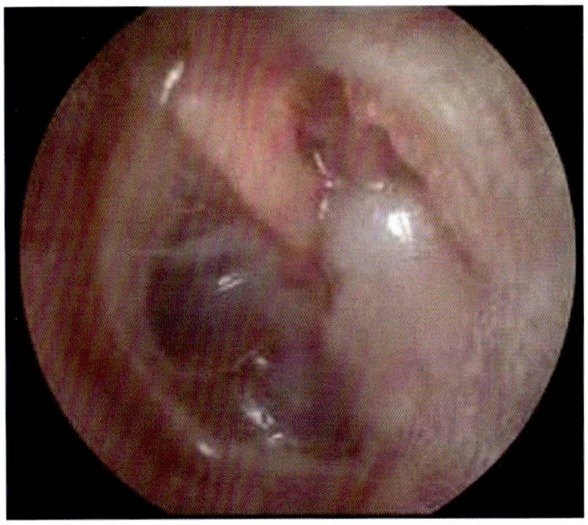

Abb. 1.46: Adhäsivprozess.

Therapie

Über die symptomatischen Maßnahmen zur Paukenbelüftung hinausgehend sind vor allem die Behandlung der Ursachen und Folgen von Bedeutung:

Kinder:

- **Adenotomie:** wichtigste Maßnahme (Ausnahme: Spaltenträger);
- **Parazentese** in Verbindung mit einer Adenotomie; beim Rezidiv oder absehbar dauerhafter Tubeninsuffizienz (z.B. Spaltenträger) Einlage von **Paukenröhrchen.**

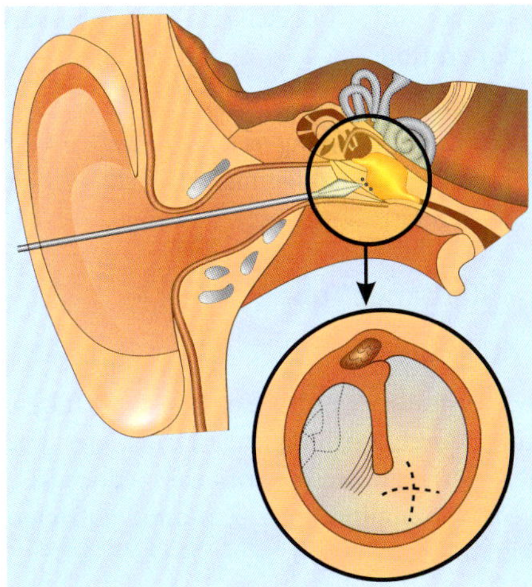

Abb. 1.47: Die Parazentese (Schnitt im Trommelfell) erfolgt in den unteren Quadranten.

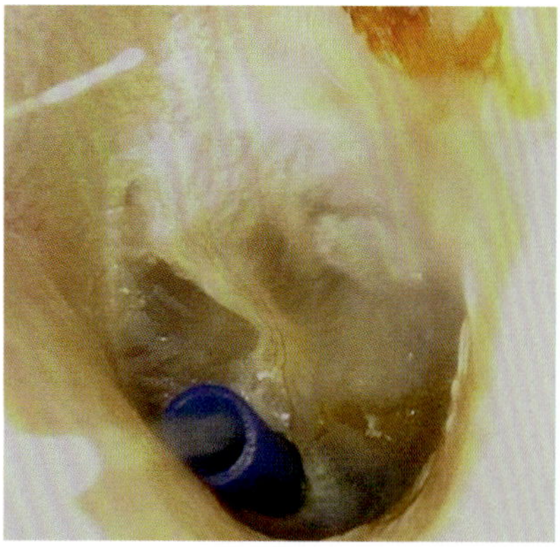

Abb. 1.48: Paukendrainageröhrchen in situ.

Erwachsene:

- Behandlung von Nasen- und Nebenhöhleninfekten, ggf. Biopsie/Therapie eines Epipharynxtumors;
- Die ursächliche Therapie ist bei chronischer Tubendysfunktion oft schwierig, die **Rezidivrate hoch:**
  - Endoskopische **Tubendilatationen** werden bei Erwachsenen, teilweise auch Kindern durchgeführt, sind aber umstritten;
  - Bestehen keine fixierten Adhäsionen, **längerfristige Paukendrainage;**
  - Bei Adhäsivprozessen oder epitympanalen Retraktionstaschen, deren Basis nicht einsehbar ist, **Tympanoplastik mit Unterfütterung von festem Material** (Knorpel);
  - Bei zerstörter Ossikelkette **hörverbessernde Operation;**
  - Bei **Paukensklerose** aufgrund der ausgeprägten Rezidivneigung ist eine operative Verbesserung der Schallleitung nur bedingt möglich (Hörgeräteversorgung).

Klaffende Tube

Ätiologie

Tubendysfunktion mit insuffizientem Tubenverschluss durch verminderten Druck des peritubaren Gewebes. Meist harmloser, jedoch als unangenehm empfundener Zustand; aufsteigende Infektionen sind selten.

Ursachen sind:

- **Schwangerschaft** (Abfall des Gewebsdruckes bei hypotoner Kreislaufdysregulation);
- **Kachexie;**
- **Narbenzug;**
- **Sniffing**: kurze, schnelle Inspiration, die hohen Unterdruck erzeugt, der sich bei temporär klaffender Tube ins Ohr fortsetzt. Dies wird als angenehm empfunden, führt zur Schädigung der Mittelohranatomie und könnte bei der Cholesteatom-Entstehung eine Rolle spielen.

Klinik

- Druckgefühl in den Ohren, die „zugefallen“ zu sein scheinen;
- **Autophonie:** veränderter Klang der eigenen Stimme, die als fremd, hallend oder dröhnend empfunden wird;
- Die Kontrolle der Lautstärke ist erschwert;
- Das Atemgeräusch wird als störend wahrgenommen;
- Selten entwickelt sich durch den Wegfall der Mittelohrprotektion eine akute Otitis media („Refluxotitis“).

Merke!
Anamnestischer Hinweis auf eine klaffende Tube ist, dass beim Hinlegen oder nach Druck auf beide Jugularvenen **(Queckenstedt-Manöver)** die Symptome durch den venösen Druckanstieg abklingen.

Diagnostik

- Atemsynchrone Trommelfellbewegungen (Otoskopie, Tympanometrie), die im Liegen spontan abklingen (venöse Druckerhöhung);
- Zumeist normales Gehör.

Therapie/Prognose

- Symptomatisch: Hinlegen oder Druck auf beide Jugularvenen (Queckenstedt-Manöver);
- Therapieversuch durch Installation von Kollagen in den Tubenwulst;
- Die operative Verengung des Tubenostiums ist problematisch;
- Nach Schwangerschaft bilden sich Beschwerden in der Regel spontan zurück.

1.8.4. Akute entzündliche Mittelohrerkrankungen

Akute Mittelohrentzündungen betreffen v.a. kleine Kinder bis zum Vorschulalter: 80-90 % erkranken mindestens einmal, 20-30 % sogar mehr als sechsmal. Die früher übliche reflexartige Gabe eines Antibiotikums wird in vielen Fällen heute durch abschwellende Nasentropfen und eine „Wait-and-see"-Strategie ersetzt. Erst bei Auftreten von Komplikationen (z.B. Fieber) oder ausbleibender Besserung nach mehreren Tagen wird eine antibiotische Therapie begonnen. Voraussetzung sind Kontrolluntersuchungen.

Otitis media acuta (OMA)

Fallbeispiel

Die 2-jährige Lotta wird in den Abendstunden in der Notfallambulanz vorgestellt. Das Mädchen leide seit mehreren Tagen an einem Erkältungsinfekt, die Nase sei gelaufen und verstopft. Während des Tages habe sie noch gespielt, gegen Abend subfebrile Temperatur (37,9 °C) entwickelt. Als man Lotta habe ins Bett legen wollen, habe sie schmerzbedingt zu schreien begonnen und sei nicht liegen geblieben. Bei der Ohrinspektion findet sich ein gerötetes, intaktes und vorgewölbtes Trommelfell. Es liegt eine akute Otitis media vor. Es wird eine Therapie mit abschwellenden Nasentropfen und einem Analgetikum eingeleitet und zur Kontrolle des Ohrbefundes an den Folgetagen geraten.

Definition

Entzündliche Erkrankungen der Mittelohrräume mit schnellem Beginn und kurzer Dauer (< 3 Wochen), in der Regel selbstlimitierend. Bei 3 Ereignissen innerhalb von 6 Monaten spricht man von einer **rezidivierenden OMA**.

Für die internationale Literatur/Terminologie zur OMA, insbesondere die Therapiestandards spielt die **American Academy of Pediatrics** eine wesentliche Rolle:

- Unter einer „**Otitis media with effusion**" wird (auch) eine akute Tubenventilationsstörung subsummiert;
- Eine **leichte/unkomplizierte** Otitis wird durch eine Körpertemperatur < 39°C und ein intaktes Trommelfell definiert;

Ätiologie

Entstehungsmechanismus:

- Meist **tubogene Infektion** nach Infekt der oberen Luftwege, prädisponierend sind Tubenbelüftungsstörungen des Mittelohres (z.B. Adenoide, behinderte Nasenatmung, Tubenstenosen), immunologische Faktoren sind bedeutsam; die kürzere Tube bei Kindern erleichtert die Erregeraszension;
- Hämatogene Infektionen (z.B. Scharlachotitis) sind heute selten;
- Infektion über den Gehörgang bei vorbestehender Trommelfellperforation.

Die häufigsten **Erreger** sind

- Bei **Kindern:** Streptococcus pneumoniae (35 %), Haemophilus influenzae, β-hämolysierende Streptokokken und Moxarella catarrhalis;
- Aufgrund der zunehmend verbreiteten Pneumokokkenimpfung ist ein **Erregershift** zu erwarten!
- Bei **Erwachsenen:** grampositive Kokken, besonders β-hämolysierende Streptokokken;
- Eine **virale OMA** ist zumeist klinisch schwer abgrenzbar; typische otoskopische Befunde sieht man bei Herpes-simplex- und -zoster-Otitiden sowie einer Grippe-Otitis.

Klinik/Verlauf

- Hauptsymptome sind:
  - Pulsierender **Ohrschmerz** bei intaktem Trommelfell, besonders im Liegen, der nach einer Trommelfellperforation sofort nachlässt;
  - **Schallleitungsschwerhörigkeit**, evtl. mit dumpfem Rauschen;
- Fieber ist nicht obligatorisch (meist < 38°C);
- **Kleine Kinder** haben oft vorwiegend **Allgemeinsymptome** (z.B. gastrointestinale Störungen) oder greifen gehäuft ans Ohr („Ohrzwang");
- Ausbildung eines **Paukenergusses**, der in 30 % der Fälle spontan drainiert. Die Trommelfellperforation verschließt sich meist schnell;
- **Komplikationen entstehen auch bei einem primär unkomplizierten Verlauf**;
- Labyrinthbeteligung (Schwindel und Innenohrschwerhörigkeit);
- **Mastoiditis** (s.u.).

Diagnostik

Otoskopie:

- Anfangs Hyperämie mit Gefäßzeichnung der Hammergriffgefäße, dann allgemeine Trommelfellrötung;
- Die Trommelfellstrukturen werden zunehmend aufgelockert, scholliger Belag und Vorwölbung des Trommelfells;
- Schließlich Perforation (nicht obligat) mit meist schleimig-eitriger Otorrhö.

Hörprüfung: Schallleitungsschwerhörigkeit (Tonschwellenaudiogramm, Stimmgabelprüfungen), ggf. kombinierte Schwerhörigkeit und Spontannystagmus bei Labyrinthbeteiligung:

Ggf. **Abstrichuntersuchung** zur Therapiekorrektur.

Therapie

- **Wait-and-see**:
  - Einseitige, unkomplizierte OMA (keine Trommelfellperforation, Fieber < 39°C);
  - Ansonsten gesunde Kinder (z.B. keine Immundefekte);
  - > 2 Jahre;
  - Therapie: Analgetika + abschwellende Nasentropfen;
  - Kontrolle nach 48 h! Entsprechend Befund weiteres Procedere (symptomatisch oder Antibiose);
- Ansonsten: primär **Antibiotikatherapie** mit Amoxicillin (3x30 mg/kg KG), bei Therapieversagern möglichst mikrobieller Abstrich, ggf. Parazentese;
- Wichtig ist die Einbindung der Eltern und Einschätzung deren **Compliance**!
- Die Ausweitung dieses Konzepts (Kinder < 2 Jahre; beidseitige OMA) sollte nur in Einzelfällen erfolgen;
- Parazentese/Paukendrainage bei **akuter OMA** mit Labyrinthbeteiligung (bzw. zusätzliche Adenotomie bei Kindern); zusätzlich antibiotische Therapie und Cortison-Schema;
- Im entzündungsfreien Intervall: Adenotomie und Parazentese/Paukendrainage (→ Abb. 1.47 + 1.48) bei **rezidivierender OMA** bzw. chronischer Tubendysfunktion (→ Kap. 1.8.3.).

Merke!
Je jünger das an einer Otitis media erkrankte Kind ist, desto mehr stehen Allgemeinsymptome gegenüber den Lokalsymptomen im Vordergrund.

Sonderformen

Grippeotitis → Kap. 1.7.4.; Otitis externa.

Otitis media bei Säuglingen

Bei Säuglingen ist ein schwerer Verlauf einer OMA mit hohem Fieber, Erbrechen, Nahrungsverweigerung und zunehmendem körperlichen Verfall möglich. Kommt es unter einer antibiotischen Therapie nicht zur raschen Besserung, ggf. frühzeitig chirurgische Therapie (Antrotomie s.u.).

Akute Mastoiditis

Definition/Ätiologie

Entzündung der Zellen des pneumatisierten Mastoids im Rahmen einer akuten Otitis media oder subakut/chronischen Otitis media, die

- bei noch nicht abgeschlossener Pneumatisation (kleine Kinder) lediglich die **periantralen Zellen,**
- als **Zygomatizitis** pneumatisierte Zellen im Jochbogen,
- als **Petrositis** Zellen der Pyramidenspitze

betreffen kann.

Als reine Schleimhautinfektion **(Begleitmastoiditis)** tritt die Infektion im Rahmen jeder akuten Otitis media auf und bildet sich meist unter der Therapie zurück.

Bei hoher Virulenz der Erreger, verminderter Abwehrlage oder gestörter Drainage zur Paukenhöhle im Bereich des Aditus ad antrum entwickelt sich zunächst eine **granulierende**, dann **osteolytische Mastoiditis**.

Merke!
Obwohl mit zunehmender Verfügbarkeit potenter Antibiotika seltener geworden, stellt die Mastoiditis auch heute noch ein potentiell bedrohliches Krankheitsbild dar!

Klinik/Diagnostik

Symptome:

- Prolongierter Verlauf einer akuten Otitis media oder
- Erneutes Auftreten von Ohrschmerzen und -laufen nach einem symptomfreien Intervall;
- Starkes Krankheitsgefühl und Fieber;
- Kleine Kinder sind auffällig schlaff.

Sichere klinische Hinweise auf eine **osteolytische Mastoiditis** (Operationsrelevanz!):

- **Retroaurikulärer Abszess** (abstehende Ohrmuschel) (→ Abb. 1.49);
- **Senkung** der hinteren oberen **Gehörgangswand;**
- **Bezold-Mastoiditis:** Abszessdurchbruch über die Mastoidspitze in die seitlichen Halsweichteile;
- **Zygomatizitis:** präaurikuläre Schwellung;
- **Intratemporale** (Labyrinthitis, Fazialisparese) und intrakranielle (→ Kap. 2.5.7.) **Komplikationen.**

Diagnostische Probleme treten auf, wenn:

- In seltenen Fällen das otoskopische Trommelfellbild normal ist;
- Eine **okkulte Mastoiditis** vorliegt, die im Säuglings- und Kleinkindesalter subakut oder chronisch verläuft und nur durch Gedeihstörungen auffällt.

Andererseits ist im Säuglingsalter ein retroaurikulärer Durchbruch einer Otitis media/Anthritis über die noch offene Sutura mastoideosquamosa schon nach kurzem Verlauf möglich!

Diagnostik:

CT-Felsenbein (Verschattung und Zellseptenverlust):

MRT (Enhancement der Meningen, Temporallappenabszess, Sinusvenenthrombose):

Labordiagnostik: Leukozytenerhöhung, Blutkörperchensenkungsgeschwindigkeit > 30/60, C-reaktives Protein erhöht.

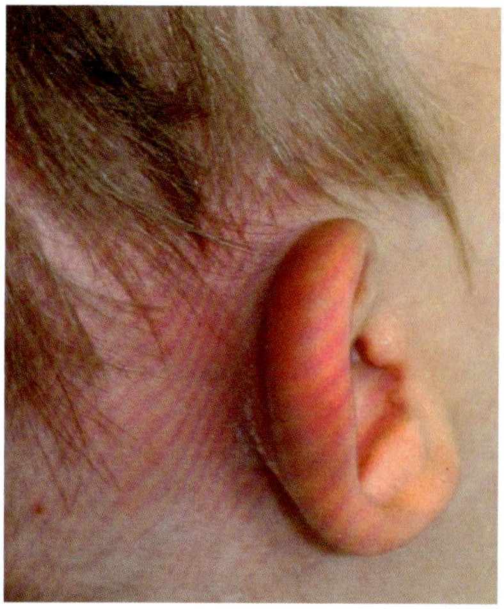

a

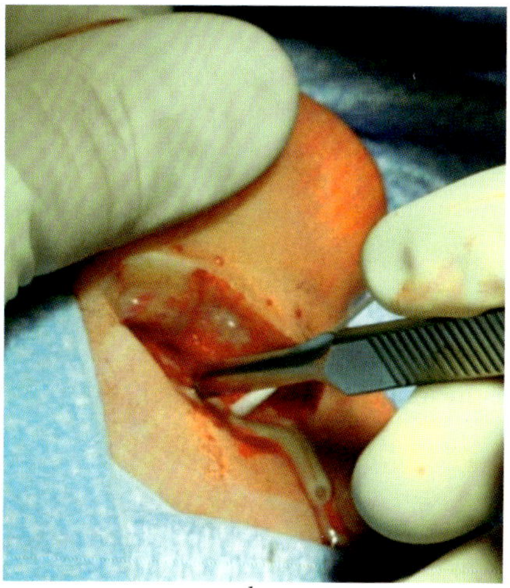

b

***Abb. 1.49*a+b: Akute osteolytische Mastoiditis.** **a**: Abstehendes Ohr, fluktuierende retroaurikuläre Schwellung. **b**: Mastoidektomie mit Eröffnung eines Abszesshöhle (Eiterabgang, Abstrichnahme).

Therapie

- Immer stationäre Aufnahme;
- Akute granulomatöse und sämtliche osteolytische Mastoiditiden, insbes. bei Komplikationen, müssen umgehend operiert werden (**Mastoidektomie**/Antrotomie bei Säuglingen und ggf. Adenotomie);
- Systemische antibiotische Therapie mit Amoxicillin/Clavulansäure oder Ampicillin/Sulbactam und

- Ggf. Cortison-Schema bei Labyrinthbeteiligung oder Fazialisparese.

Mastoidektomie: Ausfräsen der pneumatisierten Zellen des Warzenfortsatzes mit Erweiterung der Passage über das Antrum zur Mittelohrhöhle. Entsprechend dem individuellen Pneumatisationsgrad (Kleinkinder) nur **Antrotomie**.

> **Merke!**
> Jede Mastoiditis, die mit einer Knochendestruktion einhergeht, ist eine dringliche OP-Indikation!

Intrakranielle Komplikationen otogener Infektionen

Das Übergreifen einer akuten Otitis media, Mastoiditis oder chronischen Knocheneiterung auf Nachbarstrukturen ist heute selten geworden. Dennoch auftretende Komplikationen sind bedrohlich und bedürfen einer konsequenten Therapie.

Die Ausbreitung der Infektion erfolgt über eine Knochenarrosion, seltener über eine Ostitis oder Osteomyelitis. Nach Einbruch in das Schädelinnere können eine **Meningitis**, ein **epi**- oder ein **subduraler Abszess**, ein **Hirnabszess** oder eine **Sinusthrombose** entstehen (→ Abb. 1.50).

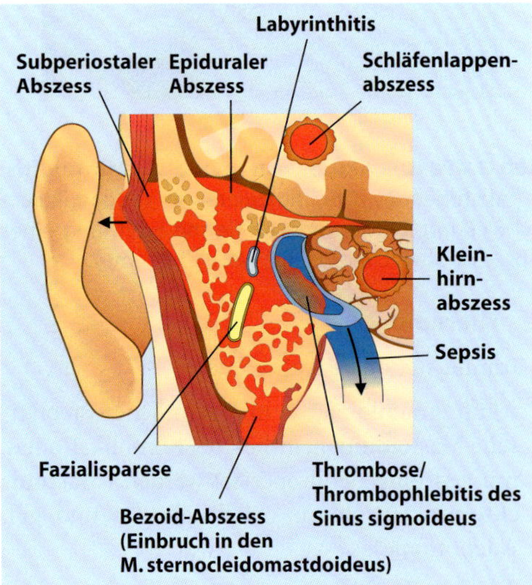

Abb. 1.50: Ausbreitungswege otogener Komplikationen.

- **Epiduralabszess:** zunächst uncharakteristischer Kopfschmerz und Zeichen der Otitis, evtl. nach einem symptomarmen Intervall Brechreiz, Fieber. Zunehmende Verschlechterung des Allgemeinbefindens. Bei Lokalisation in der Pyramidenspitze Abduzens- und Okulomotoriusparese sowie Trigeminusreizung (**Gradenigo-Syndrom**);
- **Subduralabszess:** Entwicklung **meningitischer** Zeichen (Kopfschmerz, Nackensteifigkeit, Lichtscheu, Erbrechen), zunehmende neurologische Reiz- und Ausfallserscheinungen, Veränderung der Bewusstseinslage, Krampfanfälle und allgemeine Hirndruckzeichen;
- **Temporallappenabszesse** sind anfangs häufig symptomarm. Dann zunehmender Meningismus mit Allgemeinsymptomen und Hirndruckzeichen. Herdsymptome sind eine amnestische und sensorische Aphasie. Terminales Koma;
- **Thrombose des Sinus sigmoideus:** Folge einer Arrosion des Sinus sigmoideus. Druckschmerz über dem Mastoid. Entwicklung eines **septischen Krankheitsbildes**, Meningismus.

Auch bei otogenen Abszessen lassen sich meist Initial-, Latenz-, Manifestations- und Terminalstadium (→ Lehrbücher der Neurologie) unterscheiden.

Diagnostik intrakranieller Komplikationen:

Nachweis einer chronischen Otitis. CCT und MRT. Neurologische Diagnostik mit Liquorpunktion.

Therapie intrakranieller Komplikationen:

- Sicherung der Vitalfunktionen. Intensivüberwachung;
- Sofortige operative Sanierung des Ohrs mit Freilegung der Dura bei einem epiduralen Abszess oder Eröffnung der Dura bei einem subduralen Abszess;
- Bei einem Hirnabszess kombiniertes ohr- und neurochirurgisches Vorgehen;
- Hochdosierte Antibiose mit einem liquorgängigen Antibiotikum;
- Heparinisierung bei einer Sinusthrombose.

1.8.5. Chronische Otitis media

Als chronische Otitis media werden unterschiedliche Erkrankungen mit irreversiblen Gewebsschädigungen der Mittelohrräume zusammengefasst. Leitsymptom ist die dauerhafte Trommelfellperforation. Weitere klinische Merkmale sind eine rezidivierende Otorrhö und Schallleitungsschwerhörigkeit.

Ein Adhäsivprozess (→ Abb. 1.46) wird trotz des fehlenden Trommelfelldefektes ebenfalls als chronische Otitis media aufgefasst.

In Deutschland leiden 2 % der Bevölkerung an einer chronischen OM, in Drittweltstaaten liegt der Anteil erheblich höher.

Unterschieden werden:

- **Chronisch mesotympanale Otitis media:** chronische **Schleimhauteiterung;**
- **Chronisch epitympanale Otitis media (Cholesteatom):** chronische **Knocheneiterung.**

Chronisch mesotympanale Otitis media

Pathologie/Ätiologie

Entzündung der Schleimhaut und des subepithelialen Bindegewebes, das durch metaplastische Umwandlung zu einem **sezernierenden, respiratorischen Epithel** wird. Fakultativ Ausbildung von Granulationspolypen oder narbig-sklerosierenden Veränderungen. Eine Ossikelläsion, insbes. des langen Ambossfortsatzes, entsteht in ca. 25 % der Fälle; die knöchernen Mittelohrstrukturen sind darüber hinaus intakt (→ Abb. 1.51).

Ätiologisch sind **Tubendysfunktion** (→ Kap. 1.8.3.) und rezidivierende **akute Otitiden** von Bedeutung.

Klinik/Diagnostik

Leitsymptome sind:

- Lang andauernde oder rezidivierende schleimig-eitrige Otorrhö (→ Abb. 1.18);
- I.d.R. fehlende Schmerzen;
- **Zentrale Trommelfellperforationen**, der Anulus fibrosus ist nicht betroffen;
- Schallleitungsschwerhörigkeit, ggf. zusätzlich Schallempfindungsschwerhörigkeit, z.B. durch die fehlende Schallprotektion des runden Fensters (→ Kap. 1.1.2.);
- Bildgebung (CT Felsenbein): gehemmte Pneumatisation des Mastoids.

Sonderformen:

- **Tympanosklerose**: Degeneration der Schleimhaut und Einlagerung von Kalksalzen;
- **Tympanofibrose**: bindegewebige Obliteration der Paukenhöhle bei intaktem Trommelfell;
- Bleibender **posttraumatischer** Trommelfelldefekt.

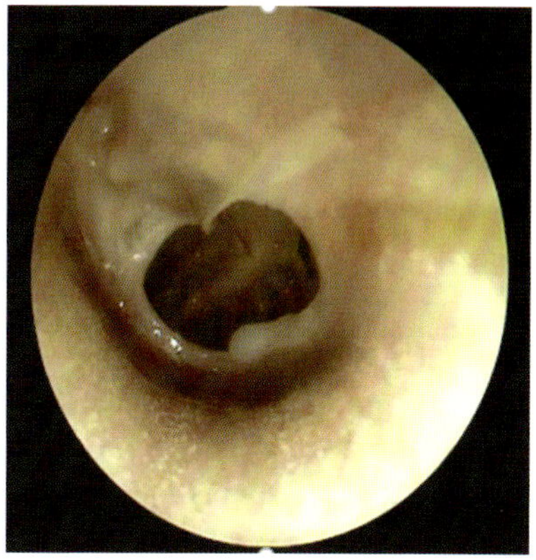

Abb. 1.51: Otoskopischer Befund einer chronischen mesotympanalen Otitis media.

Therapie

- **Myringoplastik (Tympanoplastik Typ I)** zur mikrochirurgischen Trommelfellrekonstruktion oder
- **Tympanoplastik (ab Typ II**, s.u.) mit zusätzlicher Rekonstruktion der Gehörknöchelchenkette;
- Zum **Trommelfellersatz** werden in Abhängigkeit von Größe und Lage der Perforation und der Tubenventilation (Retraktionsneigung) unterschiedliche Materialien eingesetzt:
  - Faszientransplantate (M. temporalis);
  - Periost- oder Perichondriumtransplantate;
  - Conchaknorpel (z.B. „Palisadentechnik");
- Vor der Tympanoplastik sollte die **Tubenventilation** geprüft und ggf. optimiert werden (→ Kap. 1.8.3.);
- Ein **laufendes Ohr** sollte zunächst durch regelmäßige Ohrsäuberungen und ggf. abstrichgestützte Antibiose „trockengelegt" werden;
- Bei einer **chronischen Mastoiditis** muss auch das Mastoid durch eine Mastoidektomie saniert werden (→ akute Mastoiditis).

Chronische Knocheneiterung (Cholesteatom)

Definition/Ätiologie

Das pathologisch-anatomische Substrat des Cholesteatoms ist **verhornendes Plattenepithel in den Mittelohrräumen**. Das Cholesteatom besteht aus einer **Matrix** (Epithelschicht mit Plattenepithelzellen) und einer darunter gelegenen **Perimatrix** aus Granulationsgewebe. Es gibt Hinweise auf eine immunologische Aktivierung von **Osteoklasten**, die Knochen durch Metalloproteinasen abbauen, und die Assoziation mit einer Pseudomonas-aeruginosa-Infektion.

Unterschieden werden:

- **Angeborenes (genuines) Cholesteatom:** entsteht durch embryonale Keimversprengung in der Art eines **Epidermoids** (< 10 % der Fälle). Die Diagnose wird gestellt, wenn das Trommelfell intakt ist und das Ohr bis dato entzündungsfrei war;
- **Erworbenes Cholesteatom** (→ Abb. 1.52) als:
  - **Flaccidacholesteatom: chronische Entzündungen** der Pars flaccida verursachen ein **papilläres Tiefenwachstum** (Migrationstheorie) von Plattenepithel; es kommt zur Invagination von verhornendem Plattenepithel in der Paukenhöhle;
  - **Tensacholesteatom:** durch **Tubenventilationsstörungen** (→ Kap. 1.8.3.) bildet sich zunächst eine **Retraktionstasche** (prospektives Cholesteatom) des hinteren oberen Trommelfellquadranten. Durch eine vollständige Abschnürung wird Plattenepithel in der Paukenhöhle eingeschlossen (manifestes Cholesteatom) (→ Abb. 1.52);
  - **Traumatisches** Cholesteatom: durch **Plattenepithelversprengungen** infolge laterobasaler Frakturen, traumatischer Trommelfellperforationen (z.B. Schweißperlen → Kap. 1.8.2.) oder iatrogen (Parazentese, Paukendrainage, → Kap. 1.8.4.).

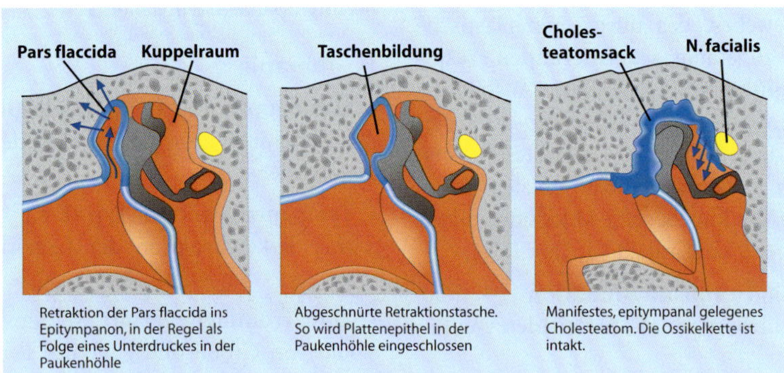

Abb. 1.52: Entstehung erworbener Cholesteatome, Retraktionstaschenbildung.

Klinik

Leitsymptome sind:

- Lang dauernde, fötide **Otorrhö;**
- **Schallleitungsschwerhörigkeit:** Die Ossikelkette, vor allem der lange Ambossfortsatz oder der Stapesüberbau, ist in Abhängigkeit von der Erkrankungsdauer in ca. 70 % der Fälle zerstört;
- **Komplikationen** betreffen:
  - Das **Innenohr und Gleichgewichtsorgan** (Labyrinthitis; Innenohrschwerhörigkeit, Schwindel) durch Labyrinth-/Bogengangsarrosion oder toxische Schädigung;
  - Den **N. facialis** (Fazialisparese);
  - **Endokranielle Strukturen** (s.o.).

Merke!
Das Ausmaß der Schallleitungsschwerhörigkeit lässt keinen Rückschluss auf den Zustand der Ossikelkette zu, da über die Cholesteatomschuppen selbst eine teilweise erstaunlich gute Schallübertragung möglich ist.

Merke!
In ca. 7 % arrodiert ein Cholesteatom den lateralen Bogengang. Präoperativ Prüfung des **Fistelsymptoms**! (→ Kap. 1.3.2.).

Diagnostik

Otoskopie: Das Trommelfell ist randständig perforiert, der Anulus fibrosus zerstört. In der Perforation können weißliche **Keratinschuppen** sichtbar sein (manifestes Cholesteatom). Die Beurteilung ist oft schwierig:

- Nicht selten liegt das eigentliche Cholesteatom hinter Granulationsgewebe („**Wächterpolyp**") versteckt (→ Abb. 1.53);
- Die Beurteilung einer **Retraktionstasche** ist heikel;

Merke!
Solange der Grund der Retraktionstasche einsehbar und sauber ist, erfolgt die regelmäßige Kontrolle. Ist das nicht mehr der Fall, sollte eine Operation indiziert werden!

- Ein **genuines Chosteatom** ist hinter einem intakten Trommelfell lediglich als weißliche „Raumforderung" sichtbar.

Audiologie: Schallleitungsschwerhörigkeit. Ein zusätzlicher Innenohrverlust ist häufig.

Dünnschicht-CT: vor allem bei kindlichen Cholesteatomen, Rezidiven und Komplikationen.

MRT mit Non-EPI Sequenz: hohe Bildqualität und hohe Präzision für Cholesteatome.

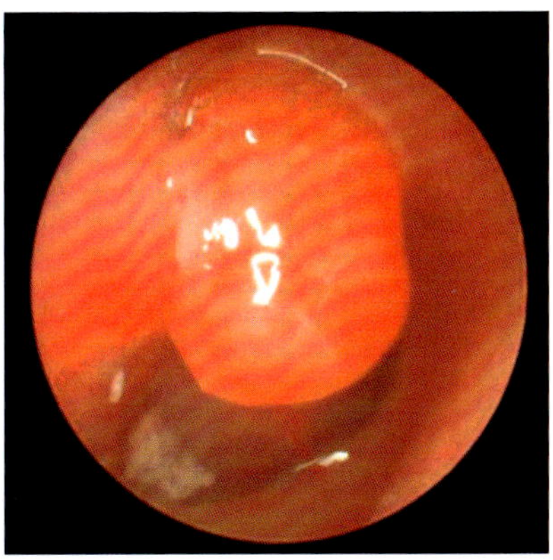

Abb. 1.53: Sogenannter Wächterpolyp bei Cholesteatom.

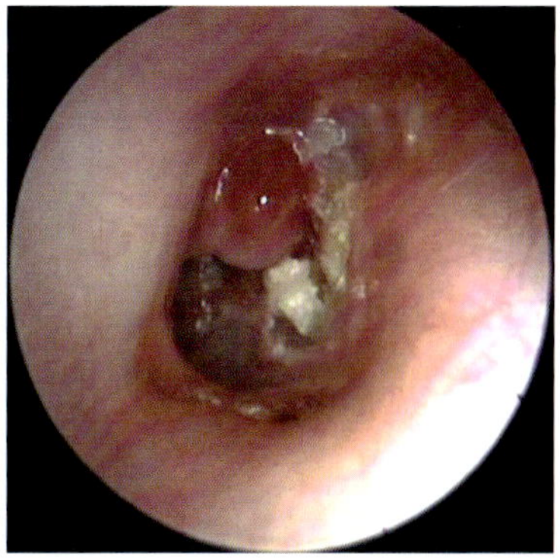

Abb. 1.54: Manifestes Cholesteatom bei Z.n. Entfernung des Wächterpolypen.

Therapie

Mikrochirurgische Entfernung des Cholesteatoms (**sanierende Ohroperation**)! Außerdem wird das Trommelfell rekonstruiert und soweit möglich eine Gehörverbesserung angestrebt.

Merke!
Oberstes Ziel der Cholesteatomchirurgie ist die radikale Eradikation des Cholesteatomgewebes - sonst entsteht ein Rezidiv!

Merke!
Gehörknöchelchen können durch subperiostales Wachstum auch von einem Cholesteatom infiltriert sein, obwohl ihre Oberfläche intakt zu sein scheint.

Die sanierende Ohroperation erfolgt:

- Als mikrochirugische Operation mit dem Mikroskop; zumindest situativ werden auch Endoskope eingesetzt;
- Über einen **Zugang** durch den Gehörgang **(transmeatal)** oder von **retroaurikulär;**
- In **geschlossener Technik** unter Erhalt der hinteren Gehörgangswand (ggf. Teilabbau und sofortige Rekonstruktion). Die Eingriffe sind kleinen, gut überschaubaren Cholesteatomen vorbehalten;
- In **offener Technik** unter Abbau der hinteren Gehörgangshinterwand wird eine dauerhafte Vereinigung von Gehörgang und Mastoidhöhle angelegt. Die entstehende **Radikalhöhle** wird durch Spalthautauflagerung epithelialisiert und sobald möglich verkleinert.

Nachsorge

Aufgrund der großen Bedeutung der vollständigen Entfernung des Cholesteatoms sollte nach Ablauf eines halben Jahres auch ohne klinischen Anhalt für ein Rezidiv eine chirurgische Kontrolle erfolgen **(Second Look)**.

Gehörverbessernde Chirurgie

Es handelt sich um Eingriffe am Schallleitungsapparat, deren Art sich nach den Veränderungen der Ossikelkette richtet.

Zur Kettenrekonstruktion werden Implantate aus körpereigenem Material (Ossikel, Knorpel, Knochen) oder Fremdmaterial (z.B. Glaskeramik, Gold, Titan) eingesetzt.

Unterschieden werden die klassischen 5 Typen der **Tympanoplastik nach Wullstein** (→ Abb. 1.55, Tab. 1.7), von denen die Typen IV und V aufgrund schlechter audiologischer Ergebnisse und verbesserter apparativer Möglichkeiten (**knochenverankerte-/implantierbare Hörgeräte**) praktisch keine Rolle mehr spielen.

Unter der **Tympanoplastik Typ III** sind in Abhängigkeit vom Ausmaß der Ossikelkettenzerstörung, der Cholestatomausdehnung und der Tubeninsuffizienz unterschiedliche Vorgehensweisen zusammengefasst:

- Bei **intaktem Stapes:**
  - Direkte Auflagerung des Trommelfells auf den Stapes **(klassischer Typ III)** bei ausgedehnten knöchernen Destruktionen und/oder ausgeprägter Tubeninsuffizienz. Es resultiert eine **flache Paukenhöhle** mit meist schlechten audiologischen Ergebnissen;
  - Durch Aufsetzen einer **Stapeserhöhung** (Partial Ossikular Plastik, **PORP**, → Abb. 1.55) bleibt die normale Tiefe der Paukenhöhle erhalten; die audiologischen Ergebnisse sind oft gut;
- Bei **defektem Stapes** und erhaltener Fußplatte, ist die Hörverbesserung durch Aufsetzen eines „Säulchen" auf die Fußplatte (Total Ossikular Plastik, **TORP**, → Abb. 1.55) möglich. Die audiologischen Ergebnisse sind schlechter als bei einer PORP.

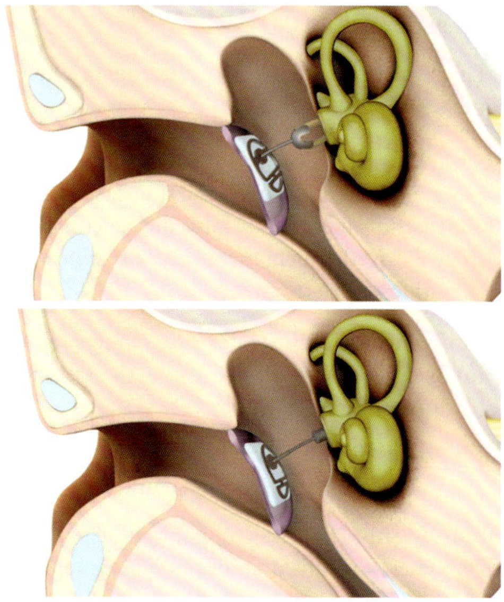

Abb. 1.55: Kettenrekonstruktion durch eine PORP (oben) und eine TORP (unten) (mit freundlicher Genehmigung von MED-EL).

Tympanoplastik	Art des Ossikeldefektes	Art der Rekonstruktion
Typ I	Ossikel nicht betroffen	Ausschließlich Trommelfellrekonstruktion (**Myringoplastik**)
Typ II	Anatomisch und funktionell nur geringer Ossikeldefekt	Kettenrekonstruktion oder Direktauflagerung des Transplantats
Typ III	Kettenunterbrechung, erhaltener und funktionstüchtiger Stapes/Stapesfußplatte	Auflagerung des Trommelfells auf Stapes (PORP) oder Fußplatte (TORP)
Typ IV	Fehlende Kette, erhaltene Stapesfußplatte	Schallübertragung direkt auf das ovale Fenster, flache Pauke
Typ V	Fehlende Kette, knöcherner Verschluss der ovalen Nische	Fenestrierung des lateralen Bogengangs zur Schallübertragung

Tab. 1.7: Klassische Typen der Tympanoplastik nach Wullstein.

Sollte die Tympanoplastik kein zufrieden stellendes akustisches Ergebnis ermöglichen, ist die Implantation eines **knochenverankerten-/implantierbaren Hörgerätes** möglich (→ Kap. 1.9.8.). Die Auswahl des geeigneten Gerätes hängt von der Innenohrfunktion ab.

Sonderformen einer chronischen Mittelohrentzündung

Tuberkulose

Seltene, in letzter Zeit aber wieder häufiger diagnostizierte, hämatogene spezifische Infektion mit **polypösen** und **nekrotisierenden** Paukenschleimhautveränderungen und evtl. einer Fazialisparese.

Klinik: Multiple Trommelfellperforationen sind nicht, wie gelegentlich berichtet, typisch für eine Tuberkulose. Fad riechende Otorrhö. Typisch sind eine **ausgeprägte Schallleitungsschwerhörigkeit** und die **gute Pneumatisation** des Mastoids.

Histologische Diagnosesicherung. Tuberkulostatische Therapie und im Verlauf eventuell bei trockenem Mittelohr Tympanoplastik/Mastoidektomie erwägen.

Morbus Wegener

Die klinische Erstmanifestation des Morbus Wegener erfolgt häufig im HNO-Bereich, insbesondere im Bereich der Nase/Nasennebenhöhlen und als chronische Otitis media (30 %). Die Erkrankung sollte daher in Differentialdiagnosen einbezogen und ggf. eine bioptische Sicherung angestrebt werden. Pathogenese und Diagnostik sind im Kapitel Nase umfassend dargestellt (→ Kap. 2.5.6.). An dieser Stelle soll daher auf ohrspezifische Aspekte eingegangen werden.

Klinik

- Rezidivierende oder chronische Otitis media;
- Häufig beidseitige zentrale Trommelfellperforation mit Granulationen in der Paukenhöhle; therapieresistente eitrige Otorrhö;
- Frühzeitige Innenohrbeteiligung;
- Ggf. Fazialisparese.

Cholesteringranulom

Postentzündlich oder postoperativ ähnlich Zelen entstandene Hohlräume mit Cholesterinkristallen und Fremdkörperriesenzellen des Mittelohrs/Mastoids. Wahrscheinlich handelt es sich um die Abbauprodukte einer Einblutung; in der Regel besteht kein Krankheitswert.

1.8.6. Otosklerose

Definition/Ätiologie

Stadienhaft ablaufender pathologischer Knochenabbau und Umbauprozesse des Labyrinthknochens, die sich klinisch durch eine Schallleitungsschwerhörigkeit infolge der **Fixierung der Stapesfußplatte** manifestiert. Eine Otosklerose-bedingte Degeneration der Stria vascularis, des Lig. spirale und der äußeren Haarzellen ist nicht gesichert – entsprechende histologische Befunde korrelieren aber mit dem Ausmaß des Innenohrverlusts.

Die **Ätiologie** der Erkrankung ist unbekannt, enzymatische (hoher Trypsinspiegel der Perilymphe), virale, autoimmunologische und hormonelle Faktoren (hoher Östrogen- und Gestagenspiegel) werden diskutiert. Es besteht ein autosomal-dominanter Erbgang.

Epidemiologie: Die Inzidenz im Sektionsgut liegt bei 12 %, es erkranken weniger als 1 %, Frauen und Kaukasier sind häufiger betroffen. Die Erkrankung manifestiert sich zwischen dem 15. und 40. Lebensjahr, gehäuft im Rahmen einer Schwangerschaft.

Klinik

- Im Laufe von Monaten bis Jahren progredienter, teilweise in Schüben ablaufender **Hörverlust beider Ohren**, Manifestationszeitpunkt und Schweregrad sind meist unterschiedlich. Keine Otitiden in der Anamnese;
- **Paracusis Willisii** (besseres Gehör bei Nebengeräuschen);
- Häufig **Tinnitus** (> 75 %);
- **Schwindel** (ca. 15 %).

Differentialdiagnosen

- Mittelohrmissbildungen;
- Ossikelkettenunterbrechungen (posttraumatisch);

- Kettenankylose, bes. des Hammer-Amboss-gelenkes;
- Tympanosklerose.

Diagnostik

- Oft fehlendes Cerumen! Unauffälliger Trommelfellbefund, in 10 % d.F. durchscheinende hyperämische Promontorialschleimhaut **(Schwartz-Zeichen)**; unauffällige Bildgebung;
- **Tonschwellenaudiogramm:** Schallleitungsschwerhörigkeit oder kombinierte Schwerhörigkeit **(Carhart-Senke:** Innenohrverlust bei 3 kHz in 20 %);
- Tympanogramm normal, fehlender **Stapediusreflex** bei kompletter Fixierung;
- **Stimmgabelprüfungen:** Weber wird in das schlechtere Ohr lateralisiert, Rinne negativ, **Gellé negativ.**

Ob als Folge einer Otosklerose auch eine reine Innenohrschwerhörigkeit auftreten kann, ist umstritten.

Therapie

Eine konservative Therapie mit einem (Knochenverankerten) **Hörgerät** ist möglich; in der Regel wird aber eine **Operation** angestrebt:

- **Indikation**: ausgeprägte Schallleitungsschwerhörigkeit, z.B. mehr als 25 dB in 3 Frequenzen zwischen 1 und 4 kHz (Hauptsprachbereich);
- **Stapedotomie:** Perforation der Fußplatte mit Nadel oder Laser und Einsatz eines Pistons; die komplette Entfernung der Fußplatte **(Stapedektomie)** erfolgt heute selten (→ Abb. 1.56);
- Das Ziel der Operation ist eine postoperative Schallleitungskomponente von < 10 dB, ein Tinnitus wird in 50 % beseitigt.

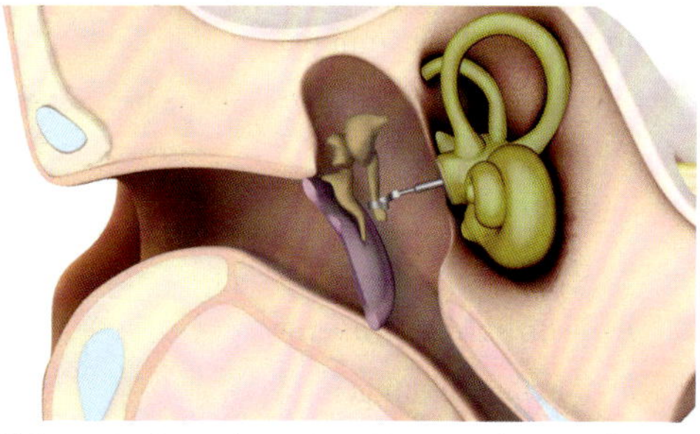

Abb. 1.56: Stapedotomie, Ersatz des entfernten Steigbügels durch eine Teflon- oder Silberdrahtprothese, die durch die Stapesfußplatte über das ovale Fenster in die Scala tympani reicht (mit freundlicher Genehmigung von MED-EL).

1.8.7. Tumore des Mittelohrs

Paragangliom

Definition/Ätiologie

Von den Chemorezeptoren des Plexus tympanicus der Paukenhöhle und des Bulbus venae jugularis ausgehende, **häufigste Tumore des Mittelohrs**. Der Begriff **Glomustumor** ist unpräzise. Die Tumore sind meist benigne, stark vaskularisiert, können multizentrisch und familiär gehäuft auftreten. Frauen sind fünfmal häufiger betroffen als Männer.

Klinik/Symptome

- Schallleitungsschwerhörigkeit, Ertaubung durch Innenohrarrosion;
- Pulssynchrones Ohrgeräusch;
- Otalgie.

Bei großen Tumoren des Bulbus venae jugularis entwickeln sich oft zunächst **Ausfallsymptome der Hirnnerven VII bis XII**.

Diagnostik

- **Otoskopie:** rötlich-blaues, pulsierendes Trommelfell;
- **Dünnschicht-CT:** Darstellung der Knochendestruktion;
- **MRT:** Darstellung von Weichteilinfiltration, intrakranieller Ausdehnung, Vaskularisation (ggf. Angio-MRT);
- **Angiographie,** auch zur präoperativen **Embolisation** des Tumors:

Therapie

Operation möglichst im Frühstadium

- **Kleine Tumore** der Paukenhöhle werden **mikrochirurgisch** operiert (Tympanoplastik);
- **Große Tumore** als **Felsenbein-en-bloc-Resektion** (Embolisation der zuführenden Gefäße!);
- Bei inoperablen Patienten/Tumoren **Bestrahlung.**

Weitere seltene benigne Tumore sind:

- Adenom;
- Fazialis-Neurinom;
- Eosinophiles Granulom (Histiozytose).

Mittelohrkarzinom/Gehörgangskarzinom

Ätiologie/Histologie

Insgesamt seltene, aggressive Tumore, die bei Diagnosestellung oft **Gehörgang und Mittelohr** betreffen, so dass der Ursprung nicht sicher lokalisiert werden kann. Am häufigsten sind **verhornende Plattenepithelkarzinome**, weitere Entitäten sind adenoidzystische Karzinome, Adenokarzinome und Sarkome (bei Kindern).

Ätiologisch ist eine **chronische Mittelohreiterung** von Bedeutung.

Klinik

- **Therapieresistente fötide und blutige Otorrhö;**
- Starke Schmerzen (Durainfiltration);
- Frühzeitig Infiltration von Innenohr, Gleichgewichtsorgan und N. facialis;
- Infiltration der Gl. parotis, lymphoregionäre Metastasen;
- Weitere Hirnnervenausfälle.

Diagnostik

- **Otoskopisch:** blutende Granulationen (Biopsie!), Zeichen eines destruierenden Wachstums;
- **CT:** Nachweis der knöchernen Destruktionen;
- **MRT:** Nachweis der Weichteilinfiltration (intrakranielle Strukturen!);
- Ausbreitungsdiagnostik (Halslymphknoten).

Therapie

- Ausgedehnte Felsenbein-en-bloc-Operation (Petrosektomie);
- Parotidektomie, Neck dissection;
- Postoperative Strahlentherapie.

Die **Prognose** ist **ungünstig**.

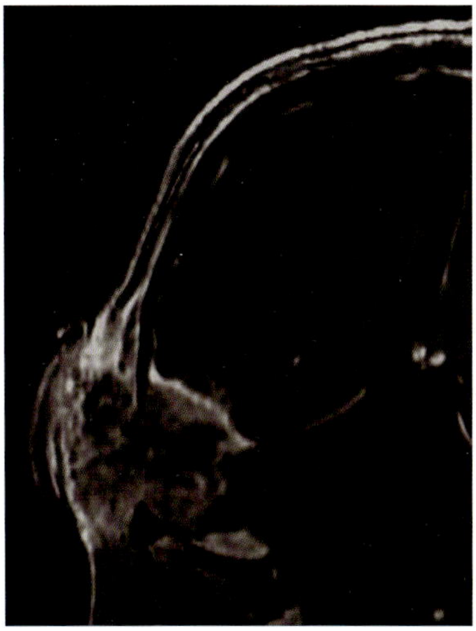

Abb. 1.57: CT eines Gehörgangskarzinoms.

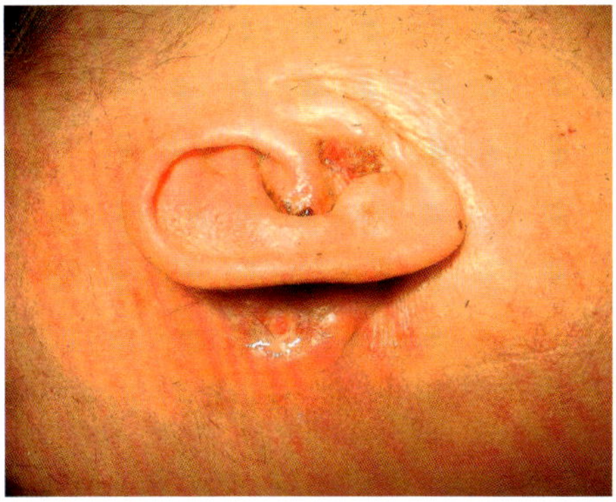

Abb. 1.58: Gehörgangskarzinom mit retroaurikulärem Durchbruch.

1.9. Klinik des Innenohrs

1.9.1. Angeborene (konnatale) und frühkindlich erworbene Hörstörungen

Eine angeborene Schwerhörigkeit hat gravierenden Einfluss auf die Sprachentwicklung, bei hochgradiger Schwerhörigkeit oder Taubheit unterbleibt der Spracherwerb völlig. Als **prälingual Ertaubte** werden Personen bezeichnet, bei denen ein Hörverlust vor dem abgeschlossenen Spracherwerb eintritt, meist vor dem 2.-4. Lebensjahr. Danach bleibt die Sprachkompetenz erhalten (**postlinguale Taubheit**). Um die Möglichkeiten der Rehabilitation ausnutzen zu können, muss die Diagnose der Schwerhörigkeit so früh wie möglich gestellt werden.

Definition/Einteilung

Als entwicklungsrelevant wird i.d.R. ein Hörverlust von ≥ 35 dB des besser hörenden Ohrs aufgefasst. Die Prävalenz in Industrieländern liegt bei ca. 1 : 1.000, in Entwicklungsländern bei 6 : 1.000 Geburten.

Innenohrmissbildungen gehen auf eine **Reifungsstörung** in der **3. Schwangerschaftswoche** (komplette Aplasie) oder in der **5.-8. Woche** (rein cochleäre Aplasie) zurück. Oft findet man eine Einteilung in drei Typen:

- **Typ Michel** → vollständige Aplasie;
- **Typ Scheibe** → rein membranöse Aplasie;
- **Typ Mondini** → knöcherne Aplasie.

Mit Hinblick auf die diagnostische, therapeutische und prognostische Bedeutung wird zwischen einer **genetisch bedingten** und **erworbenen Schwerhörigkeit** (pränatal, perinatal und postnatal) unterschieden. In > 50 % bleibt die Ursache allerdings unbekannt.

Genetische (konnatale) Hörstörungen

Ca. **60 %** der permanenten kindlichen Hörstörungen, deren Ursache festgestellt werden konnte, sind genetisch bedingt. Bei **nicht-syndromalen Schwerhörigkeiten** sind die Hälfte der Mutationen auf das Gen für das **Transmembranprotein Connexin 26** zurückzuführen.

Unterschieden werden:

- **Nicht-syndromale** Formen (Einzelgenmutationen, 70 %):
  - Autosomal rezessiv (70-80 %): kongenital;
  - Autosomal dominant (20-30 %): Beginn im 2.-4. Lebensjahr;
  - X-chromosomal rezessiv (2 %): Beginn meist in der Pubertät (Männer);
- **Syndromale** Formen (30 %).

Eine genetische Hörstörung ist **wahrscheinlich, wenn** ein/e:

- Familiäre Belastung besteht (Stammbaum);
- Erworbene Hörstörung ausgeschlossen wurde;
- Konsanguinität vorliegt;
- Syndrom vorliegt.

Eine Vielzahl von Syndromen geht mit einer Schwerhörigkeit einher. Aus embryologischen Gründen besteht gehäuft eine **Kombination mit Erkrankungen der Nieren und Augen**.

Wichtige **Syndrome** (Auswahl):

- **Waardenburg-Syndrom:** autosomal-dominant; Innenohrschwerhörigkeit, Verlagerung von Augenmuskeln und Tränenwegssystem, Iris-Heterochromie (unterschiedliche Augenfarbe), typische graue Haarbüschel im Bereich des Haaransatzes;
- **Alport-Syndrom:** X-chromosomal dominant; Fehlbildung von Kollagen Typ IV (in Niere, Auge und Ohr); jenseits des 10. Lebensjahres einsetzende Innenohrschwerhörigkeit und fortschreitende Niereninsuffizienz, Augenveränderungen (Katarakt, Lenticonus, Makulopathie);
- **Usher-Syndrom:** autosomal-rezessiv; fortschreitende Innenohrschwerhörigkeit (insuffiziente Tiplinks) und Retinopathie;
- **Franceschetti-Syndrom/Treacher-Collins-Syndrom:** autosomal-dominant; Fehlbildungen der Ohrmuschel (Schallleitungsstörung), Jochbein, Augen und Gaumenspalte;
- **Cogan-Syndrom:** fortschreitende Innenohrschwerhörigkeit, Keratitis;
- **Refsum-Syndrom:** jenseits des 10. Lebensjahres einsetzende Innenohrschwerhörigkeit, Retinopathie, zerebelläre Ataxie und Polyneuropathie;
- **Alström-Syndrom:** jenseits des 10. Lebensjahres einsetzende Innenohrschwerhörigkeit, Retinopathie, Adipositas und Diabetes mellitus im Verlauf;
- **Pendred-Syndrom:** Innenohrschwerhörigkeit, eu- oder hypothyreote Struma;
- **Trisomie 21.**

Pränatal erworbene Hörstörungen

Ursachen sind:

- **Konnatale Infektionen der Mutter** (Zytomegalie, Toxoplasmose, HBV, konnatale Lues);
  - **Röteln:** Eine Erkrankung im 1. Trimenon führt zur Degeneration des Corti-Organs als Hemmungsfehlbildung;
- **Toxisch** (Medikamente, z.B. Thalidomid, Drogen, Alkohol);

- **Stoffwechselkrankheiten** (z.B. Diabetes mellitus, Hypothyreose).

Die **Prävalenz** der erworbenen Hörstörungen ist aufgrund verbesserter Vorsorgemaßnahmen seit Jahren **rückläufig**.

- Schwangerschaftsdiagnostik (Lues-, Rötelnserologie, Schilddrüsendiagnostik);
- Impfungen (z.B. Röteln, Masern, Mumps);
- Neugeborenendiagnostik.

Die medikamentöse Therapie im Frühstadium einer Toxoplasma-, CMV- oder Luesinfektion vermindert die Gefahr eines Hörschadens.

Perinatal erworbene Hörstörungen

Ursachen perinatal erworbener Schwerhörigkeiten sind:

- **Hypoxie:** Nabelschnurpathologien, Blutungen, AB0-Rh-Inkompatibilität;
- **Frühgeburtlichkeit** bis zur 32. SS-Woche oder andere Gründe für fehlende Reife;
- **Beatmung** > 10 Tage;
- Perinatale Infektionen;
- **Ototoxische Medikation** (z.B. Aminoglykoside!).

Postnatal erworbene Hörstörung

Eine nachgeburtlich, teilweise bereits frühkindlich erworbene Schwerhörigkeit tritt in Zusammenhang mit typischen Kinderkrankheiten wie **Masern**, **Mumps** und **Röteln** oder als Folge einer **tympanogenen oder meningogenen Labyrinthitis** (→ Kap. 1.9.3.) auf.

Von prognostischer und therapeutischer Bedeutung sind auch hier frühzeitige Diagnosestellung, insbes. bei beidseitigen Hörstörungen, sowie der Zeitpunkt der Manifestation (prälingual, postlingual).

Diagnostik

- Audiologische Diagnostik (**Neugeborenen-Hörscreening** → Kap. 1.3.4.-1.3.6.);
- Regelmäßige Beurteilung der allgemeinen und sprachlichen Entwicklung: bei 4-30 % sind die Hörstörungen progredient bzw. setzen erst später ein;

> **Merke!**
> Bei jeder relevanten Sprachentwicklungsverzögerung muss vor (logopädischen) Fördermaßnahmen eine audiologische Diagnostik erfolgen!

- Dünnschicht-CT und MRT.

Therapie

- Sofortige Hörgerätversorgung, Sonderfördermaßnahmen (→ Kap. 1.9.8.);
- Bei hochgradiger Innenohrschwerhörigkeit Versorgung mit Cochlear Implants (→ Kap. 1.9.9.).

1.9.2. Traumatologie

Es werden mechanische Traumen, zu denen auch das Barotrauma zählt, von akustischen Traumen unterschieden. Hör- und Gleichgewichtsorgan können gemeinsam oder getrennt betroffen sein. Pathologische otoskopische Befunde findet man nur bei zusätzlicher Mittelohrschädigung.

Eine ursächliche Behandlung ist meist nicht möglich (Ausnahme Perilymphfistel), therapeutisch werden Glucocorticoide eingesetzt.

Mechanische Innenohrtraumen

Felsenbeinquerfraktur (→ Kap. 1.8.2.)

Stumpfes Schädeltrauma

Definition/Ätiologie

Innenohrschädigung **(Commotio labyrinthi)**, meist als Folge einer **Knochenleitungsdruckwelle** oder durch translabyrinthäre Mikrofrakturen nach okzipitaler Gewalteinwirkung. Oft sind beide Ohren in unterschiedlichem Ausmaß betroffen.

Klinik

- Cochleäre Schwerhörigkeit, Tinnitus;
- Häufig vestibuläre Symptome;
- Symptome einer Commotio cerebri.

Diagnostik

Audiometrie, Vestibulometrie, ggf. Ausschluss einer Perilymphfistel.

Prognose: meist kommt es zu einer allmählichen Besserung. Insbesondere bei ausgeprägter Läsion sind inkomplette Restitutionen oder sekundäre

Verschlechterungen möglich (gutachterliche Fragestellungen!).

Perilymphfisteln

Definition/Ätiologie

Rupturen der Membran des runden Fensters oder des Ringbandes der Stapesfußplatte mit Perilymphabfluss werden verursacht durch:

- Barotraumen (→ Kap. 1.8.3.);
- Intrakranielle Drucksteigerungen nach Pressdruck, iatrogen nach Narkosen oder durch venösen Rückstau;
- Schädeltraumen,

Nicht selten ist das verursachende **Trauma nicht feststellbar** oder wird nicht als solches erkannt, z.B. nach Heben von mittelschweren Lasten oder Pressen beim Stuhlgang.

Klinik

- **Ohrschmerzen** mit Völlegefühl (kurzfristig):
  - **Fluktuierende Schallempfindungsschwerhörigkeit** (95 %);
  - **Schwindel** (70 %);
  - **Ohrgeräusch** (50 %);
- **Spontannystagmus** ins geschädigte Ohr (Reiznystagmus) oder ins Gegenohr (Ausfallnystagmus).

Die Symptome nehmen bei körperlicher Anstrengung und teilweise auch unter einer Infusionsbehandlung zu.

Therapie

Bei klinischem Verdacht sollte frühzeitig eine **Tympanoskopie** erfolgen und die Fistel verschlossen werden. Die Schwindelsymptomatik bildet sich zurück, die Prognose für das Hörvermögen ist abhängig vom zeitlichen Abstand zwischen Trauma und Operation.

> **Merke!**
> An die Möglichkeit einer Perilymphfistel sollte bei einem therapieresistenten oder rezidivierenden Hörsturzereignis gedacht werden, insbesondere wenn auch Schwindel besteht!

Caissonkrankheit (Taucherkrankheit)

Definition/Ätiologie

Beim Tauchen in über 10 m Tiefe wird deutlich mehr Sauerstoff, aber auch Stickstoff im Blut gelöst. Der **Stickstoff** bildet bei zu rascher Dekompression (Auftauchen) Blasen, die als **Mikroembolien im Kapillarnetz** sämtlicher Organe wirksam werden können.

Klinik

Innenohrschwerhörigkeit, Tinnitus und **Schwindel**; außerdem sind **Lungenembolien** und **neurologische Symptome** (Kribbelparästhesien, Anfallssymptome) möglich. Mittelohrbefunde → Kap. 1.8.2.

Therapie

Hyperbare Sauerstoffgabe.

> **Merke!**
> Ohr-bezogene Komplikationen beim **Tauchen** sind:
>
> - **Barotrauma** (Druckausgleichproblematik → Kap. 1.8.3.)
> - **Caisson**-Krankheit (Mikroembolien mit Stickstoff), s.u.

Akustische Traumen

Die Innenohrschädigung durch ein akutes oder chronisches Lärmtrauma ist im wesentlichen Ausdruck einer **Schädigung der äußeren Haarzellen**. Im Rahmen der Diagnostik ist deshalb auch die Bestimmung von otoakustischen Emissionen wichtig (→ Kap. 1.3.6.).

In Deutschland sind 5 Millionen Beschäftigte am Arbeitsplatz gesundheitsgefährdenden Lärmbelastungen durch **chronischen Lärm** ausgesetzt; die berufsbedingte Lärmschwerhörigkeit gehört zu den häufigsten anerkannten **Berufskrankheiten** (→ Kap. 10.2.).

Akutes Schalltrauma

- Unterschieden werden: Knalltrauma, Explosionstrauma, akutes Lärmtrauma und akustischer Unfall:
- Ein einmaliges Lärmereignis führt zur Schädigung der Haarzellen im Innenohr und zur sofortigen Hörstörung:

- Vorübergehend (temporary threshold shift) oder
- Dauerhaft (permanent threshold shift);
- Schädigung der äußeren Haarzellen:
  - Otoakustische Emissionen fehlen;
  - Tonaudiometrie: Schallempfindungsschwerhörigkeit bei 2-4 kHz („c5-Senke") aufgrund der durch die Gehörgangsresonanz hier stärksten Schädigung (→ Abb. 1.59);
  - Positives Recruitment.

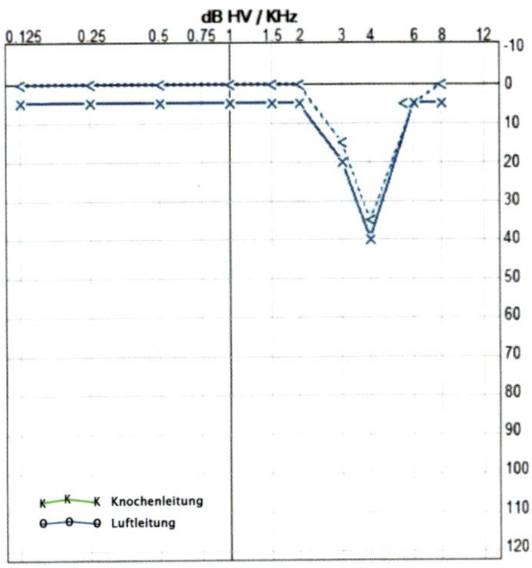

Abb. 1.59: Audiogramm mit c5-Senke.

Knalltrauma

Definition/Ätiologie

- Starke Schalldruckwellen mit Druckspitzen von **160-190 dB** und kurzer Einwirkdauer (**1-3 ms**) z.B. durch einen Schuss oder geplatzten Druckluftschlauch;
- **Innenohrschädigung** durch metabolische und mechanische Schädigung der Cochlea bei **intaktem Trommelfell.**

Klinik/Diagnostik

- Nach **stechendem Ohrschmerz** sofortige **Vertäubung** und cochleäre Schwerhörigkeit;
- c5-Senke, evtl. auch Schrägabfall im Mittel- und Hochtonsegment, die einseitig ausgeprägt ist oder beide Ohren unterschiedlich betrifft;
- Hochfrequenter **Tinnitus;**
- Keine vestibulären Symptome!

Therapie/Prognose

- Cortison (→ Kap. 1.9.5.);
- Ggf. hyperbare Sauerstofftherapie;
- Günstige Prognose bei schnellem Therapiebeginn; eine sekundäre Progredienz der Hörminderung wird diskutiert (gutachterliche Fragestellung).

Explosionstrauma

Definition/Ätiologie

- **Schalldruckpegel** > **150 dB** von > **3 ms Dauer,** z.B. durch eine Verpuffung oder Detonation;
- **Zerstörung des häutigen Labyrinths** in Kombination mit einem **Mittelohrtrauma** (Trommelfellriss, ggf. Kettenluxation). So wird nicht die gesamte Energie auf das Innenohr übertragen;
- Auch Perilymphfisteln sind möglich.

Klinik

- Otalgie, blutige Otorrhö;
- Kombinierte Schwerhörigkeit bis zur Ertaubung, Tinnitus;
- Häufig vestibuläre Symptome;
- Meist sind beide Ohren unterschiedlich stark betroffen.

Therapie/Prognose

- Cortison (→ Kap. 1.9.5.), ggf. hyperbare Sauerstofftherapie;
- Trommelfellschienung (→ Kap. 1.8.2.). Bei fortbestehender Schallleitungsschwerhörigkeit Tympanoskopie und ggf. Aufbau der Ossikelkette;
- Eine Erholung ist nicht zu erwarten, nicht selten kommt es, vor allem bei starker initialer Schädigung, zur sekundären Progredienz.

Akutes Lärmtrauma

Definition/Ätiologie

- Durch Einwirkung **hoher Schalldruckpegel (130-160 dB) über mehrere Minuten** (z.B. plötzliches Ausströmen von Gas/Dampf; Rockkonzert);
- Zunächst werden die äußeren Haarzellen reversibel geschädigt (temporary threshold shift). Die Übergänge zum Knalltrauma und bei wie-

derholter Exposition zur chronischen Lärmschwerhörigkeit (permanent threshold shift) sind fließend.

Klinik

Meist **symmetrische** Schallempfindungsschwerhörigkeit beidseitig mit typischer c5-Senke.

Teilweise auch Tinnitus und vestibuläre Symptomatik (**Tullio-Phänomen**).

Diagnostik und Therapie

- Häufig Besserung der Symptomatik nach Stunden bis Tagen:
- Cortison-Behandlung (→ Kap. 1.9.5.), wenn die Symptomatik > 24 h fortbesteht.

Akustischer Unfall

Definition/Ätiologie

Zusammentreffen von **Lärmeinwirkung** mittlerer Intensität und einer **Torquierung der HWS**, die zur Minderdurchblutung eines Ohres durch Kompression der A. vertebralis führt.

Klinik und Therapie

Anamnese! Akut einsetzende, zumeist einseitige pancochleäre Schallempfindungsschwerhörigkeit. Keine vestibulären Symptome. Cortison-Behandlung (→ Kap. 1.9.5.) bei unsicherer Prognose.

Chronische Lärmschwerhörigkeit

Definition/Ätiologie

Eine chronische Lärmexposition führt nach einer **vorübergehenden Schwellenabwanderung** (temporary threshold shift, → akutes Lärmtrauma) zur **irreversiblen cochleären Schwerhörigkeit** (permanent threshold shift). Durch die wiederholte, belastungsbedingte cochleäre Hypoxie kommt es zu einer Erschöpfung der cochleären Stoffwechselprozesse (Kaliumintoxikation der Haarzellen). Die Zelldichte nimmt ab. Eine chronische Lärmschwerhörigkeit entsteht sowohl durch Lärmeinwirkung am Arbeitsplatz als auch Freizeitlärm, z.B. elektronisch verstärkte Musik durch Tonträger, in Diskotheken oder regelmäßige Konzertbesuche.

- Die chronische Lärmschwerhörigkeit spielt vor allem als Berufskrankheit (BK 2301, → Kap. 10.2.) eine wichtige Rolle; Voraussetzung ist ein Tagesexpositionspegel > 85 dB(A);
- Die berufsbedingte Lärmschwerhörigkeit ist der Unfallversicherung als Berufskrankheit meldepflichtig.

Klinik

- **Symmetrische**, **langsam zunehmende** und deshalb erst spät bemerkte **cochleäre Schwerhörigkeit**, zunächst als c5-Senke, die im Verlauf breiter und tiefer wird;
- **Tinnitus** (teils schon in der Frühphase);
- **Schwindel fehlt.**

> **Merke!**
> Das Sprachverstehen bei einem chronischen Lärmschaden ist lange gut, ein Diskriminationsverlust fehlt meist bei einer reinen Lärmschwerhörigkeit!

Therapie/Prophylaxe

- Eine ursächliche Behandlung ist nicht möglich! Nach Beendigung der Arbeit kommt es zu keiner weiteren Progredienz der Hörminderung!
- Daher Prophylaxe durch persönlichen Lärmschutz, der durch den Arbeitgeber gestellt werden muss. Regelmäßige arbeitsmedizinische Vorsorgeuntersuchungen.

> **Merke!**
> Bei jeder auch nur kurzfristigen großen Lärmexposition sollte unbedingt ein persönlicher Lärmschutz, möglichst in Form von Lärmschutzkappen, getragen werden.

1.9.3. Entzündungen des Innenohrs – Labyrinthitis

Eine Labyrinthitis ist eine in das Innenohr (Hör- und Gleichgewichtsorgan) fortgeleitete Entzündung, die früher meist **bakteriell**, heute häufiger **viral** verursacht ist. Auch **Immunprozesse** spielen eine wichtige Rolle.

Krankheitsbild

- **Innenohrschwerhörigkeit**, die bis zur Ertaubung fortschreiten kann;
- Evtl. **Tinnitus;**
- **Drehschwindel** mit vegetativen Symptomen;
- **Nystagmus**, zunächst als Reiznystagmus in das erkrankte Ohr gerichtet, nach komplettem Funktionsverlust Ausfallnystagmus in das gesunde Ohr;

- Reduzierter Allgemeinzustand, evtl. Fieber.

Infektiöse Labyrinthitis

Ätiologie

Die Einteilung der Labyrinthitis erfolgt nach dem Weg der Infektion:

- **Tympanogene Labyrinthitis** durch Toxindiffusion über rundes oder ovales Fenster: z.B. durch Viren (Mumps, Grippe, Masern, Coxsackie- oder Adenoviren) im Rahmen einer akuten Infektion des oberen Respirationstraktes oder bakteriell bei Otitis media, Cholesteatom oder postoperativ; posttraumatisch bei otobasalen Frakturen;
- **Meningogene Labyrinthitis** durch Fortleitung der Erreger über inneren Gehörgang und Aquaeductus cochleae; z.B. bei einer Pneumokokkenmeningitis;
- **Hämatogen,** z.B. Meningokokkenmeningitis.

Unabhängig vom Infektionsweg werden eine **seröse/toxische** (Viren oder Bakterientoxine) und eine **eitrige** (Bakterien) Labyrinthitis unterschieden.

Eine cochleäre Schwerhörigkeit (und vestibulärer Schwindel) bei **HI-Viren** treten sowohl in Form eines Hörsturzes als auch schleichend-progredient oder sekundär nach HIV-bedingten opportunistischen Infektionen auf.

Therapie/Prognose

- Hochdosierte Antibiose;
- Glucocorticoide (i.v. oder intratympanal);
- Operativ: Parazentese, ggf. Paukendrainage, ggf. Mastoidektomie → Kap. 1.8.4.);
- Prognose: oftmals bleibende Hörschäden;
- Bei hochgradiger Schwerhörigkeit frühzeitige Versorgung mit einem Cochlea-Implantat (Risiko der Ossifikation der Cochlea).

Immunkrankheiten des Innenohrs

Immunerkrankungen mit Bildung von Antikörpern gegen Strukturen des Innenohrs sind:

- Panarteriitis nodosa;
- Arteriitis temporalis;
- Behçet-Syndrom;
- Cogan-Syndrom;
- Wegener-Granulomatose (kombinierte Schwerhörigkeit).

Klinik

Progrediente Innenohrhörstörung, auch als rezidivierende Hörsturzereignisse mit einem Verlauf über Wochen bis Monate. In **80 %** sind **beide Ohren** betroffen.

Der Antikörpernachweis erfolgt nur selten, viele Erkrankungen bleiben unerkannt.

Therapie

Corticosteroide (Anfangsdosierung ≥ 250 mg Prednisolon); bei Kontraindikation gegen Steroide **Immunsuppressiva**.

1.9.4. Ototoxische Wirkstoffe

Ototoxische Medikamente

- **Aminoglykoside** (z.B. Streptomycin, Gentamicin): **vestibuläre Symptome** (v.a. Gentamicin wird therapeutisch lokal zur Ausschaltung des Labyrinths bei therapieresistentem M. Menière eingesetzt (→ Kap. 1.10.3.);
- **Makrolide:** nach längerer Einnahme;
- **Schleifendiuretika** wirken über eine Veränderung der Elektrolytzusammensetzung ototoxisch. Furosemid ist nur bei Bolusgabe toxisch;
- **Acetylsalicylsäure**: bei 2-6 g/d reversible Menière-ähnliche Bilder (wirken auf die äußeren Haarzellen);
- **Chinin**: Menière-ähnliche Symptome;
- **Zytostatikatherapie (z.B. Cisplatin):** bei heute üblichen Tagesdosen kaum noch Innenohrprobleme;
- **Zentralnervös wirksame Medikamente** und **Betablocker**: gelegentlich reversible Hör- und Gleichgewichtsstörungen;
- **Weitere, z.B.: Reverse-Transkriptase-Inhibitoren** (HIV), **Methadon, pegyliertes Interferon** (früher bei Hepatitis C eingesetzt), **PDE-5-Inhibitoren, Cyclosporin A** und **Tacrolimus** (Neurodermitis).

Ototoxische gewerbliche Noxen

Betroffen sind vor allem Beschäftigte im Bergbau und in der (petro)chemischen Industrie. Ototoxisch sind:

- Schwermetalle wie Quecksilber und Blei;
- Aminobenzol und Nitrobenzol;
- Fluor;
- Kohlenmonoxid;
- Kerosin;
- Schwefelkohlenstoff und aromatische Kohlenwasserstoffe.

Diagnostik

Ototoxische Substanzen schädigen vor allem die **äußeren Haarzellen**. Deshalb ist die Messung **otoakustischer Emissionen** ein besonders sensibles Diagnostikum. Die Änderung der OAE-Amplitude und des Frequenzmusters ist bereits vor einem Abfall der Schwellenkurve im Tonaudiogramm erkennbar (→ Kap. 1.3.4.).

> **Merke!**
> Vor jeder Antibiose mit Aminoglykosiden und vor jeder Chemotherapie sollte eine audiologische Diagnostik erfolgen. Darüber hinaus sind Verlaufskontrollen erforderlich.

1.9.5. Hörsturz

Krankheitsbild

Innerhalb von Sekunden bis Minuten plötzlich einsetzende, schmerzlose, einseitige **cochleäre Schwerhörigkeit ohne erkennbare Ursache**, die in 30 % mit Tinnitus einhergeht. Unterschiedliche Schweregrade bis zur Ertaubung sind möglich. Die Inzidenz liegt bei 160-400/100.000, der Häufigkeitsgipfel zwischen dem 50. und 60. Lebensjahr.

Der Hörsturz bedarf einer Diagnostik und ggf. Therapie, ist aber kein Notfall! Ausmaß des Hörverlustes, Begleitsymptome und der Leidensdruck sind von Bedeutung.

> **Merke!**
> Die Diagnose eines Hörsturzes ist eine Ausschlussdiagnose!

Ätiologie

Ätiologie und Pathogenese des Hörsturzes sind weitgehend unbekannt. Es werden unterschiedliche Pathomechanismen diskutiert:

- **Mikrozirkulationsstörung** (z.B. durch Vasospasmus, Endothelschwellung, Thrombose);
- Infektionen durch **virale** Schädigung des N. VIII oder des Endolymphsystems;
- Zelluläre Regulationsstörungen:
  - Störungen der Ionenkanalfunktion in Haarzellen oder Stria vascularis (**Endolymphhydrops**);
  - Neurotransmitter-Dysfunktion.

Klassifikation

Ein Hörsturz wird nach dem Schweregrad und betroffenen Frequenzbereich des Hörverlustes eingeteilt und einer (wahrscheinlichen) Ursache zugeordnet:

- Hochtonverlust (50 %; Schädigung der Haarzellen);
- Tieffrequenzbereich (35 %, endolymphatischer Hydrops);
- Mittelfrequenz-Hörverlust (10 %, lokale Durchblutungsstörungen der Lamina spiralis ossea mit hypoxischen Schäden des Corti-Organs);
- Pancochleärer Verlust bis Taubheit (10 %, vaskuläre Genese, Durchblutungsstörungen der Stria vascularis; Trauma);
- Fluktuierender Hörverlust (Immunpathologie, Trauma).

Diagnostik

Nachweis einer **cochleären Schwerhörigkeit** durch:

- HNO-Status, Ohrmikroskopie;
- Tonschwellenaudiogramm;
- Im Intervall: BERA, ggf. MRT (Ausschluss eines Akustikusneurinoms);
- Ggf. Vestibularisprüfung;
- Labor (Entzündungsparameter, kardiovaskuläres Risikoprofil);
- Ggf. Serologie: Herpesviren (HSV-1, VZV), HIV, CMV, Lues, Borellien;
- Ggf. Dopplersonographie der Hals- und Intervertebralgefäße.

> **Merke!**
> Bei akut auftretenden Innenohrverlusten und/oder Tinnitus sollten wegen der möglichen lärmtraumatisierenden Wirkung überschwellige Hörtests (Stapediusreflexmessung, BERA) sowie ein MRT frühestens eine Woche nach dem Ereignis durchgeführt werden.

Therapie/Prognose

Die **Spontanheilungsrate** eines Hörsturzes gilt als hoch (etwa 30-80 % in 48 h). Deshalb kann vor allem bei einem geringfügigen Hörverlust ohne Beeinträchtigung des sozialen Gehörs zunächst wenige Tage eine Spontanremission abgewartet werden.

Eine **sofortige Therapie** sollte bei ausgeprägtem Hörverlust, vorgeschädigten Ohren sowie bei zusätzlichen vestibulären Symptomen empfohlen werden.

Zu Therapie und Prognose des Hörsturzes gibt es keine prospektiven Placebo-kontrollierten Studien. Therapieoptionen sind:

- Glucocorticosteroide (3 Tage mit mindestens jeweils 250 mg Prednisolon oder einem synthetischen Glucocorticosteroid mit äquivalenter Dosierung);
- Bei ausbleibendem Therapieerfolg oder Kontraindikationen (z.B. Diabetes, akute Psychose) intratympanale Glucocorticoid-Applikation;
- Bei V.a. eine **Perilymphfistel Tympanoskopie** (→ Kap. 1.9.2.);
- Eine rheologische Therapie, hyperbare Oxygenierung oder antivirale Therapie ohne Anhalt für eine Virusinfektion werden nicht empfohlen.

Bei persistierender Innenohrschwerhörigkeit sind in Abhängigkeit vom Schweregrad eine Hörgeräteversorgung (→ Kap. 1.9.8.) oder die Versorgung mit einem Cochlear Implantat (→ Kap. 1.9.9.) indiziert.

1.9.6. Tinnitus aurium

Tinnitus ist ein Symptom, von dem in Deutschland Millionen Menschen betroffen sind. Bei ungefähr jedem zehnten besteht ein zum Teil erheblicher Leidensdruck – andererseits fehlen letztendlich kausale Therapiemöglichkeiten.

Definition/Ursachen

Tinnitus bezeichnet die Wahrnehmung eines Geräusches (z.B. Pfeifen, Rauschen, Summen) unterschiedlicher Genese, das in der Nähe des Ohrs oder im Ohr selbst entsteht. Unterschieden werden:

- **Objektive Ohrgeräusche:** Geräusche aus einer **ohrnahen Schallquelle** werden wie andere akustische Informationen wahrgenommen:
  - **Vaskulär** bei Glomustumoren, arterieller Hypertonie, Karotisstenosen (pulssynchron);
  - **Muskulär** durch Spasmen der velopalatinalen Muskulatur oder Mittelohrmuskeln (klickend);
  - **Zähneknirschen** (Bruxismus);
- **Subjektives Ohrgeräusch:** Geräuschwahrnehmung **ohne Schallquelle** (häufiger):
  - Die Pathogenese ist oftmals unklar;
  - Tinnitus ist hier Symptom unterschiedlicher Ohrerkrankungen, dem eine **fehlerhafte Informationsverarbeitung** (z.B. Haarzellschaden, veränderte Spontanaktivität des Hörnerven) zugrunde liegt;
  - Geräusche treten bei Erkrankungen von äußerem Ohr, Mittelohr (z.B. Paukenerguss, Otosklerose), Cochlea (z.B. Presbyakusis, Trauma), Hörnerv (z.B. Akustikusneurinom), des zentralen auditorischen Systems, aber auch bei psychischen oder somatosensorischen Störungen auf.

Klinik

Das neu und meist plötzlich auftretende Ohrgeräusch wirkt oft bedrohlich. Dauert das Symptom > 3 Monate, spricht man von einem **chronischen Tinnitus**.

Für die Einschätzung insbesondere einer ggf. bestehenden Therapienotwendigkeit ist die **Feststellung des Leidensdrucks** infolge des Tinnitus wichtig:

- **Kompensierter** Tinnitus: kaum Belastung oder negative Folgen im Alltag;
- **Dekompensierter** Tinnitus: starker Leidensdruck; Sekundärphänomene wie Konzentrationsprobleme, Ein- und Durchschlafstörungen, Angstzustände, Depressionen, ggf. Arbeitsunfähigkeit.

Diagnostik

- HNO-klinische Untersuchung;
- Audiologische Diagnostik (Tonaudiometrie, OAE, BERA);
- Tinnitusfrequenz und -verdeckbarkeit (→ Kap. 1.2.4. + 1.3.4.);

tungshören und Sprachverständnis bei Störgeräuschen verbessert;

- **BiCross-Hörgeräte:** bei **einseitiger Taubheit und Schwerhörigkeit des anderen Ohres** wird der Schall wie bei der Cross-Versorgung vom tauben Ohr zum besseren Ohr transportiert und zusätzlich verstärkt.

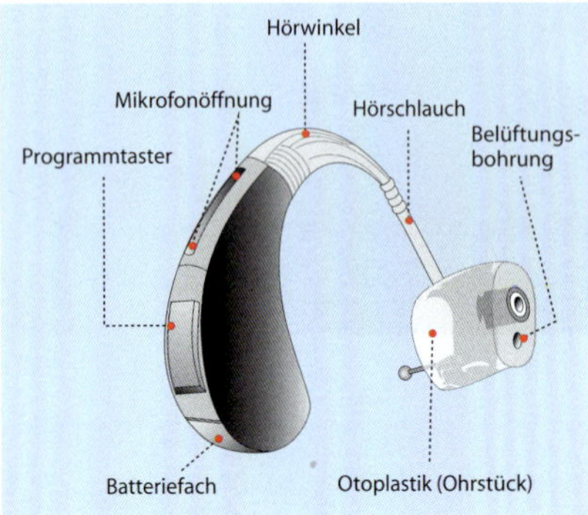

Abb. 1.60: **Luftleitungshörgerät.** Hinter-dem-Ohr-Gerät.

- **Knochenleitungshörgeräte:** Das bearbeitete akustische Signal wird über die Knochenleitung direkt auf das Innenohr übertragen. Die Geräte werden bei Missbildungen und chronischen Otitiden verwendet. Eingesetzt werden:
  - **Hörbrillen/Stirnbänder:** Problem ist der Anpressdruck auf das Mastoid, die Knochenleitungshörkurve sollte deshalb bei ≥ 30 dB verlaufen;
  - **Aufklebbares Knochenleitungshörsystem** (Adhear)**:** der Audioprozessor wird an einem Klebeadapter auf dem Mastoid aufgeklickt;
  - **Knochenverankerte/implantierte Hörgeräte**: Der Schall wird über eine im Mastoid verankerte Titanschraube (**BAHA**; bone anchoraged hearing aid) oder einen verankerten Wandler (Bonebridge) auf den Knochen übertragen. So können maximale Schallleitungsverluste ausgeglichen werden. Voraussetzung ist eine Knochenleitung ≥ 45 dB;
- **Implantierbare Hörgeräte:**
  - **Implantierbare Mittelohrimplantate** (z.B. **Vibrant Soundbridge**): der Schall wird an einen Wandler übertragen, der über die Ossikel oder das runde Fenster das Innenohr erregt. Indikation sind leichte bis schwere Schallempfindungsschwerhörigkeiten und kombinierte Schwerhörigkeiten (→ Abb. 1.61).

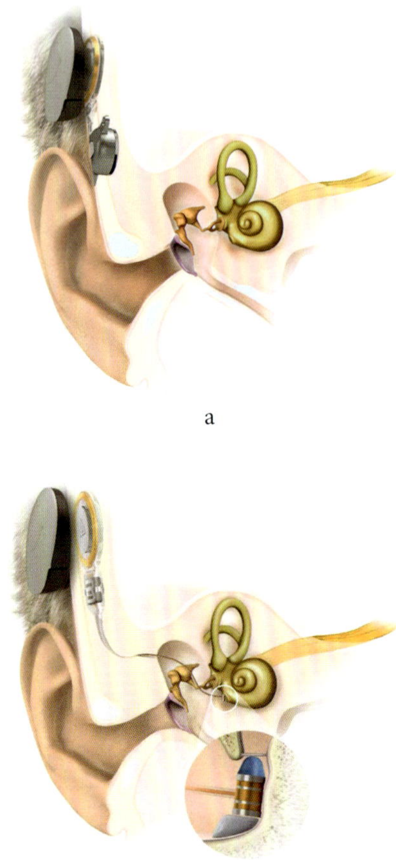

a

b

Abb. 1.61: **Implantierbare Hörgeräte. a**: Bonebridge als Beispiel für ein auf der Knochenleitung basierendes Gerät. **b**: Vibrant Soundbridge mit Ankopplung am runden Fenster kann die Luftleitung überbrücken und die Knochenleitung verstärken (mit freundlicher Genehmigung von MED-EL).

1.9.9. Cochlea-Implantat

Cochlea-Implantate (CI) sind elektronische Hörprothesen, die bei ausgefallener oder hochgradig geschädigter Hörfunktion durch direkte Stimulation des Hörnerven einen Höreindruck erzeugen.

Aufbau und Funktion

Das CI-System besteht aus einem **Audioprozessor**, welcher die von mehreren Mikrofonen zugeleiteten akustischen Informationen in elektrische

Impulse umwandelt **(Signalcodierung)** und diese über Radiowellen (induktiv!) zum in der Cochlea gelegenen Anteil, dem eigentlichen **Cochlea-Implantat,** überträgt.

Das Implantat decodiert die Signale und generiert elektrische Impulse, welche dann an den in der Scala tympani platzierten Elektrodenträger geleitet werden.

Über die Elektrodenkontakte werden Ladungen appliziert, welche die Lautheit definieren. Es wird versucht, die Frequenzen möglichst an der richtigen Stelle in der Cochlea zu stimulieren (Place/Pitch). Hier erfolgt unter Berücksichtigung der Frequenzmaxima (→ Kap. 1.1.4., Tonotopie) die **Stimulation der Ganglienzellen** des Hörnerven.

Indikation und Voraussetzungen

- **Hochgradiger Innenohrhörverlust oder Hörreste**, die trotz optimaler Hörgeräteversorgung kein ausreichendes Sprachverständnis ermöglichen;
- **Intakter Hörnerv** (ECochG, OAE, BERA → Kap. 1.3.6.);
- Ausschluss einer bindegewebigen oder knöchernen Obliteration der Cochlea (z.B. nach Felsenbeinfraktur oder Meningitis) durch ein hochauflösendes CT und MRT;
- Bei Felsenbeinfraktur oder Labyrinthitis wird die CI-Implantation nach 3-6 Monaten angestrebt;
- **Postlinguale Ertaubung:** die CI-Versorgung sollte so früh wie möglich erfolgen, das zu erwartende Sprachverstehen nimmt mit der Zeit ab;
- **Prälinguale Ertaubung:** ein möglichst früher Implantationszeitpunkt ist für einen normalen Hör- und Spracherwerb entscheidend, limitierend ist der Zeitpunkt der Diagnostik;
- **Einseitige Ertaubung:** Versorgung mit einem CI oder bimodale Versorgung (CI ipsilateral und Hörgerät kontralateral).

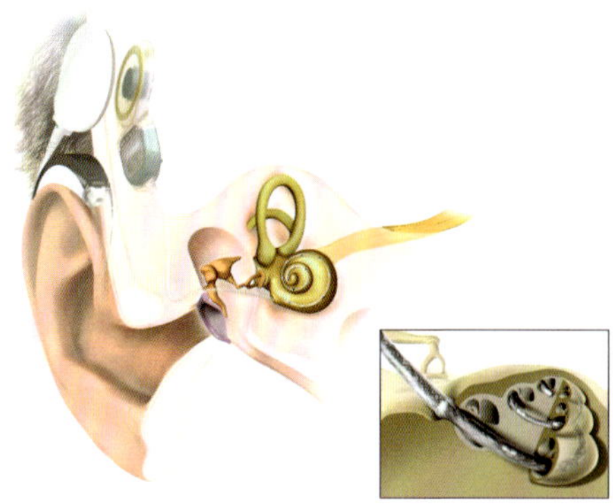

Abb. 1.62: Cochlea-Implantat (mit freundlicher Genehmigung von MED-EL).

Anpassung/Rehabilitation/Ergebnisse

Die postoperative Programmierung des Audioprozessors ist vor allem bei kleinen Kindern aufwändig. Moderne objektive intra- und postoperative Messmethoden unterstützen den Anpassungsprozess.

Die anschließende Rehabilitation ist für die Entwicklung des Sprachverstehens aus den durch das CI vermittelten Höreindrücken vor großer Bedeutung. Eine lebenslange, individuelle Nachsorge durch ein interdisziplinäres Team ist üblich.

Bei frühzeitiger Implantation können Kinder mit prälingualer Ertaubung ohne weitere Teilleistungsschwächen in Normalschulen eingegliedert werden. Insbesondere Kinder erhalten ggf. eine bilaterale CI-Versorgung.

Eine bimodale Versorgung einseitig Ertaubter mit einem CI und einem Hörgerät des anderen Ohres trägt zu einer deutlichen Verbesserung der Hörergebnisse und des Richtungshörens bei.

1.10. Klinik des peripheren Vestibularsystems

Peripher-vestibuläre Störungen gehen in der Regel mit Drehschwindel und Nystagmus einher. Je weiter peripher die Ursache des Schwindels ist, desto stärker sind die begleitenden vegetativen Beschwerden. Fakultativ können Hörminderung, Tinnitus und Völlegefühl bestehen. Durch die Anamnese und eine gute klinische Untersuchung kann der Schwindel häufig eingeordnet werden.

1.10.1. Benigner paroxysmaler Lagerungsschwindel

Ätiologie

Der benigne paroxysmale Lagerungsschwindel (BPLS) ist eine häufige peripher vestibuläre Erkrankung, bei dem in den meisten Fällen eine **Kanalolithiasis des hinteren vertikalen Bogengangs** zugrunde liegt. Dislozierte Partikel (Otholithen der Macula utriculi) reizen bei Lagewechsel das vestibuläre Sinnesepithel. Lediglich in weniger als 20 % besteht eine **Kupulolithiasis** mit in der Ampulle des hinteren Bogenganges haftenden Partikeln.

Frauen sind doppelt so häufig betroffen. Inzidenzpeak besteht in 6.-7. Dekade. 95 % entstehen degenerativ und 90 % unilateral.

Klinik

- Maximal **eine Minute anhaltende Drehschwindelattacke mit Nystagmus** und ggf. vegetativen Symptomen;
- Ausgelöst wird Attacke durch Umdrehen, Hinlegen und Aufrichten im Bett sowie Beugen des Kopfes nach vorn oder hinten (**Lagerungsabhängigkeit**);
- Die Anfälle können in Serien auftreten, die sich nach Wochen bis Monaten wiederholen und eine Phase von Unsicherheit nach sich ziehen;
- Keine cochleären Symptome!

Diagnostik

- Typische Anamnese: akut beginnender, heftiger, horizontaler Drehschwindel mit vegetativen Symptomen und Decrescendo-Charakter;
- Das Hörvermögen ist nicht eingeschränkt!
- **Lagerungsprobe nach Dix-Hallpike** (→ Abb. 1.27): nach geringer Latenz (10 sec) tritt Schwindel und ein rotatorisch-vertikal (nach unten) gerichteter Nystagmus auf, der nach ca. 30 s abklingt.

Therapie

- Befreiungsmanöver nach Epley oder Semont (→ Abb. 1.63): der Kopf wird in die Ebene des betroffenen Bogengangs rotiert, um diesen von den flottierenden Partikeln zu befreien;
- Symptomatische Behandlung mit Antivertiginosa (z.B. Vomex) und Arlevert;
- Die Prognose ist gut.

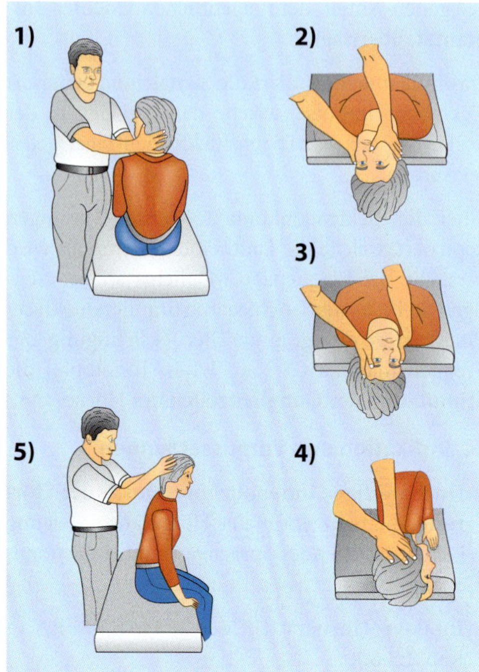

Abb. 1.63: **Befreiungsmanöver nach Epley für den linken hinteren Bogengang: 1)** Der Kopf des mit offenen Augen (ggf. Frenzelbrille) auf einer Liege sitzenden Patienten wird um 45° zur Seite rotiert und leicht überstreckt. **2)** Anschließend wird der Patient unter Beibehalten der Kopfposition auf den Rücken gelegt: der hintere vertikale Bogengang des unten liegenden Ohrs wird so maximal stimuliert. Dann 30-90 s warten. **3)** Den weiter leicht überstreckten Kopf jetzt um 90° auf die rechte Seite drehen. Etwa 30 s warten. **4)** Nun den ganzen Körper nach rechts drehen. Der Kopf dreht sich mit, bis man fast nach unten schaut. **5)** Etwa 30 s warten. Langsam wieder aufsetzen.

1.10.2. Neuropathia vestibularis

Definition/Ätiologie

Akute **einseitige Funktionsstörung (Ausfall) des peripheren Gleichgewichtsorgans** unklarer Ätiologie. Die Diagnose **Neuritis** vestibularis (HSV-1-Infektion) ist eine letztendlich unbewiesene Hypothese und bezeichnet das gleiche Krankheitsbild.

> **Merke!**
> Die Diagnose Neuropathia vestibularis ist eine Ausschlussdiagnose wie die einer Bell-Fazialisparese und eines Hörsturzes.

Klinik

- Spontan einsetzender Dauerdrehschwindel über Stunden oder Tage mit Übelkeit und Erbrechen;
- Keine Hypakusis;
- Otoskopischer und audiologischer Normalbefund;
- Fallneigung in Richtung der erkrankten Seite;
- Horizontaler Spontannystagmus in die Gegenseite („Ausfallnystagmus");
- Abweichung beim Unterberger-Tretversuch und beim Blindgang zur kranken Seite;
- Un-/ Unterregbarkeit bei kalorischer Reizung;
- Pathologischer Kopf-Impuls-Test (VOR-Defizit).

Therapie

- Vorübergehend **Antivertiginosa** und Sedativa;
- **Cortison-Behandlung** (→ Kap. 1.9.5.);
- **Gleichgewichtstraining** mit steigenden Anforderungen ans vestibuläre System.

Prognose

- In ca. 50 % **Funktionserholung** eines ausgefallenen Gleichgewichtsorgans;
- Sonst: zentrale **vestibuläre Kompensation** (Vestibulariskerne);
- Bis zu einer Funktionserholung/vestibulären Kompensation Verbot für Tätigkeiten mit vestibulären Belastungen (Höhenarbeit, Bewegung in Dunkelheit)!
- Der Patient muss 4 Wochen schwindelfrei sein, bevor er wieder Autofahren darf!
- Für Berufe mit entsprechenden Anforderungen (z.B. Höhenarbeit) sollte ggf. eine Begutachtung erfolgen!
- Rezidivrate 2 % (10 Jahre).

Beidseitiger Vestibularisausfall

Nach einem zeitlich versetzten Ausfall des zweiten Labyrinths, entsprechen die Frühreaktionen spiegelbildlich denen nach einem einseitigen Ausfall. Langfristig bleibt eine ungerichtete Unsicherheit ohne Richtungstendenz und ohne spontane Augenbewegungen **(Bechterew-Kompensation)** bestehen.

Fallen beide peripheren Gleichgewichtsorgane gleichzeitig aus (z.B. Aminoglykosidtherapie), kommt es zu einem heftigen Schwankschwindel, der dann in einen Belastungsschwindel übergeht. Dauerhaft empfindet der Patient Scheinbewegungen der Umgebung bei Kopfbewegungen und beim Gehen (Oszillopsien) durch eine Unterbrechung der vestibulookulären Reflexe **(Dandy-Syndrom).**

1.10.3. Morbus Menière, menièriformer Formenkreis

Definition

Erkrankung des Innenohrs unklarer Ätiologie, die auf einer Flüssigkeitsvermehrung der Endolymphe beruht und zu anfallsartig auftretenden **cochleären und vestibulären** Symptomen führt.

Prävalenz: 200/100.000 Einwohner; Häufigkeitsgipfel 40-60 Jahre.

Pathophysiologie/Morphologie

Morphologisch bestehen eine Ausweitung des Endolymphraums und eine Verklebung bzw. Fibrose des Saccus endolymphaticus. Dies führt durch die fehlende Resorption zu einem vermehrten Endolymphvolumen in der Scala media (Endolymphhydrops) mit Riss der Reissner-Membran, sodass es durch die Vermischung von Peri- (natriumreich, kaliumarm) und Endolymphe (natriumarm, kaliumreich) zur **Kaliumintoxikation** mit **Dauerdepolarisation** kommt. Die typische Symptomatik umfasst:

- Initialer **Reiznystagmus**, danach **Ausfallnystagmus** zur Gegenseite;
- **Zunächst reversible cochleäre Funktionsstörung, später Dauerschäden** bis zur Ertaubung.

Klinik

Der **Menière-Anfall** besteht aus:

- **Drehschwindelanfällen** (95 %) mit **vegetativen Symptomen** (Übelkeit/Erbrechen);
- Einseitiger tieftonbetonter **Schwerhörigkeit** (95 %);
- Meist niederfrequentem **Tinnitus** (85 %);
- **Völlegefühl** (33 %).

Die Anfälle setzen plötzlich ein und dauern Minuten bis Stunden an. Die Anfallsfrequenz ist sehr variabel – initial können Jahre zwischen den

Ereignissen vergehen; in der Spätphase teilweise tägliche Anfälle. Die Erkrankung ist zu **Beginn oft monosymptomatisch** (z.B. Hörsturz). Nach ca. einem Jahr ist die typische Trias (Schwindel, Tinnitus, Schwerhörigkeit) bei 90 % der Patienten komplett.

Bei langen Verläufen erkrankt in bis 50 % auch das zweite Ohr.

Diagnostik

Klinische Diagnose des M. Menière (Bárány-Society, → Tab. 1.8).

M. Menière	sicher	wahrscheinlich
≥ 2 spontane Schwindelattacken	20 min bis 12 h	20 min bis 24 h
Fluktuierende Ohrsymptomatik: Hörminderung, Tinnitus und/oder Völlegefühl	ja	ja
Tieftonhörminderung während oder nach der Schwindelepisode (Audiometrie!)	ja	nein
Ausschluss anderer Ursachen	ja	ja

Tab. 1.8: Klinische Kriterien der **Bárány-Society.**

Vestibularisdiagnostik:

- Nystagmusprüfungen:
  - Im Anfall: initial horizontaler Reiz-, später Ausfallnystagmus;
  - Im Intervall: meist kein Nystagmus;
- Kalorische Prüfung: initial (im Intervall!) normale Reaktion, im Verlauf **periphere Untererregbarkeit.**

Hörprüfungen

- Tonschwellenaudiometrie: initial Tiefton-, später pancochleäre Schwerhörigkeit (→ Abb. 1. 64);
- Überschwellige Audiometrie: positives Recruitmen;t
- **Klockhoff-Test**: nach Gabe von hyperosmolarem Glycerol (osmotische Hydropsresorption) kommt es zur Verbesserung des Hörvermögens.

MRT mit Gadolinium zur Darstellung des endolymphatischen Hydrops.

Elektrocochleographie (ECochG): Summationspotential vergrößert.

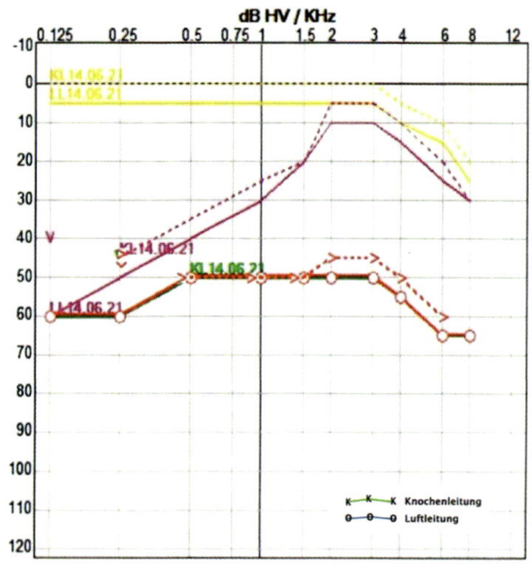

***Abb. 1.64:* Tonaudiometrische Kurven bei Endolymphatischem Hydrops:** Ausgangsbefund leichtgradiger Hochtonverlust (gelb). Initial Tieftonschwerhörigkeit (lila), später pancochleäre Schallempfindungsschwerhörigkeit (rosa) bis zur funktionellen Ertaubung.

Therapie

Eine kausale Behandlung ist nicht möglich, eine Spontanheilung wird nicht beobachtet. Der Therapieerfolg betrifft den Abstand und die Schwere der Anfälle.

Im Anfall: konservative Therapie: Antivertiginosa (z.B. Dimenhydrinat) und Cortison.

Rezidivprophylaxe: Versuch einer Langzeittherapie mit Betahistin (Histamin-Analogon), die Wirksamkeit steht in Diskussion.

Interventionell:

- Bei erfolgloser Rezidivprophylaxe;
- Intratympanale Applikation ototoxischer Substanzen (Gentamicin) zur Ausschaltung des Labyrinths. Risiko ist eine Ertaubung eines noch hörenden Ohres!;
- Intratympanale Corticoidapplikation: wird als risikoärmere Alternative diskutiert.

Chirurgische Therapie:

- **Labyrinthektomie:** Eröffnung und Ablation des häutigen Labyrinthes; es kommt zur Ertaubung, deshalb **simultane CI-Implantation;**
- **Neurektomie**: Durchtrennung des N. vestibularis (ultima ratio, Erfolgsrate > 90 %);
- Die chirurgische Eröffnung und Drainage des Saccus endolymphaticus (Saccotomie) ist heute obsolet. Die chirurgische Dekompression des Saccus endolymphaticus ist möglich.

Die Arbeitsfähigkeit der Patienten ist in Abhängigkeit von der Anfallshäufigkeit eingeschränkt, Höhenarbeit ist immer zu vermeiden. Das Führen von Kraftfahrzeugen ist nicht möglich.

Sonderformen

- **Lermoyez-Syndrom:**

  Symptomatik ähnelt Menière-Trias. Patienten leiden während des Anfalls unter Drehschwindel, teilweise Tinnitus. Eine vorbestehende **Schwerhörigkeit bessert sich im Anfall**.

- **Turmarkin-Krisen:**

  Durch Zerreißen des Sacculus kommt es zur spontanen Bewegung der Otolithen und zum Tonusverlust der durch die vestibulospinalen Bahnen versorgten Muskeln.

  Charakteristisch ist der plötzliche Sturz (Drop Attack). Als weiteres Symptom treten Kopfschmerzen auf. Tumarkin-Anfälle dauern 10-20 sec und treten in der späteren Phase des Morbus Menière auf.

Differentialdiagnosen

- **Vestibuläre Migräne;**
- **Vertebrobasiläre Insuffizienz:** Schwankschwindel und plötzliches Hinfallen („Drop-attacks") bei alten Menschen;
- **Herzrhythmusstörungen:** Sekundenschwindel, teilweise mit pektanginöser Symptomatik;
- **Hypotone Kreislaufstörung:** Schwarzwerden vor Augen, Schwankschwindel;
- **Dysfunktion der HWS:** Schwankschwindel nach dem Aufstehen, Nackenkopfschmerz;
- **Epilepsie:** Schwankschwindel, Absencen, Krämpfe;
- **Vasospasmus** der Aa. vertebralis et basilaris: Schwankschwindel mit Nackenkopfschmerz;
- **Phobischer Schwindel:** Schwindel mit Vernichtungsangst in bestimmten Situationen;
- Akustikusneurinom → Kap. 1.11.;
- Medikamentennebenwirkungen → Kap. 1.9.4..

1.11. Akustikusneurinom

Definition/Pathogenese

Häufigster gutartiger Tumor im Felsenbein. Der Tumor geht von der Schwann-Scheide **(Schwannom)** des N. vestibularis, meist der Pars superior, aus. Die Tumore entstehen in 90 % der Fälle im inneren Gehörgang und in 10 % im Kleinhirnbrückenwinkel. In < 4 % entstehen die Tumore (auch bilateral) im Rahmen einer **Neurofibromatose**.

Frauen sind häufiger betroffen; Inzidenz 1-8/100.000; Häufigkeitsgipfel 30.-50. Lebensjahr.

Klassifizierung:

- T1: intrameatale Tumore;
- T2: verlassen den Porus acusticus internus;
- T3: erreichen den Hirnstamm;
- T4: Impression/Kompression des Hirnstamms.

Klinik

Symptome durch Kompression des VIII. Hirnnerven sind:

- **Schallempfindungsschwerhörigkeit** (v.a. im Hochtonbereich): langsam zunehmend oder wie ein Hörsturz, selten plötzliche Ertaubung;
- **Tinnitus:** auch als einziges Symptom;
- **Schwindel:** durch den langsam eintretenden Nervenausfalls meist gute vestibuläre Kompensation, ggf. Gangunsicherheit, selten Spontannystagmus.

Symptome großer Tumore entstehen durch die Alteration des:

- **N. facialis:** Sensibilitätsstörungen des äußeren Gehörgangs (Hitzelberger-Zeichen), Zeichen der peripheren Fazialisparese;
- **Kleinhirn/Hirnstamm:** Funktionsstörungen der Hirnnerven V, IX, X und XI, Kleinhirn- und Hirndrucksymptome.

Diagnostik

- **Hördiagnostik**:
  - Einseitige (sensori-)**neurale Schwerhörigkeit;**
  - Latenzverlängerung V. Welle in der **BERA** (→ Kap. 1.3.6.);
  - Pathologischer Stapediusreflex;
  - Negatives Recruitment und Hörermüdung;
  - Otoakustische Emissionen in Abhängigkeit von der Hörschwelle nachweisbar!
- **Vestibularisdiagnostik:** einseitige **periphere Vestibularisläsion** (Ausfall);
- **Schichtbilddiagnostik: MRT** als Methode der Wahl (→ Abb. 1.65).

> **Merke!**
> Bei einseitiger Schallempfindungsschwerhörigkeit oder einseitigem Ohrgeräusch muss ein Akustikusneurinom ausgeschlossen werden. Dies gilt auch, wenn sich ein im Rahmen eines Hörsturzes aufgetretener Hörverlust wieder zurückbildet.

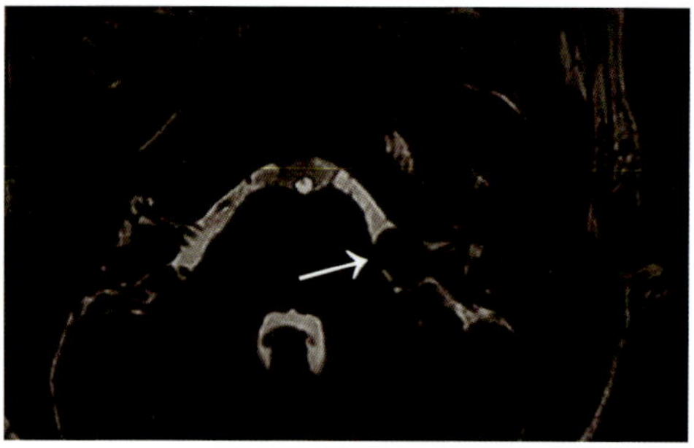

Abb. 1.65: Akustikusneurinom: MRT-Bild.

Therapie

Für die **Therapieplanung** sind die folgenden Aspekte von Bedeutung:

- **Wachstumsverhalten** des Tumors: Verlaufskontrollen nicht operierter Fälle zeigten in 42 % fehlendes Tumorwachstum oder eine Regression;
- Klinische Tumormerkmale und Symptome;
- Alter und Allgemeinzustand des Patienten.

Diesen Aspekten entsprechend sollte eine **individuelle Therapieplanung** erfolgen; nach aktuellen Publikationen wird derzeit – mit fallender Tendenz – ungefähr die Hälfte der Patienten operiert.

Therapieoptionen sind:

- **„Wait and scan“:** abwarten und Verlaufskontrollen (MRT), z.B. bei kleinen asymptomatischen Tumoren ohne Wachstumstendenz;
- **Stereotaktische Radiotherapie** („Gamma-knife“) bei kleineren Tumoren oder bei hohem OP-Risiko;
- **Operative Tumorentfernung**: Ziel ist die vollständige Entfernung des Tumors, möglichst unter Erhaltung des N. facialis und des Gehörs. Die Operation wird über unterschiedliche Zugänge sowohl HNO- als auch neurochirurgisch durchgeführt:
  - **Transtemporal** – vor allem kleine intrameatale Tumore; sicherer Erhalt von Gehör und N. facialis;
  - **Transmastoidal-translabyrinthär** – vor allem größere Tumore ertaubter Patienten;
  - **Subokzipital** – große extrameatale Tumore (Risiko der Fazialisparese!).

Rehabilitation:

- Bei **intracochleären Schwannomen** erfolgt heute im Rahmen einer Operation die Implantation eines **Cochlea-Implantates;**
- Bei (funktionell) **nicht intaktem Hörnerven** ist eine Hörrehabilitation mit einem **Hirnstammimplantat,** das elektrisch den Nucleus cochlearis oder die 4-Hügelplatte stimuliert, möglich (→ Abb. 1.66).

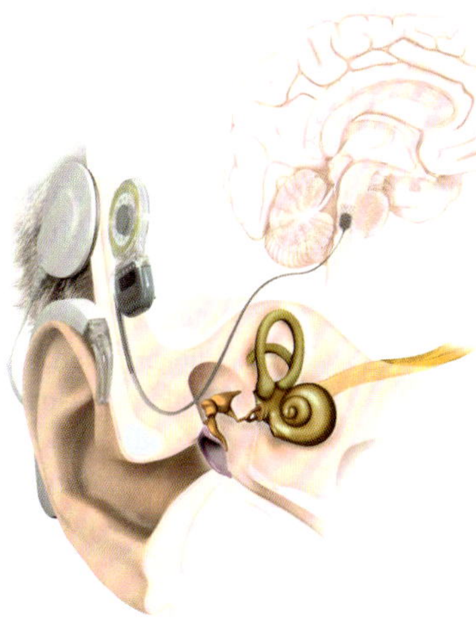

Abb. 1.66: Hirnstammimplantat (mit freundlicher Genehmigung von MED-EL).

1.12. Periphere Fazialisparese

Die **periphere** Fazialisparese ist die häufigste Erkrankung eines peripheren Nerven. Angesichts des komplexen anatomischen Nervenverlaufs (→ Kap. 1.1.2. + 1.1.4.) sind die möglichen Ursachen vielschichtig, die Diagnostik entsprechend aufwändig.

Bei der **zentralen Fazialisparese** (Funktion des Stirnastes erhalten) liegt die Schädigung supranukleär, Diagnostik und Therapie fallen in das neurologische Fachgebiet.

Bei der **peripheren Lähmung** (Stirnast ist paretisch) beinhalten die klinische Untersuchung die **Otoskopie,** die Palpation und Sonographie der **Gl. Parotis**

In jedem Fall sind eine Schnittbilddiagnostik und der Ausschluss **weiterer Hirnnervenlähmungen** wichtig.

Bell-Parese

Definition

Die Diagnose Bell-Parese, die **idiopathische Form der Fazialisparese**, wird **nach Ausschluss anderer Ursachen** in ca. 70 % der Fälle gestellt. Beidseitige oder rezidivierende Befunde sind möglich.

Mit Hinblick auf die Pathophysiologie/-genese werden Mikrozirkulationsstörungen nach nicht nachgewiesenen Virusinfektionen diskutiert, auch Gravidität/Menstruationszyklus, Hypertonie, nephrotisches Syndrom, Diabetes mellitus, Stress und immunologische Prozesse scheinen prädisponierend zu sein.

Klinik

- Häufig Prodromalsymptome wie Schmerzen der Ohrregion, Schwellungsgefühl und Taubheit der Wange;
- Die eigentliche Parese entwickelt sich innerhalb von 1-3 Tagen und kann inkomplett bleiben;
- Die Frequenz des Auftretens einer Hyperakusis sowie von Geschmacks- und Drüsensekretionsstörungen variiert stark (ca. 50 % der Fälle).

Diagnostik

- Der Schweregrad der Fazialisparese wird nach House/Brackman eingeteilt (→ Kap. 1.5.);
- **Funktionsprüfungen** zur **Topodiagnostik** (Lokalisation der Fazialisläsion):
  - Otoskopie;
  - Schirmer-Test (→ Kap. 1.5.);
  - Stapediusreflexprüfung (→ Kap. 1.3.5.);
  - Gustometrie (→ Kap. 3.4.3.);
  - Ultraschall der Parotis (→ Kap. 9.3.3.);
- **Labor: Borreliose-Serologie**, eventuell Varizella-Zoster-Serologie;
- **Liquorpunktion** ist bei Kindern obligat, für Erwachsene wird sie empfohlen.

Therapie

- **Corticosteroide;**
- **Training der Gesichtsmuskulatur** (Übungsbögen);
- Virustatische Therapie als Einzelfallentscheidung;
- Bei Lidschlussinsuffizienz symptomatische Therapie zum Schutz der Hornhaut.

Prognose

Die Prognose einer Fazialisparese ist mit > 80 % Heilungen günstig. Schwere und Dauer der Erkrankung hängen vom **morphologischen** Ausmaß der Schädigung ab.

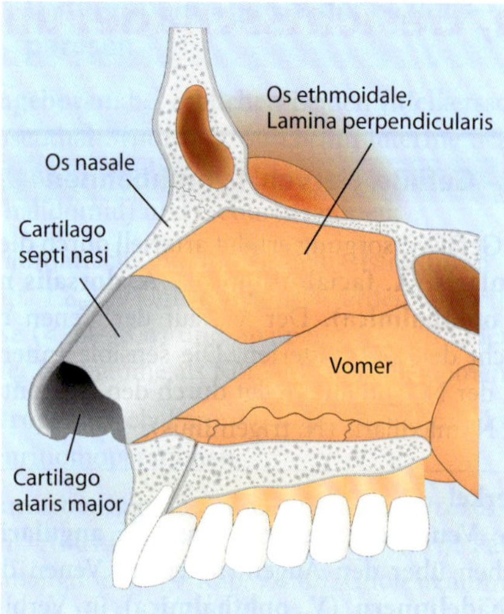

Abb. 2.2: Anatomie der Nasenscheidewand.

Nasenhaupthöhlen

Vor der eigentlichen Nasenhaupthöhle **(Cavum nasi)** liegt der Vorraum **(Vestibulum nasi)**; den Übergang zwischen beiden bildet die zwischen Flügel- und Dreiecksknorpel gelegene Nasenklappe **(Limen nasi)**, die engste Stelle der inneren Nase. Die vordere knöcherne Öffnung, begrenzt von Maxilla und Os nasale, ist die **Apertura piriformis**, die hinteren Öffnungen sind die **Choanen**. Sie bilden die Grenze zum Epipharynx.

An der **lateralen Wand** der Nasenhöhle wölben sich Muscheln **(Conchae nasales)** vor. Obere und mittlere Muschel gehören zum Siebbein, die untere wird von einem eigenen Knochen gebildet. Die Conchae teilen die Nasenhaupthöhle in die drei jeweils darunter liegenden Gänge.

Merke!
In die Nasengänge öffnen sich die Nasennebenhöhlen:

- Hinter dem oberen Nasengang münden hintere Siebbeinzellen und Keilbeinhöhle;
- In den mittleren Nasengang münden vordere, evtl. auch mittlere Siebbeinzellen, Kiefer- und Stirnhöhle (**Infundibulum**);
- In den unteren Nasengang mündet der Tränennasengang (Ductus nasolacrimalis).

Im **mittleren Nasengang** wird die laterale Nasenwand (→ Abb. 2.3) durch die **Bulla ethmoidalis** (größte Siebbeinzelle) und den **Processus uncinatus** sowie Lage und Form der mittleren Nasenmuschel bestimmt. Hier liegen der Hiatus semilunaris und das **Infundibulum** als anatomische Enge. Durch die unmittelbare Nachbarschaft der Schleimhautoberflächen kann bei einer Schwellung ein **Drainageproblem** entstehen. Für die **Pathophysiologie der Sinusitis** hat diese Region entscheidende Bedeutung.

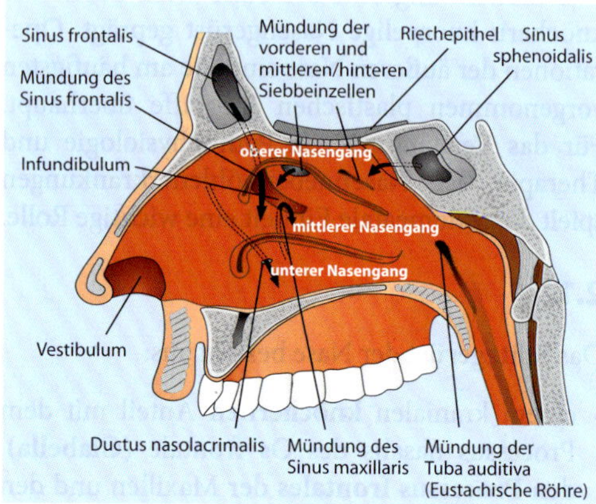

Abb. 2.3: Anatomie der lateralen Nasenwand, insbesondere des Infundibulums nach Entfernung der Nasenmuscheln.

Histologie

Der **Nasenvorhof** ist mit **Epidermis** und Haaren (Vibrissen) ausgekleidet.

Am Limen nasi geht die Epidermis in die **respiratorische Schleimhaut** mit Flimmerhaaren, serösen Drüsen und Becherzellen der Nasenhaupt- und -nebenhöhlen über. Die respiratorische Schleimhaut gewährleistet den mukoziliaren Transport und damit die Reinigung der Atemluft. **Submuköse Venengeflechte** vor allem der unteren Nasenmuscheln beeinflussen wesentlich den Querschnitt der Nasenhaupthöhlen.

Das **Riechepithel** der Riechspalte **(Regio olfactoria)** befindet sich auf der oberen Muschel, dem Siebbein und dem angrenzenden Teil des kranialen Septums (Fläche von 2-5 cm^2). Es enthält Riech- und Stützzellen sowie seröse Drüsen.

Gefäße, Nerven, Lymphbahnen

Die **Arterien** stammen aus **beiden Karotisstromgebieten**:

- Aa. ethmoidales anteriores und posteriores aus der A. ophthalmica (A. carotis interna);
- Äste der A. sphenopalatina der A. maxillaris (A. carotis externa).

Merke!
Der **Locus Kiesselbachii** am vorderen Septum, ein anastomosenreiches Gefäßgeflecht mit Zuflüssen aus beiden Karotisstromgebieten, spielt klinisch eine wichtige Rolle als Blutungsquelle in der Nase (→ Kap. 2.5.4.).

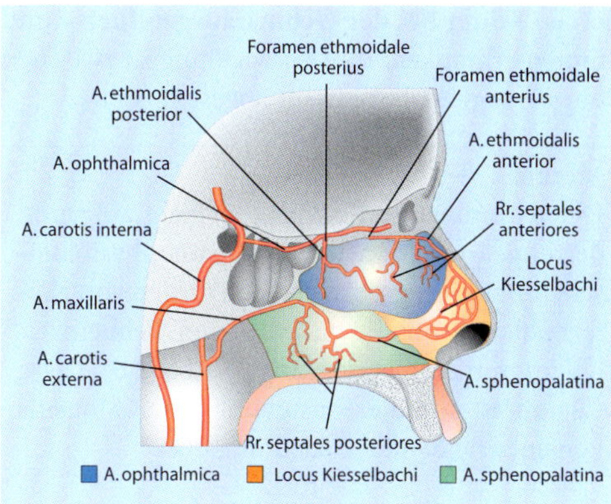

Abb. 2.4: Gefäßversorgung der Nase. Locus Kiesselbachii.

Der **Verlauf der Venen** der inneren Nase entspricht dem der Arterien; die wesentliche gemeinsame Endstrecke ist die V. jugularis interna.

Die **sensible Schleimhautinnervation** geschieht über den N. maxillaris, der auch die parasympathischen Fasern für die in der Schleimhaut liegenden Drüsen führt (N. intermedius über N. petrosus major und Ganglion pterygopalatinum).

Der **Lymphabfluss** der **vorderen Nasenhaupthöhle** erfolgt in die submandibulären und die submentalen sowie die oberen tiefen jugulären Lymphknotenstationen. Die Lymphe aus der **hinteren Nasenhöhle** und aus dem **Nasopharynx** drainieren über den Retropharynx in die tiefen jugulären Lymphknoten und die des lateralen Halsfeldes.

2.1.3. Nasennebenhöhlen

Zu den paarig, oft aber seitendifferent angelegten Nasennebenhöhlen zählen die Kieferhöhle, die Stirnhöhle, die Siebbeinzellen und die Keilbeinhöhle (→ Abb. 2.5).

Die Funktion der Nasennebenhöhlen ist nicht eindeutig geklärt. Die Pneumatisation der Höhlen reduziert das Schädelgewicht unter Erhalt der glatten Oberfläche. Die Entstehung wird mit der Rückbildung funktionell nicht belasteter Knochenanteile erklärt (Verteilung des Kaudruckes auf bestimmte Trajektorien). Die Nebenhöhlen bilden außerdem einen Resonanzraum beim Sprechen, haben für den Stimmklang aber eine geringe Rolle.

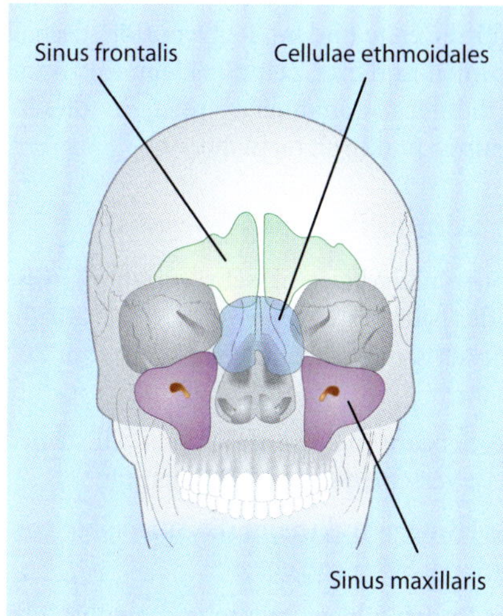

Abb. 2.5: Projektion der Nasennebenhöhlen auf die Vorderfläche des Schädels.

Kieferhöhle (Sinus maxillaris)

Die Kieferhöhle ist mit einem Volumen von ca. 15 ml die größte der Nasennebenhöhlen. Eine seitendifferente Entwicklung ist häufig.

Die Kieferhöhle hat die Form einer Pyramide mit vorn liegender Basis:

- Das **Dach** der Kieferhöhle bildet gleichzeitig den Orbitaboden mit dem knöchern oder nur von Schleimhaut bedeckten **N. infraorbitalis** aus dem N. maxillaris (Komplikationen nach Mittelgesichts- (Orbitaboden-) Frakturen und Kieferhöhlenradikaloperationen, → Kap. 2.5.7. + 2.5.9.);
- Der **Boden** der Kieferhöhle entspricht dem Dach der Mundhöhle. Die Zahnwurzeln, insbesondere der Praemolaren, reichen nahe an die Schleimhaut heran (dentogene Sinusitis, → Kap. 2.5.7.);

- In der **medialen Wand** liegen das Ostium und der Hiatus maxillaris (Infundibulum). Das Sekret wird durch einen aktiven mukoziliaren Transportmechanismus mit einem gerichteten Zilienschlag zum Ostium und in den mittleren Nasengang befördert.

Dorsal der Kieferhöhle liegt die **Fossa pterygopalatina** mit der A. maxillaris, dem Ganglion pterygopalatinum, Trigeminusästen und vegetativen Nerven.

Im **Kindesalter** enthält die Maxilla die **Zahnanlagen** für die erste und zweite Dentition, deshalb ist das Lumen in dieser Zeit nur klein. Entzündliche Kieferhöhlenerkrankungen treten in dieser Altersgruppe praktisch nicht auf.

Stirnhöhle (Sinus frontalis)

Die Stirnhöhle hat eine **sehr variable Größe**, in 10 % der Fälle besteht eine Aplasie. Die Stirnhöhle entwickelt sich postnatal vom 2. bis zum 20. Lebensjahr.

- Das **Septum interfrontale** unterteilt sie in zwei meist verschieden große Abschnitte;
- Die **Hinterwand** trennt die Stirnhöhle von der vorderen Schädelgrube;
- Der **Boden** bildet einen unterschiedlich großen Teil des Orbitadaches.

Bei der Stirnhöhle ist der aktive **mukoziliare Transportmechanismus** entlang dem Septum interfrontale gerichtet. Der pathophysiologisch und chirurgisch bedeutsame vorgeschaltete Siebbeinraum ist der **Recessus frontalis.**

Siebbeinzellen (Sinus ethmoidales)

Pro Seite sind 5-13 wabenartige Siebbeinzellen angelegt, die miteinander kommunizieren. Es werden vordere, mittlere und hintere Siebbeinzellen unterschieden. Die hinteren Siebbeinzellen drainieren in den oberen Nasengang, die vorderen und mittleren in den mittleren Nasengang.

Die Kenntnis der **anatomischen Beziehungen** zu benachbarten Strukturen ist bei den Siebbeinzellen, die bei Entzündungen und somit auch bei Operationen fast immer betroffen sind, von besonderer Bedeutung.

- Nach lateral trennen das Tränenbein (Os lacrimale) und die dünne Lamina orbitalis (Lamina papyracea) des Siebbeins das System von der **Orbita;**
- Nach kranial grenzen die Zellen unmittelbar an die **Rhinobasis** (Frontobasis);
- Nach dorsal bestehen enge Nachbarschaftsbeziehungen zum N. opticus und zur A. carotis interna. **Anatomische Varianten** sind häufig; die A. carotis interna oder der N. opticus können durch die hinteren Siebbeinzellen verlaufen!.

Die Siebbeinzellen sind als einzige Nasennebenhöhlen **schon bei der Geburt ausgebildet** – und können erkranken. Ihre Entwicklung ist zwischen dem 12. und 14. Lebensjahr abgeschlossen.

> **Merke!**
> Der **ostiomeatale Komplex** entsteht aufgrund der engen funktionellen und pathophysiologischen Beziehung zwischen den Ostien von Kieferhöhle, Stirnhöhle und vorderen Siebbeinzellen im mittleren Nasengang (→ Abb. 2.6). Diese Region ist für die Entstehung einer Sinusitis von entscheidender Bedeutung.

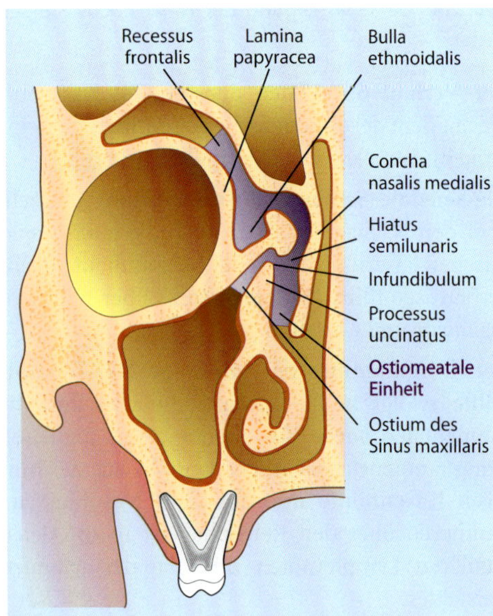

Abb. 2.6: Ostiomeatale Einheit (violett). Aktiver Sekrettransport in den Nasennebenhöhlen und in Richtung der Nasenhaupthöhle.

Keilbeinhöhle (Sinus sphenoidalis)

Die Keilbeinhöhle liegt im Os sphenoidale direkt vor dem Clivus in enger Nachbarschaft zu N. opticus und Chiasma opticum, Sinus cavernosus, A. carotis interna sowie Sella turcica mit Hypophyse (→ Abb. 2.7; transnasale Hypophysenoperation).

Verlaufsvarianten der A. carotis interna und des N. opticus durch die Keilbeinhöhle kommen vor.

Die Keilbeinhöhle entwickelt sich ab dem 6. Lebensjahr.

Die Drainage erfolgt in den Recessus sphenoethmoidalis hinter der oberen Nasenmuschel.

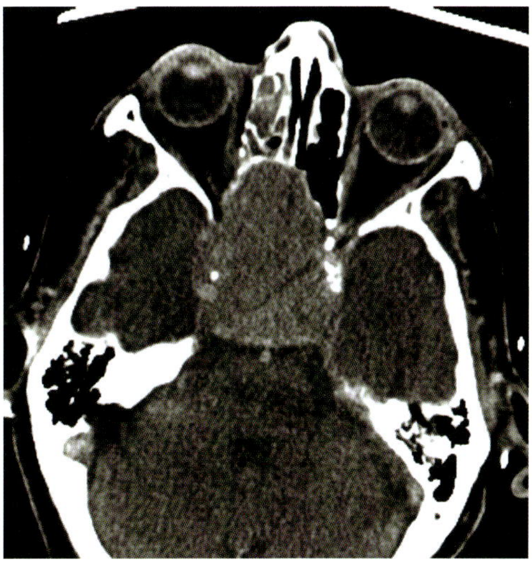

Abb. 2.7: Hypophysenadenom mit Infiltration der Keilbeinhöhle (CT).

2.2. Physiologie, Funktion

Das Wissen um die physiologischen Funktionen der Nase: Atmung, Reinigung der Atemluft-Abwehr, Riechen und Lautbildung sind Voraussetzung für das Verständnis der Pathophysiologie.

2.2.1. Nasenatmung

Die Nasenatmung ist die normale „**physiologische“ Atmung**. 80 % der Luft passieren den unteren Nasengang. Größe und Form der **unteren Nasenmuscheln** haben wesentlichen Einfluss auf die Weite und Strömungswiderstand (Hagen-Poiseuill`sches Gesetz). Bei 80 % der Menschen besteht ein vegetativ gesteuerter **nasaler Zyklus** (Nervensystem) durch das alternierende An- und Abschwellen der Muscheln; weitere Einflüsse gehen von der Körperlage (Hydrostase) und körperlicher Aktivität aus.

Die Strömung ist bis zur Nasenklappe laminar, dahinter **turbulent**: Durch den so verlängerten Kontakt mit der Schleimhaut wird die Atemluft **angewärmt, angefeuchtet und gereinigt**. Die Atemluft ist nach der Nasenpassage zu 95 % mit Wasserdampf gesättigt und hat nahezu Körpertemperatur – fast unabhängig von den Außenbedingungen. Bedeutsam für die Reinigung der Atemluft von Partikeln, Staub und Bakterien sind die Vibrissen im Nasenvorhof und das respiratorische Epithel (mukoziliarer Transport).

Nur ein kleiner Anteil der Atemluft gelangt zur Riechschleimhaut (Regio olfactoria → **Histologie**).

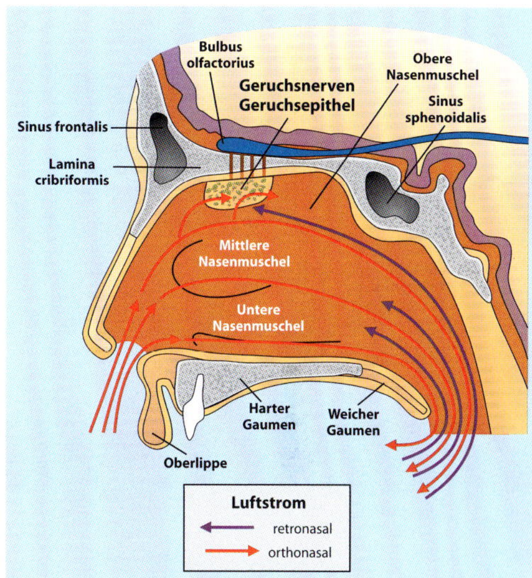

Abb. 2.8: Atemfluss der Nase.

2.2.2. Riechen

Die **Riechzellen** der Riechschleimhaut sind olfaktorische Rezeptorneurone oder auch bipolare Ganglienzellen, d.h. **primäre Sinneszellen**. In der Riechschleimhaut sind die **olfaktorischen Rezeptorneurone (ORN)** von Basal- und Stützzellen umgeben. Bevor die Duftstoffe zu einer Erregung der olfaktorischen Rezeptoren führen, die sich auf den dendritischen Fortsätzen der ORN befinden, müssen die Duftstoffmoleküle durch den auf der Schleimhaut liegenden Schleim diffundieren. Die dort gelösten Proteine fungieren wahrscheinlich als Transportproteine für lipophile Düfte.

Im menschlichen Genom sind etwa 1.000 **olfaktorische Rezeptoren** codiert, nur ca. 380 sind funktional. Jedes Gen kodiert für nur einen Rezeptortyp. Ein Duftstoff kann mit seinen verschiedenen Molekülanteilen an verschiedenen Rezeptoren binden, andererseits können verschiedene Duftstoffe denselben Rezeptor aktivieren.

Die Riechrezeptoren befinden sich auf den olfaktorischen Rezeptorneuronen und sind primäre Sinneszellen. Durch die Aktivierung des Rezeptors entsteht ein elektrisches Signal. Über ein spezifisches olfaktorisches G-Protein wird der olfaktorische Kationenkanal geöffnet und das ab Überschreiten einer Schwelle entstandene Aktionspotential weitergeleitet. Die Physiologie der zerebralen Verarbeitung von Dufteindrücken ist noch nicht geklärt.

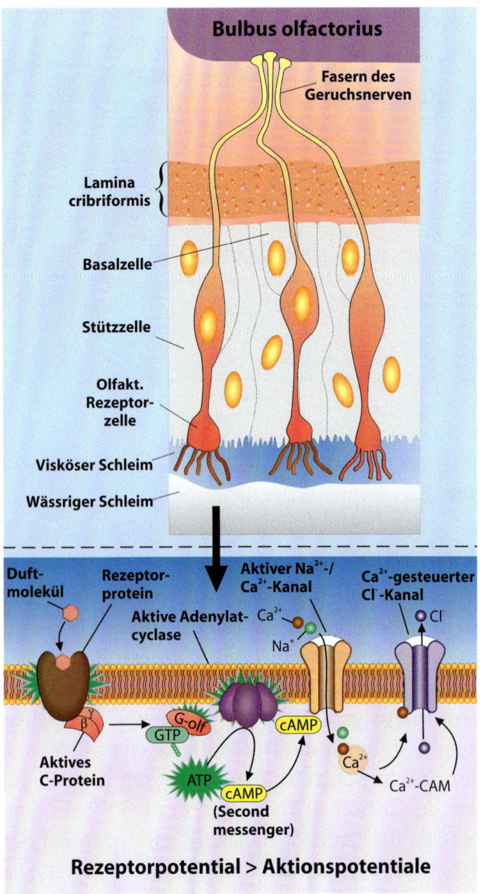

Abb. 2.9: Physiologie des Riechens..

Die Axone der ORN projizieren Fasern, **Filia olfactoria,** durch die **Lamina cribrosa** des Os ethmoidale. Die Fasern vereinigen sich zum **Nervus olfactorius**, der im **Bulbus olfactorius** endet. Im Bulbus olfactorius werden Riecheindrücke verstärkt bzw. gehemmt (Lateralhemmung).

Alle **Fasern** hinter dem Bulbus führen zu sekundären olfaktorischen Strukturen. In ihrer Gesamtheit werden sie als **olfaktorischer Cortex** bezeichnet, der vor allem aus dem **orbitofrontalen Cortex** besteht, zu dem aber auch Ncl. olfactorius anterior, Piriformer Cortex, die Kerngebiete dorsal der Substantia perforata anterior und der Entorhinale Cortex gehören. Die Beteiligung des **limbischen Systems von Hypocampus und Amygdala** erklärt den emotionalen Charakter von Düften bei der Verarbeitung von Duftinformationen. Die kortikale Repräsentation in diesem entwicklungsgeschichtlich alten Hirnbereich ist mit sprachfernen, eng mit Emotionen verknüpften Eindrücken verbunden. Deshalb sind Langzeiterinnerungen oft mit Gerüchen verbunden.

Der Mensch nimmt ca. **30.000 Geruchsstoffe** wahr; das „Durchschnittsindividuum" kann davon nur einen Bruchteil unterscheiden, wobei die Erkennungsschwelle wesentlich höher als die Wahrnehmungsschwelle liegt.

Der Effekt der Adaptation und Habituation ist beim Riechsinn besonders ausgeprägt.

Bei der **Adaptation** werden ORN über eine längere Zeit mit einem Duftstoff exponiert, so dass die Reizantwort nachlässt.

Die **Habituation** stellt einen komplexen zentralen Lernvorgang dar, der den Organismus vor andauernden unwichtigen Signalen der Umgebung bewahrt (z.B. kortikale Gewöhnungsprozesse).

2.2.3. Reflex- und Immunorgan

Die Reizung der Nasenschleimhaut löst verschiedene Reflexe wie **Husten** und **Niesen** aus.

Eine Vielzahl von Antigenen und Allergenen gelangen mit der Atemluft in die Nase. Die Nase ist durch seinen primären Kontakt ein wichtiges **immunologisches Schutzorgan.** Die funktionell wirksame Struktur wird durch den Mukoziliarapparat gebildet. Hier finden spezifische und unspezifische Reaktionen im respiratorischen Epithel (Sekretfilm) und im Gefäßbindegewebe (Lamina propria) statt.

Unspezifische Abwehr:

- Mukoziliarer Apparat (physikalisch wirksam);
- Adhäsionsmoleküle der Schleimhaut bei viralen Infekten:
  - Unspezifische bakterizide und zytoprotektive Substanzen (z.B. Lysozym, Interferon);
  - Zelluläre Abwehr vor allem durch Monozyten, neutrophile und eosinophile Granulozyten, Mastzellen und Makrophagen;
  - Endothelzellen der Gefäße.

Spezifische Abwehr:

- **Humoral** – vor allem durch sezernierte Antikörper der Klasse IgA, aber auch IgG, IgM und IgD;
- **Zellulär** – durch aktivierte T-Lymphozyten und Zellen des retikuloendothelialen Systems.

2.2.4. Sprache

Nasallaute (m, n und ng): die Nasenhaupthöhlen und der Nasen-Rachen-Raum sind Resonanzkörper, es entsteht eine gewollte Nasalität.

Mundlaute: Durch Hochklappen des Weichgaumensegels wird der Nasenraum vom Rachenraum abgeschlossen.

Merke!
Unter **Rhinophonie** versteht man Störungen des Stimmklanges durch eine zu geringe **(Rhinophonia clausa/geschlossenes Näseln)** oder übermäßige **(Rhinophonia aperta/offenes Näseln)** Nutzung des Nasenrachenraums (→ Kap. 7.3.6.).

2.3. Leitsymptome

Die rhinologische Anamnese sollte die nachfolgend behandelten Leitsymptome fokussieren, die für weitergehende diagnostische Schritte richtungweisende Informationen liefern.

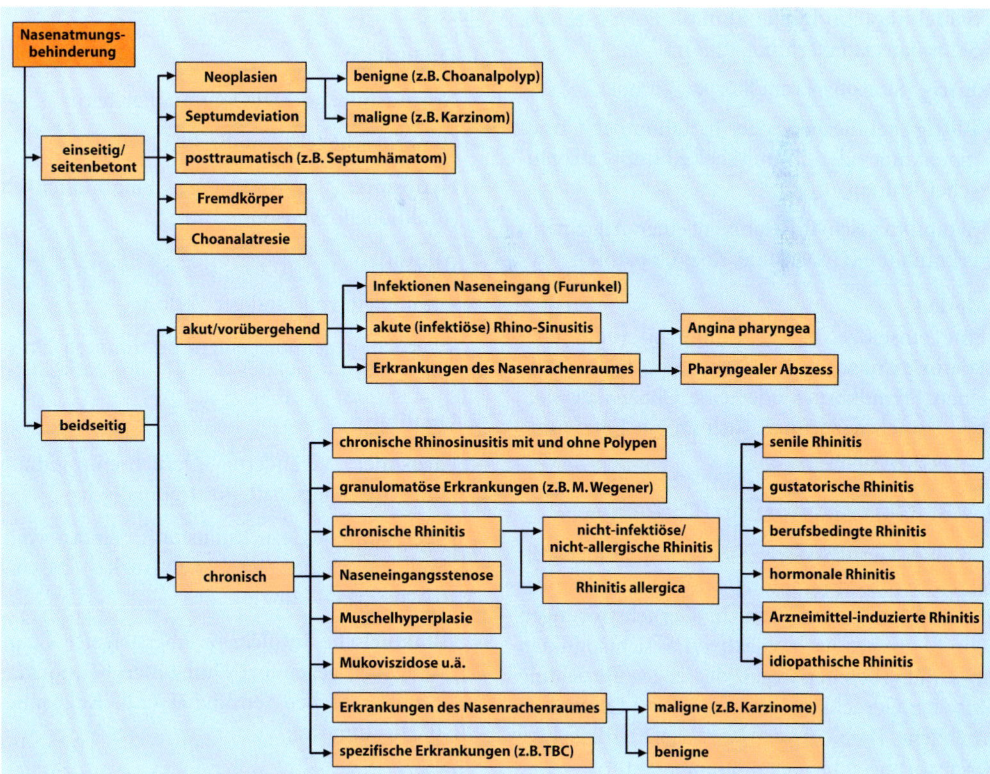

Abb. 2.10: Flussdiagramm Nasenatmung.

2.3.1. Behinderung der Nasenatmung

Wichtige Aspekte für eine Behinderung der Atmung sind:

- **Einseitige Behinderung** (Septumdeviation, Fremdkörper, Tumor, Z.n. Trauma);
- **Beidseitige** Behinderung (Rhinitis, Sinusitis, Polypen etc.);
- **Vorübergehende, perenniale, saisonale** oder **chronische** Ausprägung;
- **Trockenheitsgefühl** mit Borkenbildung.

2.3.2. Rhinorrhö

Die Nasensekretion kann **dauernd** (chronisch, perennial) oder nur **vorübergehend** bestehen: jahreszeitlich-saisonal, situationsabhängig, bei Exposition gegenüber Allergenen oder aus nicht offensichtlicher Ursache (idiopathisch).

Die Sekretion ist:

- **Wässrig** (akute, allergische, vasomotorische Rhinitis, Liquor nach Schädelfraktur);
- **Schleimig** (chronische Rhinitis, Polyposis nasi, Schwangerschaftsrhinopathie);
- **Eitrig** (Sinusitis, Fremdkörper, Tumor);
- **Blutig** (bei mechanischer Irritation nach Trauma, akuter oder chronischer Rhinitis, atrophischer Rhinopathie);
- Symptomatisch im Rahmen einer Allgemeinerkrankung (Hypertonie, Koagulopathie).

> **Merke!**
> Eine einseitige, eitrige Rhinorrhö (oder ein **Foetor ex naso)** ist bei Kindern verdächtig auf einen Fremdkörper oder eine Choanalatresie, bei Erwachsenen muss auch an ein Karzinom gedacht werden!

2.3.3. Geruchsstörung (Dysosmie)

Von einer Geruchsstörung sind etwa 5 % der Allgemeinbevölkerung und 20 % der über 50-Jährigen betroffen. Der Versuch, Geruchsstörungen beim Menschen nach objektiven Gesichtspunkten zu ordnen, bereitet wegen der engen Beziehung zwischen Geruchsempfindungen und Emotionen erhebliche Probleme (→ Kap. 2.2.2.). Einseitige Riechstörungen bleiben oft unbemerkt.

Hauptursache sind sinunasale Erkrankungen (→ Kap. 2.5.6. + 2.5.7.). Seltene Differenzialdiagnosen sind Tumore, internistische Erkrankungen (Diabetes mellitus, Leberzirrhose, Niereninsuffizienz, Hypothyreose, perniziöse Anämie) und neurologische-psychiatrische Erkrankungen (M. Parkinson, M. Alzheimer, MS, alkoholische Enzephalopathie, Schizophrenie, Depression).

Zumeist erfolgt eine Einteilung der Dysosmien nach der **Schadenstopik:**

- Respiratorisch;
- Epithelial;
- Nerval/zentral.

SARS-CoV-2: Die Infektion kann zu einer Hyp- und (häufiger) Anosmie führen. Diese Ursache war während der Pandemie bei einigen Virusvarianten bei einer plötzlich neu auftretenden Riechstörung und gleichzeitig freier Nasenatmung sehr wahrscheinlich! Riechstörungen können anderen Erkrankungssymptomen vorangehen und sind daher epidemiologisch relevant.

Die Einteilung der Riechstörungen erfolgt nach der

1. Quantität:

- **Normosmie:** normale Empfindlichkeit;
- **Hyperosmie:** Überempfindlichkeit;
- **Hyposmie:** verminderte Empfindlichkeit (funktionelle Anosmie);
- **Anosmie:**
  - Komplett: vollständiger Verlust;
  - Partiell: gegenüber einem bestimmten Duftstoff.

2. Qualität:

- **Parosmie:** veränderte Geruchsempfindung (z.B. Schwangerschaft, posttraumatisch);
- **Pseudosmie** (Geruchsillusion): fantasievolle Umdeutung eines Geruchseindruckes (psychiatrische Erkrankung);
- **Olfaktorische Intoleranz:** übersteigerte Empfindlichkeit gegenüber Duftstoffen bei normaler olfaktorischer Sensitivität (z.B. Kakosmie; z.B. Hirntumore);
- **Phantosmie:** Geruchsempfindung ohne objektives Vorhandensein von Gerüchen **(Geruchshalluzination);**

- **Agnosmie:** wahrgenommene Gerüche werden bei erhaltener Wahrnehmung nicht erkannt (z.B. bei M. Alzheimer).

Im Rahmen der **konservativ-medikamentösen Therapie** spielen lokale Corticoide sowie systemisch Applikationen die größte Rolle.

Chirurgisch: Verbesserung der Ventilation der Riechspalte (z.B. Siebbeinoperation).

Anosmien nach frontobasalen Frakturen, viralen oder toxischen Schädigungen sind meist nicht therapierbar.

Ob sich COVID-19-bedingte Riechstörungen regelhaft vollständig zurückbilden, kann derzeit nicht abschließend beurteilt werden. Bei länger als 3-4 Wochen anhaltenden Störungen sollte eine neurologische und HNO-ärztliche Vorstellung mit weiterer Diagnostik erfolgen.

2.3.4. Schmerz

Primär **rhinogene Schmerzen** sind vor allem **Gesichtskopfschmerzen**, die bei starker Behinderung der Nasenatmung und mangelnder Belüftung der Nasennebenhöhlen entstehen. Typisch für **sinusitische Kopfschmerzen** ist eine Schmerzverstärkung beim Bücken, Schmerz bei Druck auf die Nervenaustrittspunkte der N.-trigeminus-Äste und über den Nasennebenhöhlen (→ Kap. 2.4.1.).

Differentialdiagnostisch sollten **Kopfschmerzen** anderer Ursachen berücksichtigt werden, wie z.B.:

- Migräne;
- Spannungskopfschmerz;
- Clusterkopfschmerz;
- Posttraumatischer Kopfschmerz;
- Zentrale Erkrankungen (intrakranielle Ischämie und Blutung, Arteriitis, Hirnvenenthrombose, Infektion, Neoplasma);
- Chronische Medikamenteneinnahme, z.B. Analgetikaabusus;
- Begleitkopfschmerz bei extrakraniellen Entzündungen.

2.4. Untersuchungsmethoden

2.4.1. Inspektion, Palpation

Beurteilt werden **angeborene, traumatische oder infektiöse Veränderungen**:

- **Äußere Nasenform** (Schief-, Höcker-, Sattelnase), Frakturen mit Impressionen oder Dislokationen;
- Fehlstellungen der **Columella** (z.B. Subluxatio; → Abb. 2.19);
- **Hautveränderungen** und subkutane Schwellungen (entzündlich-ödematös, Tumore, posttraumatisch);
- Weiche **Nasenflügel** werden bei der Inspiration angesaugt (Kollaps).

Druckschmerzhaftigkeit über den Austrittspunkten des ersten und zweiten Trigeminusastes kann auf Erkrankungen der Nasennebenhöhlen hinweisen.

Eine **Druckempfindlichkeit der Schädeloberfläche** weist auf pathologische Veränderungen der Nasennebenhöhlen hin:

- Kieferhöhle → Wangenbereich und faziale Kieferhöhlenwand;
- Siebbeinzellen → mediale Augenwinkel;
- Stirnhöhle → mittlere Stirnpartie;
- Keilbeinhöhle → Hinterhaupt.

Prüfungen nach **Mittelgesichtstrauma** betreffen:

- Frakturzeichen der Nase (Mobilität, Krepitation, Hämatom);
- Palpation von Jochbein und Orbitarand (Stufenbildung);
- Mundöffnungs-, Okklusionsstörungen;
- Doppelbilder, Visuseinschränkungen;
- Sensibilitätsstörungen im Ausbreitungsgebiet des I. und II. Trigeminusastes.

2.4.2. Klinische Untersuchung

Orientierende Untersuchung der Luftdurchgängigkeit durch Beurteilung der behauchten Fläche eines vorgehaltenen Spiegels. Prüfung mit dem **Politzer-Ballon**, ggf. **Sondierung** mit einer weichen Sonde oder mit einem flexiblen Endoskop (Choanalatresie, → Kap. 2.5.1.).

Anteriore Rhinoskopie

- Mit einem **Nasenspekulum** und Stirnreflektor oder Stirnlicht (→ Abb. 2.11);
- Untersucht werden der mittlere und untere Nasengang (oberer Nasengang meist nicht einsehbar);

- Beurteilung von Durchgängigkeit, Schleimhautbeschaffenheit (Gefäße, Neubildungen), Sekret (v.a. im mittleren Nasengang);
- Ggf. Untersuchung vor und nach abschwellenden Maßnahmen.

> **Merke!**
> Das Nasenspekulum wird geschlossen ohne Berührung des Septums eingeführt, in der Nase geöffnet und geöffnet wieder entfernt (Vermeidung von Vibrissenabrissen!).

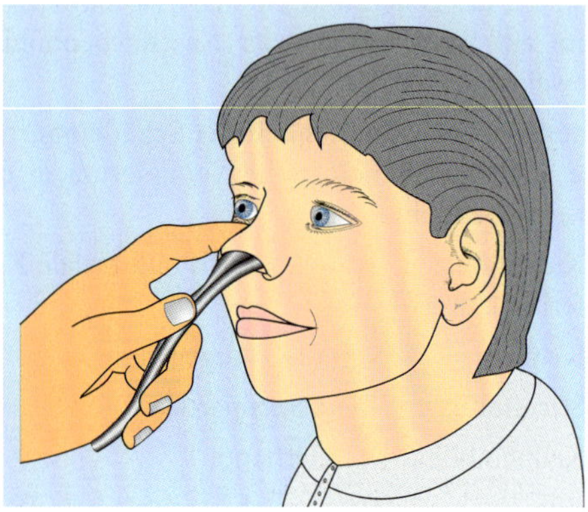

Abb. 2.11: Anteriore Rhinoskopie (mit dem Nasenspekulum).

Endoskopie

- Mit einem flexiblen oder starren Endoskop (0°-, 30°- und 70°-Winkeloptik);
- Vor allem Beurteilung des mittleren Nasengangs (Weite, Sekret, Polypen) zur klinischen Untersuchung der **Nasennebenhöhlen;**
- Die Endoskopie von Kieferhöhle und Stirnhöhle (Beck-Bohrung) **nach einer Punktion** spielen heute kaum noch eine Rolle. Das gleiche gilt für therapeutische Spülungen.

Posteriore Rhinoskopie

- Die Untersuchung erfolgt mit dem **gewinkelten Spiegel** oder mit einer **70/90°-Optik** durch den Mund (→ Abb. 2.12), alternativ mit einer **flexiblen Optik** pernasal (evtl. Schleimhautanästhesie);
- Beurteilt werden die Choanen, die Muschelenden, Raumforderungen des Epipharynx (z.B. Adenoide) und die Tubenostien (Rosenmüller-Gruben);
- Vor allem bei Kindern ist eine sichere Beurteilung des Epipharynx nur in Narkose möglich. Die Verbesserung der Übersicht kann durch das Hochziehen des Gaumensegels mit einem durch die Nase eingeführten weichen Gummischlauch erreicht werden **(Velotraktion).**

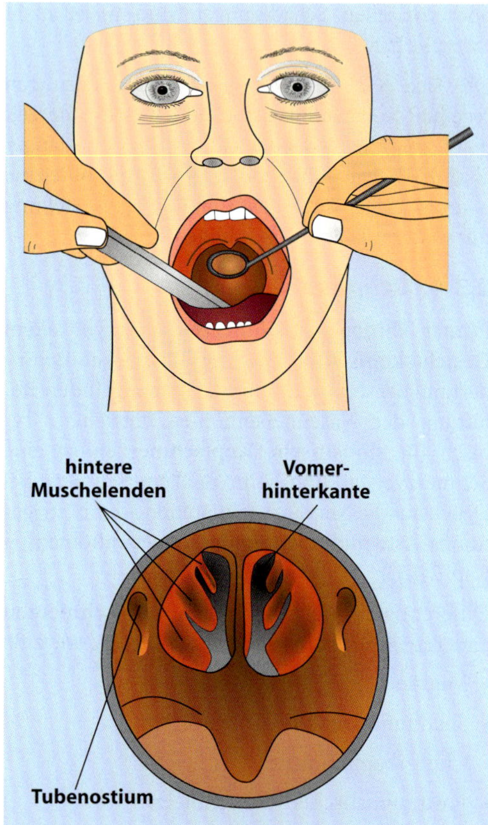

Abb. 2.12: Posteriore Rhinoskopie mit dem abgewinkelten Spiegel oder der starren Optik (70° bzw. 90°).

2.4.3. Rhinomanometrie

Die **Rhinomanometrie** hat eine Bedeutung für die Indikationsstellung zur Nasenoperation. Die Untersuchung stellt einen Versuch dar, eine Nasenatmungsbehinderung zu objektivieren – die Untersuchungsergebnisse sollten aber keinesfalls ohne den Blick auf die Beschwerdesymptomatik des Patienten und klinische Befunde interpretiert werden.

Von prognostischer Bedeutung vor Operationen an den Nasenmuscheln ist die **Messung** der Luftdurchgängigkeit **vor und nach medikamentöser Abschwellung** (Nasenspray).

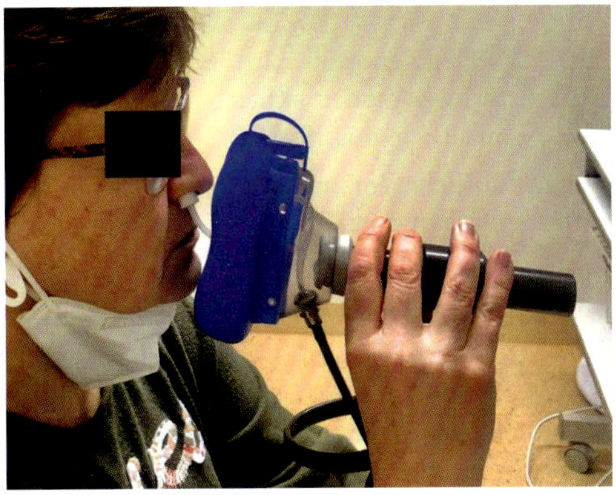

a

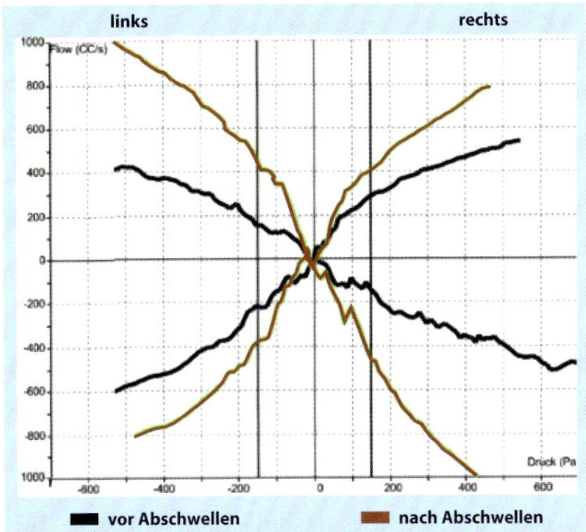

b

Abb. 2.13a+b: Rhinomanometrie. **a:** Messung mit Atemmaske. **b:** Graphische Darstellung des Atemflusses vor und nach Abschwellen der Nase. Der Atemflow pro Zeit (cm^3/s) beim Ein- und Ausatmen wird aus der Druckdifferenz zwischen Naseneingang und Choane (Pa) und dem Atemvolumenstrom (cm^3/s) ermittelt. So kann der Atemwegswiderstand berechnet, graphisch aufgezeichnet und mit Normwerten bei 150 Pa verglichen werden.

Die **akustische Rhinometrie** dient der Untersuchung endonasaler Querschnitte. Es wird die Ausbreitung eines akustischen Signals in der Nasenhöhle und dessen Reflexion ermittelt. In der Praxis hat die Methode keine Bedeutung.

2.4.4. Olfaktometrie (Riechprüfung) und Einteilung der Riechstörungen

Die Olfaktometrie spielt für die Diagnostik von Erkrankungen der Nase/Nasennebenhöhlen, einigen internistischen und neurologischen Erkrankungen eine Rolle. Es werden subjektive und objektive Verfahren eingesetzt. Die Prüfung erfolgt getrennt für beide Nasenlöcher.

Die Kopplung des Riechsinns mit der Trigeminusreizung und dem Geschmackssinn (→ Kap. 3.2.3.) ist beim Riechtest zu beachten.

Die Bestimmung der Trigeminusreizschwelle dient der **Simulationsprobe** bei gutachterlichen Fragestellungen.

Merke!
Aus medikolegalen Gründen ist eine Riechprüfung vor jeder Nasen- sowie Nebenhöhlenoperation wegen der möglichen iatrogenen Läsion des Riechepithels oder der Rhinobasis wichtig!

Subjektive Riechprüfung

Die Bewertung des Riechvermögens korreliert nur gering mit der tatsächlichen Riechfunktion. Als psychophysische Methode der Messung der Riechfunktion werden Deutschland vor allem **Sniffin' Sticks (Riechstifte)** eingesetzt, die chemisch reine Duftstoffe enthalten. Getestet werden:

- Reine **Olfaktoriusreizstoffe**, z.B. Vanille, Lavendel, Zimt, Pfefferminzöl (meist 2-16 Duftstoffe);
- **Trigeminusreizstoffe**, z.B. Essigsäure und Ammoniak;
- Geruchsstoffe mit **Geschmacksreizung** zur Prüfung des gustatorischen Riechens, z.B. Chloroform, Pyridin.

Der Riechtest besteht aus zwei Stufen:

1. Screening-Identifikationstest zur orientierenden Quantifizierung der Geruchsstörung mit 12 bzw. 16 Stiften mit verschiedenen Geruchsstoffen im Multiple-Choice-Verfahren. Vorteilhaft ist die Praktikabilität, nachteilig die fehlende Differenzierbarkeit.

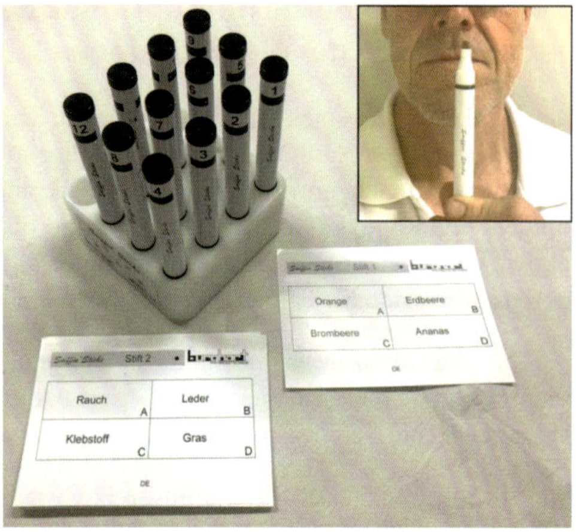

Abb. 2.14: Subjektiver Riechtest mit Sniffin' Sticks (Screening-Identifikationstest).

2. Schwellenbestimmungs-, Diskriminations- und Identifikationstest unter Verwendung von 16 Sniffin' Sticks:

- Schwellenbestimmung: Testung mit 16 Stifte-Triplets mit n-Butanol. In jedem Triplet befinden sich zwei geruchlose Stifte und einer mit n-Butanol in verschiedenen Konzentrationen;
- Diskrimination: Anbieten von 16 Stifte-Triplets mit überschwelligen Düften, wobei zwei gleich und einer unterschiedlich riecht;
- Identifikation: Testung von 16 Gerüchen. Patient soll von einer Liste den zutreffenden Begriff auswählen.

> **Merke!**
> Die subjektive Olfaktometrie setzt die aktive Kooperation des Patienten voraus. Das Testergebnis ist von der Motivation, aber auch von kognitiven und sprachlichen Fähigkeiten beeinflusst.

Das **gustatorische Riechen** wird durch Aufbringen alkoholischer Aromaessenzen auf die Zunge geprüft, die einen kombiniert gustatorisch-olfaktorischen Eindruck auslösen.

Objektive Riechprüfung

Die Messung registriert **olfaktorisch evozierte Potentiale** durch die Ableitung vom Kortex und erfolgt ähnlich der Hirnstammaudiometrie.

- Chemische Reize werden in den mittleren Nasengang appliziert;
- Die Methode ist reproduzierbar und hat gutachterliche Relevanz;
- Die Methode wird nur in einigen Zentren durchgeführt.

2.4.5. Allergietest

Eine Allergiediagnostik wird zur Klärung der Genese rezidivierender akuter und chronischer Rhino-Sinusitiden durchgeführt.

Die ausführliche Anamnese wird durch **Patientenfragenbögen** unterstützt.

> **Merke!**
> Im Rahmen eines Allergietests kann sowohl eine lokale als auch eine systemische allergische Reaktion hervorgerufen werden. Dies gilt vor allem für die intranasale Testung und die Testung von Tiergiften. Deshalb muss sichergestellt sein, dass am Untersuchungsort eine **Schocksituation** beherrscht werden kann!

IgE-Bestimmung

Bei **allergischen Erkrankungen vom Soforttyp** wie der allergischen Rhinitis werden über IgE-markierte Mastzellen Botenstoffe freigesetzt. Die Bestimmung des **Gesamt-IgE** im Serum erfolgt im Vergleich zu altersabhängigen Normwerten.

Bei der monovalenten Rhinitis allergica (ein Allergen) liegt das Gesamt-IgE im Gegensatz zur multivalenten Allergie zu 85 % im Normbereich. Eine IgE-Vermehrung bei bestimmten Dermatosen und parasitären oder malignen Erkrankungen muss beachtet werden.

Aussagekräftiger ist das **allergenspefische IgE**, das beim **RAST** (Radio-Allergo-Sorbent-Test) bestimmt und sogenannten RAST-Klassen 0-4 zugeordnet wird. Der Test ist sensitiv, das Ergebnis muss allerdings mit der Klinik (Anamnese, Provokationstest) korrelieren. Bei der praktischen Durchführung werden zunächst als Siebtest spezifische IgE-Antikörper gruppenweise im Serum nachgewiesen (saisonale, perinneale oder Nahrungsmittelallergene). Bei einem positiven Befund werden die einzelnen spezifischen IgE-Allergene aufgeschlüsselt.

Prick-Test

Allergenhaltige Testsubstanzen werden in standardisierten Lösungen auf die **Haut**, die mit einer Lanzette geritzt wird, aufgebracht und die Hautreaktion mit der Reaktion auf Histamin als Positivkontrolle verglichen. Testsubstanzen sind zunächst **Mischpräparate** wie Baumpollen, Gräserpollen oder Hausstaubmilben, die besonders häufig bei der allergischen Rhinitis nachweisbar sind. In einer zweiten Testung kann **weiter differenziert** werden.

Die Hautreaktion wird nach 20 min abgelesen, zur Beurteilung wird der Durchmesser der Hautquaddel herangezogen:

- < 3 mm = (+);
- < 4 mm = +;
- < 5 mm = ++;
- < 6 mm = +++;
- ≥ 6 mm = ++++:

Nach 4-8 h folgt häufig eine Spätphasenreaktion, bei der es zu schmerzhaften Verdickungen der Haut kommt.

> **Merke!**
> Der positive Prick-Test beweist die Sensibilisierung der Testperson gegenüber der getesteten Substanz, nicht jedoch eine allergische Rhinitis! Diese kann nur durch eine Provokation nachgewiesen werden.

Intranasale Provokation

Die intranasale Testung durch Aufbringen der Testsubstanz auf die untere Nasenmuschel hat die **höchste diagnostische Wertigkeit** für die Diagnose einer allergischen Rhinitis. Indikation besteht bei ungenügender Übereinstimmung zwischen Anamnese und Haut- und Labortest.

Die Schleimhautreaktion ist durch eine **Veränderung der Nasenluftpassage** (Rhinomanometrie) nachweisbar.

2.4.6. Bildgebende Verfahren

Sonographie, Konventionelle Röntgendiagnostik

Ultraschalluntersuchungen und konventionelle Röntgenaufnahmen (z.B. occipitomentale Aufnahme) haben eine im Vergleich zu radiologischen Schnittbildverfahren (CT, MRT und DVT) sehr eingeschränkte Aussagekraft und spielen in der klinischen Routine nahezu keine Rolle mehr.

> **Merke!**
> Bei der Diagnostik der akuten Rhinosinusitis sollten routinemäßig keine bildgebenden Verfahren eingesetzt werden. Im symptomfreien Intervall der rezidivierenden akuten Rhinosinusitis bzw. der chronischen Rhinosinusitis kann eine CT oder DVT (Digitale Volumentomographie) durchgeführt werden (z.B. OP-Planung).

CT und DVT

Das beste und wichtigste Verfahrenzur Untersuchung der Nasennebenhöhlen ist die hochauflösende Computertomographie (CT) (→ Abb. 2.15 sowie diverse Abbildungen in Kap. 2.5.). Merkmale/Vorteile sind:

- Insbesondere zur OP-Planung können Schnittbilder in allen drei Ebenen (axial, coronar, sagittal) aus einem einzigen Datensatz berechnet werden;
- Die wichtige Knochen-Schleimhaut-Beziehung und die Darstellung der anatomischen Beziehung zwischen Nebenhöhlen, A. carotis, N. opticus und Rhinobasis sind gut darstellbar;
- Bei Artefakten (z.B. durch zahnärztliches Material) sind sekundäre Rekonstruktionen möglich;
- Bei einer Untersuchung (10 cm Länge) in low-dose-Technik liegt die effektive Dosisbelastung des Patienten zwischen 0,03 und 0,15 mSv.

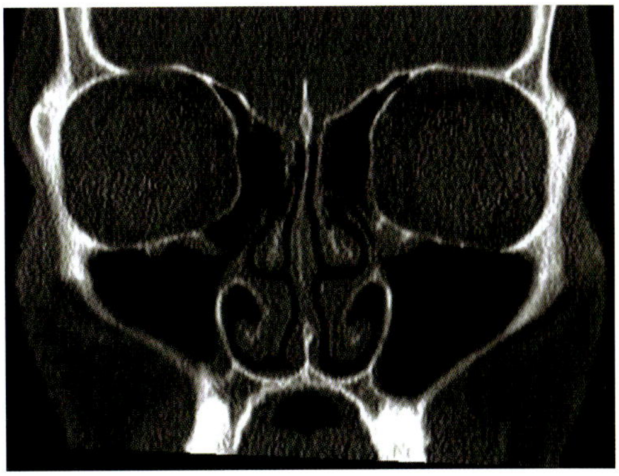

Abb. 2.15: CT der Nasennebenhöhlen.

Die **digitale Volumentomographie** (DVT) wird zur Diagnostik der Rhinosinusitis zunehmend eingesetzt. Räumliche Auflösung und Strahlenexposition sind im Hochkontrastbereich (Knochendarstellung) mit dem CT vergleichbar. Wichtigste Nachteile der DVT sind die unzureichende Weichteilauflösung und lange Aufnahmedauer (Bewegungsartefakte).

Die Untersuchungsqualität von CT und DVT sollten heute den Maßgaben von **computergestützten Navigationssystemen** entsprechen.

> **Merke!**
> Vor jeder Operation der Nasennebenhöhlen ist ein CT, heute auch aus medikolegalen Gründen, erforderlich.

MRT

Die Magnetresonanztomographie (MRT) ist derzeit aufgrund der schlechteren Darstellung der knöchernen Strukturen für die Planung chirurgischer Maßnahmen nicht die Methode der 1. Wahl in der Primärdiagnostik der Rhinosinusitis.

Die MRT wird **bei intrakraniellen Komplikationen** oder **Weichteilinfiltration** von Tumoren (Orbita, Rhinobasis) indiziert (→ Kap. 2.5.8.). Bei Patienten mit erhöhter Strahlensensibilität (z.B. Kinder) kann die MRT als Ausschlussdiagnostik angewendet werden.

2.5. Klinik

2.5.1. Fehlbildungen

Als klinisch wichtigste Fehlbildung sollte die Choanalatresie in differentialdiagnostische Überlegungen einbezogen werden. Darüber hinaus findet man insgesamt selten kongenitale Verschlussstörungen der vorderen Schädelbasis (wie Nasenfisteln, Dermoide oder Meningoenzephalozelen), auf die hier aufgrund der Wichtung und Kürze nicht eingegangen werden kann.

Lippen-Kiefer-Gaumen-Spalte → Kap. 3.5.1.

Choanalatresie

Pathogenese

Meist knöcherner (90 %), selten membranöser Verschluss der Choanen durch die Persistenz embryonaler Membranen oder durch proliferierende epitheliale Zellen in der hinteren Nasenregion. Der Befund kann einseitig (80 %) oder beidseitig ausgeprägt sein. Die Inzidenz liegt bei 1:5.000-10.000.

Klinik

Eine **doppelseitige Atresie** ist lebensbedrohlich, da das Neugeborene auch während des Trinkens durch die Nase atmet. Bei der ersten Nahrungsaufnahme kommt es zur Aspiration, Dyspnoe und Zyanose. Wenn das Kind schreit, bildet sich die Zyanose zurück. Die Nasenatmung fehlt.

Eine **einseitige Atresie** wird häufig erst nach Jahren diagnostiziert; klinisch besteht eine einseitige hartnäckige Rhinitis oder Sinusitis.

Diagnostik

Sondierung der Nase mit einem dünnen Absaugkatheter oder Prüfung der Luftdurchgängigkeit mit dem Politzer-Ballon. Die Untersuchung erfolgt obligatorisch bereits im Kreißsaal.

Zur Befundsicherung Endoskopie, Röntgen seitlich mit Kontrastmittel und axiales CT.

Therapie

Bei einer **doppelseitigen Atresie** besteht unmittelbarer Handlungsbedarf! Im Vordergrund steht die Sicherung der Atmung durch Guedel-Tubus oder Intubation. Sondenernährung. Eine Operation erfolgt möglichst erst im Alter von einigen Wochen: Resektion der Atresieplatte und Einsetzen eines Obturators über Wochen. Zunächst einseitige Operation, später definitive Resektion.

Bei **einseitiger Atresie** Operation meist erst im Jugend- oder Erwachsenenalter.

> **Merke!**
> Die doppelseitige Choanalatresie bei einem Neugeborenen führt zu einer Aspiration bei der ersten Nahrungsaufnahme und ist eine akut lebensbedrohliche Situation.

2.5.2. Formveränderungen der äußeren Nase

Das äußere Erscheinungsbild des Gesichts wird durch die anatomischen Merkmale der äußeren Nase in entscheidender Weise geprägt. Beurteilt wird die Form der Nase nach anatomisch-ästhetischen Normvorstellungen, ethnischen Gesichtspunkten und der Harmonie des Gesichts insgesamt. Für die Bewertung des Patienten selbst sind nicht zuletzt Vorbilder von Bedeutung. Der Wunsch, das eigene Äußere durch plastisch-ästhetisch chirurgische Eingriffe zu verändern, ist weit verbreitet – plastische Nasenoperationen gehören zu den am häufigsten durchgeführten Eingriffen.

Pathogenese/Klinik

Für die Beurteilung der Nase ist letztendlich der harmonische Gesamteindruck des Gesichtes entscheidend (Größenverhältnisse, Symmetrie).

Unterschieden werden **Höcker-, Sattel-, Schief-, Breit- und Langnase;** wichtig für das Erscheinungsbild ist auch die **Form der Nasenspitze**. Sattel- und Schiefnasen sind häufig funktionell bedeutsam (Nasenatmungsbehinderung) (→ Abb. 2.16-2.18).

Die äußere Nasenform wird beeinflusst durch;

- Genetische und ethnische Merkmale;
- Wachstum;
- Traumen (Septum-, Nasenbeinfraktur);
- Operationen (Septumoperation, vor allem Septumperforationen);
- Systemische Erkrankungen (z.B. Lues, M. Wegener).

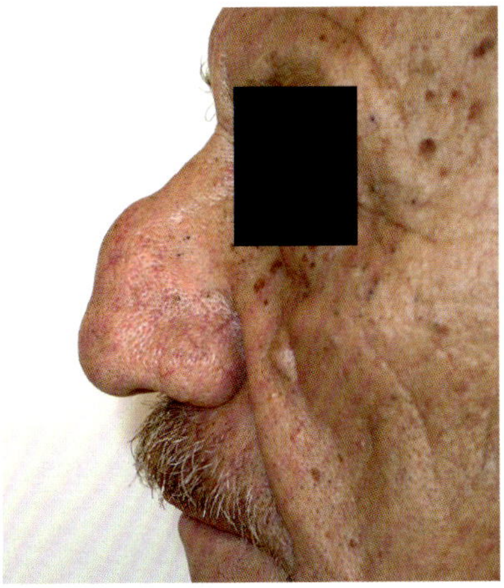

Abb. 2.16: Höckernase.

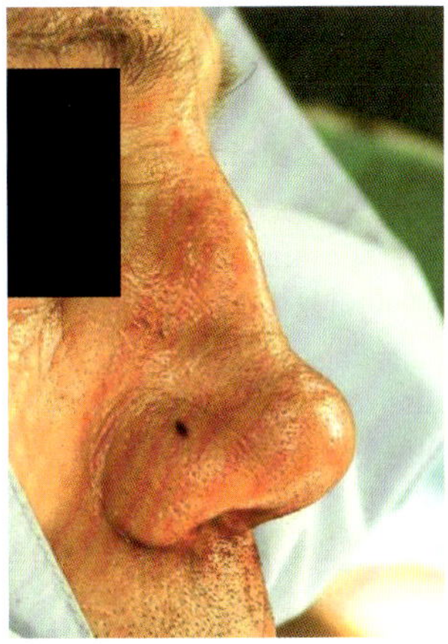

Abb. 2.17: Sattelnase.

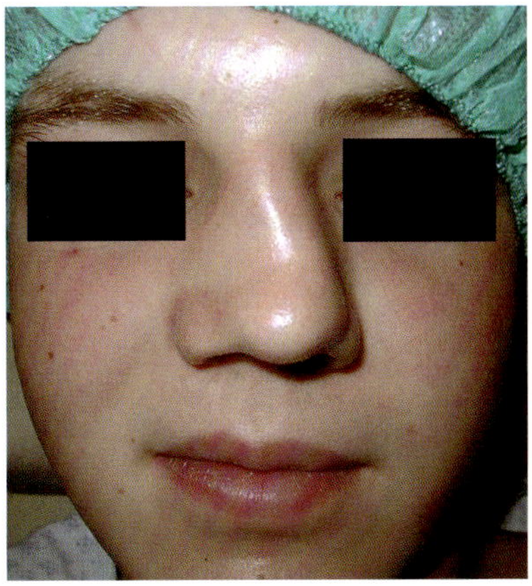

Abb. 2.18: (Posttraumatische) Schiefnase.

Diagnostik

Inspektion, Rhinoskopie (funktionelle Gesichtspunkte), vor einer Rhinoplastik: Fotodokumentation.

Therapie

Bei der Therapieplanung muss zwischen der Behandlung funktioneller und ästhetischer Probleme unterschieden werden, da in der Regel nur erstere im Rahmen der gesetzlichen Krankenversicherung abgedeckt werden. Ein ausführliches Gespräch über die Vorstellungen des Patienten ist von großer Bedeutung.

Durch eine **Rhino- oder Septorhinoplastik** wird die Form der Nase individuell korrigiert:

- Der Zugang erfolgt von endonasal oder „offen" über einen Hautschnitt im Bereich der Columella;
- Höcker werden abgetragen oder Aussattelungen durch autologen Knorpel ausgeglichen;
- Verschmälerungen/Begradigungen der Nase erfolgen durch Frakturierung der Processus maxillaris und frontalis (laterale und transversale Osteotomien);
- Insbesondere Korrekturen der Nasenspitze sind heikel.

Bis zum Erreichen des endgültigen Operationsergebnisses vergehen mitunter Monate; Zweiteingriffe sind nicht selten (ca. 30 % der Fälle).

2.5.3. Septumpathologie

Eine Epistaxis betrifft am häufigsten das Nasenseptum, das auch bei einem Mittelgesichtstrauma betroffen sein kann. Operationen am Septum zur Verbesserung der Nasenatmung gehören traditionell zu den häufig durchgeführten Eingriffen einer HNO-Klinik.

Septumdeviation

Pathogenese

Angeborene, wachstumsbedingte oder traumatische Schiefstellung der Nasenscheidewand mit Ausbildung von Leisten und Spornen. Steht die Septumunterkante neben der Spina nasalis anterior, spricht man von einer **(Sub-)Luxation** des Septums (→ Abb. 2.19). Bei posttraumatischer Deviation liegt oft eine Knickbildung vor.

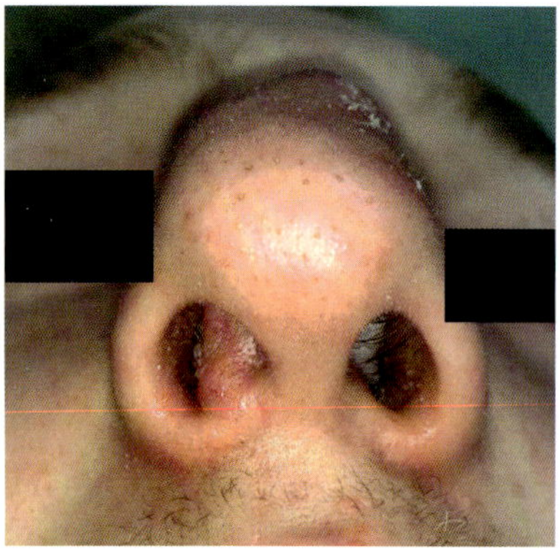

Abb. 2.19: Subluxatio septi nach rechts.

Symptome

- **Behinderung der Nasenatmung** (→ Kap. 2.2.1.);
- **Mundtrockenheit, Rachenkatarrh** infolge Mundatmung;
- Bei hohen Deviationen mit Verlegung des mittleren Nasengangs ggf. komplizierende **Sinusitis, Geruchsstörung** und **E-vacuo-Kopfschmerz;**
- **Epistaxis** im Bereich von Bodenleisten (→ Epistaxis).

Diagnostik

Anteriore Rhinoskopie zur Beurteilung der Septumstellung und -schleimhaut sowie der **Nasenmuscheln**: für eine Nasenatmungsbehinderung meist wichtiger! Ggf. den Effekt einer Abschwellung prüfen.

- Rhinomanometrie;
- Ggf. CT bei V.a. chronische Sinusitis.

Therapie

- **Septumplastik** mit submuköser Bearbeitung des knorpligen und knöchernen Septums. Die Funktion des Septums als Stütze insbesondere der knorpligen Nasenpyramide muss beachtet werden;
- In der Regel wird der Eingriff mit einer **Behandlung der unteren Nasenmuscheln** kombiniert;
- Bei ausgeprägter Schief- oder Sattelnasenbildung ist ggf. eine **Septo-Rhinoplastik** erforderlich.

Septumhämatom und -abszess

Pathogenese

Ein Hämatom zwischen Septumknorpel/-knochen und Mukoperichondrium entsteht nach Traumen oder Septumoperationen. Durch eine **sekundäre Infektion** und Abszedierung kann es zur Ausbildung einer **Sattelnase** kommen.

Klinik/Diagnostik

Fluktuierende Schwellung des Septums, Behinderung der Nasenatmung. Bei Abszess Schmerzen, Fieber und teilweise spontaner Eiterabgang.

Inspektion und Palpation mit einem Instrument (Fluktuation).

Therapie

Drainage mit Einlegen einer Lasche und Tamponade der Nasenhaupthöhlen, systemische Antibiose. Nach Abszedierung ggf. Entfernung von nekrotischen Knorpel- und Knochenanteilen.

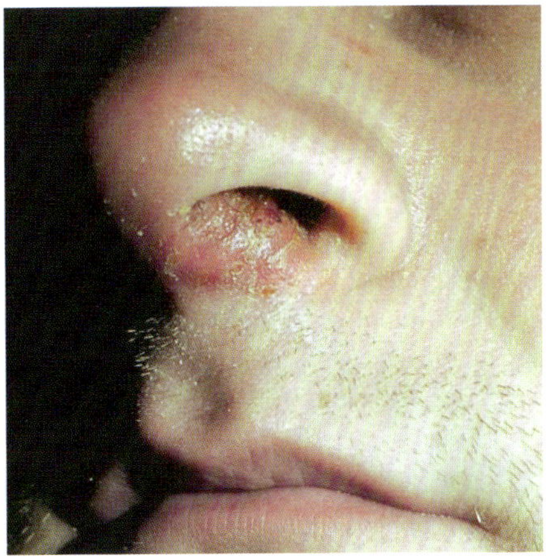

Abb. 2.20: Columellaabzsess.

Septumperforation

Pathogenese

- **Iatrogen** nach Septumoperation (s.o.) und bilateraler Ätzung oder Elektrokaustik von Blutgefäßen;
- **Septumhämatom/Septumabszess;**
- **Spezifische Infektionen** (Lues, TBC, Sarkoidose, Wegener-Granulomatose, → Kap. 2.5.6.);
- **Toxisch** durch Kokain, Chrom- und Schwefelsäure.

Klinik

Die Perforation liegt meist im vorderen und/oder mittleren Septumdrittel. Typische Symptome sind:

- **Nasenatmungsbehinderung** durch Luftturbulenzen; Kopfschmerzen;
- Pfeifendes **Atemgeräusch** besonders bei kleinen Perforationen;
- **Rhinitis sicca** mit Borkenbildung und **Epistaxis;**
- **Sattelnasenbildung** im Bereich der knorpeligen Nase.

Diagnostik

Anamnese, Inspektion des Septums, evtl. Probebiopsie zum Ausschluss einer Systemerkrankung.

Therapie

- Konservativ durch Unterstützung der Schleimhautbefeuchtung (ölige Nasensalben, Spülungen);
- Obturator aus Silikon;
- Operation: plastischer Verschluss durch Haut- oder Schleimhautlappen und Knorpeltransplantate. Aufwändig, regelmäßig Rezidivperforationen;
- Ggf. Korrektur einer komplizierenden Sattelnase.

2.5.4. Epistaxis

Epistaxis (Nasenbluten) stellt einen der häufigsten Notfälle der HNO-Heilkunde dar. Das Spektrum reicht von harmlosen Blutbeimengungen bei kräftigem Schnäuzen bis zu lebensbedrohlichen Blutungen. In den meisten Fällen wird der Blutverlust durch den Patienten selbst überschätzt! Nicht selten reicht es aus, Ruhe zu bewahren: Die Blutung sistiert dann spontan. Neben der Stärke einer Blutung ist auch die Frequenz für die diagnostisch-therapeutische Konsequenz wichtig. Die häufigste Blutungsquelle ist der **Locus Kiesselbachii** (→ Kap. 2.1.2.). Für eine Blutung aus der hinteren Nase ist die **A. sphenopalatina** eine wichtige Blutungsquelle.

Es wird zwischen lokal bedingtem und symptomatischem Nasenbluten unterschieden:

Lokale Ursachen:

- **Infektionserkrankungen:** virale oder bakterielle Rhinosinusitis mit Hyperämie und vermehrter Vulnerabilität der Schleimhäute, Rhinitis sicca;
- **Mechanische Traumen:** Frakturen (Nasenbein, Septum, Mittelgesicht, Rhinobasis), durch „bohrende Finger";
- **Septale Veränderungen:** rezidivierende Blutungen als Folge von Septumleisten, -sporn oder -perforation;
- **Fremdkörper;**
- **Inhalationsgiftstoffe:** Industriegase;
- **Tumore** der Nase:

- Septumpolypen (Granuloma teleangiectaticum);
- Maligne Geschwulste (blutig-eitrige Sekretion);
- Juveniles Nasenrachenfibrom.

Symptomatisches Nasenbluten:

- Kreislauferkrankungen: arterielle Hypertonie;
- Gefäßerkrankungen (M. Osler, Purpura Schoenlein-Henoch, Skorbut, Arteriosklerose);
- Hämorrhagische Diathesen: Hämophilie, Thrombozytopenie und -pathie, Leukämie, Leberfunktionsstörungen;
- Medikamentennebenwirkungen: vor allem therapeutische Antikoagulation.

Diagnostik

- Rhinoskopie zur Lokalisation der Blutungsquelle. Die Beurteilung ist bei Septumdeviation mit Blutungsquelle im hinteren Septumdrittel oder im Siebbeinbereich oft schwierig;
- Bei Verdacht auf Trauma, Sinusitis oder Tumor radiologische Diagnostik wie CT, ggf. Angiographie zur Lokalisation der Blutungsquelle;
- Bei Verdacht auf symptomatisches Nasenbluten Suche nach der Grunderkrankung (Gerinnungsparameter, Blutdruckkontrolle, Biopsie).

Therapie

- **Erstmaßnahmen** sind Kopfhochlagerung, Kompression der Nasenflügel, Eiskrawatte (Vagusreiz bewirkt reflektorische Vasokonstriktion) sowie eine **vasokonstriktorische Lokaltherapie** mit Lokalanästhesie (z.B. Tupfer mit Naphazolin und Tetracain);
- **Medikamentös:** bei symptomatischer Blutung Ursache behandeln (z.B. Blutdruckeinstellung durch Blutdrucksenkung oder Volumentherapie, Tranexamsäure);
- **Lokalmaßnahmen:** gut einsehbare Blutungen können durch **bipolare Elektrokaustik, Verätzung** (Silbernitrat, Trichloressigsäure) oder mit einem Laser behandelt werden. Diese Maßnahmen dürfen wegen der Gefahr der Septumperforation **nicht an korrespondierenden** Seiten des Septums erfolgen;
- **Nasentamponade:** bei diffusen Blutungen oder nicht einsehbaren Blutungsquellen:
  - **Vordere Tamponade:** Kompression der Blutung durch selbst-expandierende, aufblasbare Tamponaden oder fortlaufende Salbenstreifentamponade;
  - **Hintere Choanal-/Nasenrachen-Tamponade:** bei Blutungen der hinteren Nasenabschnitte (z.B. A. sphenopalatina) oder Nasenrachen (z.B. Tumore, selten nach Adenotomie) durch Einlage von blockbaren Kathetern oder Tamponaden zum Verschluss der Choane oder des gesamten Nasopharynx (Belocq-Tamponade);
- **Chirurgisch: Septumoperation** bei Septumveränderungen als Ursache einer rezidivierenden Blutung oder bei nicht einsehbarer Blutungsquelle oder **Gefäßligatur/Embolisation** relevanter Arterien.

Sonderform: Morbus Osler

Die **hereditäre hämorrhagische Teleangiektasie** ist eine **autosomal-dominant** vererbte Erkrankung, alle Mutationen gehen mit einer Störung des TGF-β-Signalwegs einher. Klinisch stehen **Teleangiektasien** an Haut, Schleimhäuten und inneren Organen im Vordergrund, ggf. Ausbildung von intrazerebralen arteriovenösen Malformationen. Die Prävalenz liegt bei 1:10.000.

Klinische Trias:

- Positive Familienanamnese;
- Teleangiektasien;
- Epistaxis (Erstsymptom in der Pubertät, danach Zunahme).

Therapie:

- **Tamponade** sowie **Lasertherapie;**
- **Östrogensalbe** zur Prophylaxe (induziert Umwandlung des respiratorischen Epithels in Plattenepithel);
- Chemische Ätzung und Elektrokoagulation induzieren oft weitere Blutungen, Haut- oder Schleimhauttransplantation sind von begrenztem Wert.

2.5.5. Entzündliche Erkrankungen der äußeren Nase

Merke!
Eitrig-abszedierende Hautkrankheiten im Bereich der Nase haben in der klinischen Praxis eine besondere Bedeutung, weil es über die V. angularis und V. ophthalmica zu einer Keimverschleppung in das Endokranium kommen kann (Sinus-cavernosus-Thrombose).

Erysipel

Pathogenese

Phlegmonöse Infektion von Kutis und Subkutis zumeist durch β-hämolysierende Streptokokken der Gruppe A, oft nach Bagatellverletzungen.

Klinik

Umschriebene, schmerzhafte Rötung und Schwellung. Evtl. Fieber. Durch Gewebseinschmelzung kann sich ein **Abszess** entwickeln (→ Abb. 2.22).

Therapie

Lokale Behandlung mit antibiotikahaltiger Salbe, Alkoholverbände. Frühzeitig auch systemische Antibiose (Penicillin, Cephalosporine). Chirurgisch bei Abszedierung, ggf. Heparin!

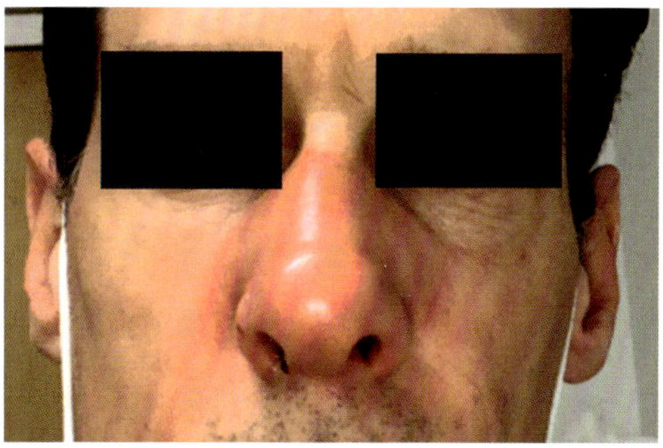

Abb. 2.21: Erysipel der Nase.

Follikulitis und Furunkel/Furunkulose

Pathogenese

Von den Haarbälgen ausgehende Staphylokokkeninfektion besonders des Nasenvorhofs, an der Oberlippe oder im Nacken.

- **Follikulitis:** auf die Haarfollikel beschränkte Infektion;
- **Furunkel:** Abszedierung mehrerer Follikel und der umgebenden Weichteile;
- **Furunkulose:** multiple oder rezidivierende Furunkel (bei Abwehrschwäche, z.B. Diabetiker).

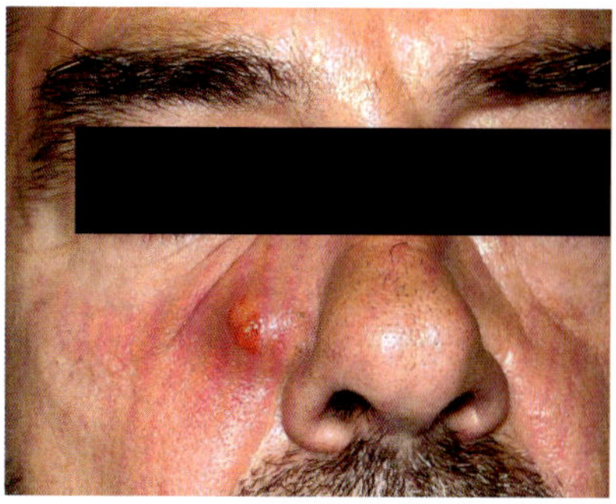

Abb. 2.22: Abszedierendes paranasales Atherom.

Klinik

Schmerzen, Rötung, Schwellung der Haut, die Schleimhäute sind nicht betroffen. Bei Einschmelzung Fluktuation und Fieber (Furunkel).

Therapie

- Antibiotische Salbenbehandlung;
- Bei Furunkeln systemische Antibiose (betalactamasestabiles Staphylokokkenpenicillin, Cephalosporine)!
- Ruhigstellung (flüssige Kost, Sprechverbot) bei Auftreten im Mittelgesicht;
- Abszesse werden eröffnet.

Komplikationen

Thrombose des Sinus cavernosus durch aufsteigende Infektionen über die V. angularis und V. ophthalmica (→ Kap. 2.5.6.). Deshalb in Abhängigkeit von der Lokalisation **Heparin**!

Differentialdiagnose einer Gesichtsweichteilschwellung

- **Kontaktdermatitis** (allergische Reaktion auf Kosmetika, Schutzmasken etc.);
- **Angioödem** (bes. der Lippen und Augenlider);
- **Lupus erythematodes** (→ Kap. 3.5.10.).

Rosacea und Rhinophym (Knollennase)

Pathogenese/Klinik

Die **Rosacea** imponiert als Gesichtserythem.

Auf dem Boden einer Rosacea entsteht durch Hyperplasie von Talgdrüsen und Bindegewebe ein **Rhinophym**, das groteske Ausmaße annehmen kann (→ Abb. 2.23). Das Rhinophym betrifft fast nur Männer. Risikofaktoren sind Alkohol und Sonnenlicht.

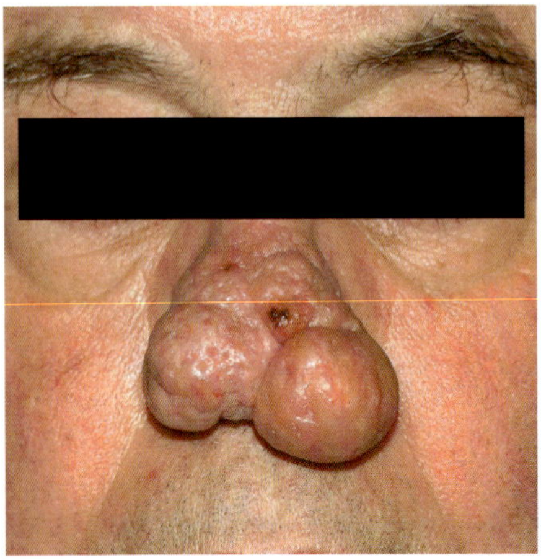

Abb. 2.23: Rhinophym.

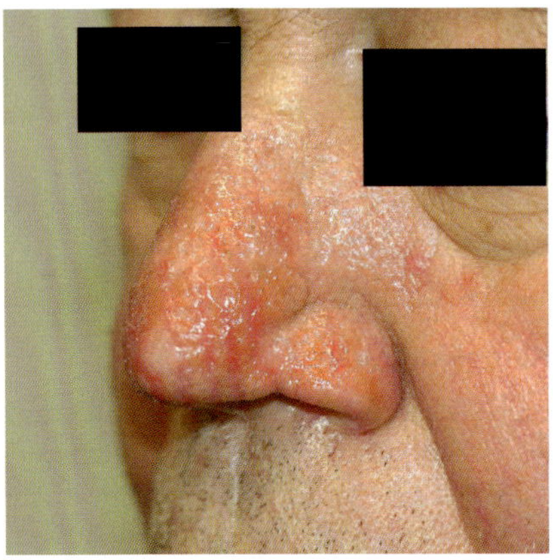

Abb. 2.24: Rhinophym 10 Tage postoperativ (teilepithelialisiert).

Differentialdiagnose

Kutane Manifestationen von

- Sarkoidose;
- Chronisch lymphatischer Leukämie;
- Malignen Lymphomen.

Therapie

- Lokale und systemische antibiotische Behandlung der Rosacea;
- Operative Schälung des Rhinophyms (Histologie) und Nachbehandlung mit antibiotischer Salbe, bis normales Oberflächenepithel nachgewachsen ist.

2.5.6. Entzündungen der inneren Nase – Rhinitis

Eine Rhinitis geht mit Fließschnupfen, nasaler Obstruktion und Niesreiz einher. Bei einem insgesamt sehr hohen Patientenaufkommen liegen verschiedene pathogenetische Mechanismen zugrunde.

Akute (infektiöse) Rhinitis (Schnupfen, Coryza)

Pathogenese

Eine infektiöse Rhinitis entsteht durch eine Tröpfcheninfektion mit Rhino-, Influenza-, Parainfluenza-, Entero-, Myxo- oder RS-Viren nach einer Inkubationszeit von Stunden bis Tagen und ist häufig selbstlimitierend.

Symptome

Zunächst trockene Nasenschleimhaut, Niesreiz. Später glasige Sekretion, Behinderung der Nasenatmung und des Riechvermögens, Beeinträchtigung des Allgemeinbefindens. Gesichtskopfschmerz. Komplizierend bakterielle Superinfektion oder Sinusitis.

Diagnostik

Rhinoskopie: anfangs blasse, später gerötete und geschwollene Schleimhaut mit wässrigen Sekretauflagerungen.

Therapie

Symptomatisch, physikalische Maßnahmen (Spülungen mit unterschiedlich temperiertem Wasser oder physiologischer NaCl-Lösung), ggf. vorübergehend abschwellende Nasentropfen (α-Mimetika).

> **Merke!**
> Bei der Therapie von Säuglingen und Kleinkindern mit α-mimetisch wirksamen Nasentropfen ist eine systemische Wirkung mit kardialen Komplikationen möglich. Deshalb sollten für Kinder vorgesehene Präparate verwandt werden. Mit Hinblick auf eine Kontraktion der Uterusgefäße ist der Einsatz bei Schwangeren zumindest umstritten.

Chronische Rhinitis

Chronische Entzündung der Nasenhaupthöhle, die 30 % der Gesamtbevölkerung in unterschiedlichem Ausmaß betrifft. Pathomechanistisch besteht eine gestörte mukoziliare Clearance. Symptome sind:

- Obstruktion;
- Rhinorrhö;
- Niesen oder Juckreiz der Nase und/oder Augen;
- Zwei Symptome sollten 1 Stunde täglich für min. 12 Wochen pro Jahr vorliegen.

Einteilung: basierend auf den wichtigsten ätiologischen Faktoren werden vier Gruppen unterschieden:

- Infektiös;
- Allergisch;
- Nichtinfektiös nichtallergisch;
- Gemischt.

Anatomische Faktoren können dabei die Schwere der Nasensymptome beeinflussen.

> **Merke!**
> Asthma ist mit allergischer und nichtallergischer Rhinitis assoziiert, aber nur Kinder mit allergischer Rhinitis haben eine bronchiale Hyperreagibilität.

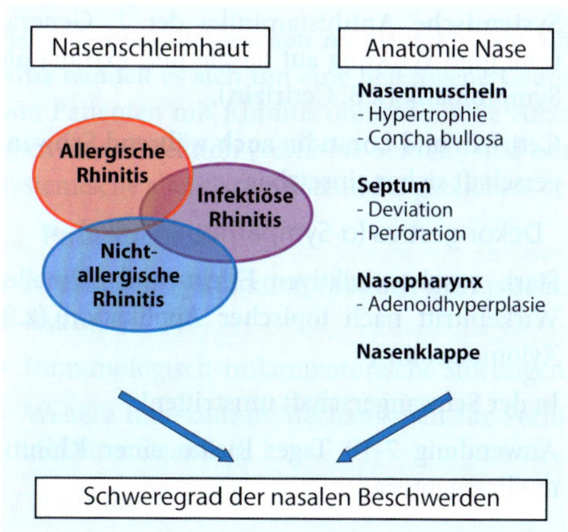

Abb. 2.25: Phänotypen der chronischen Rhinitis.

Rhinitis allergica

Ätiologie

Häufigste Manifestation einer allergischen Erkrankung in Europa, von der 10-15 % der Bevölkerung betroffen sind. Die allergische Rhinokonjunktivitis betrifft fast ¼ der deutschen Bevölkerung. Die rein allergische Rhinitis ist die **wichtigste Form** der chronischen Rhinitis.

Pathogenese/Formen

Atopische Erkrankung, bei der Inhalationsallergene bei sensibilisierten Individuen zu einer Entzündung der Nase führen.

Manifestation häufig bereits im Kindes- oder Jugendalter.

Es kommt zu einer Überempfindlichkeitsreaktion vom **Soforttyp** (Typ I nach Coombs) mit Freisetzung von IgE durch Mastzelldegranulation. **Allergene** sind:

- 45 % Gräser;
- 20 % Hausstaubmilben;
- 15 % Tierhaare;
- 5 % Nahrungsmittel.

Baumpollen und Nahrungsmittel (wie Äpfel, Haselnuss, Karotte und Steinobst) können Kreuzreaktionen verursachen.

Unterteilung nach:

- **Saisonal/perennial;**
- **Intermittierend** (< 4 Tage pro Woche bzw. < 4 Wochen pro Episode)/**persistierend;**
- **Schweregrad** in Abhängigkeit davon, inwieweit Schlaf, Arbeits-/Schulleben, Alltagsaktivitäten Teilbereiche beeinträchtigt werden.

> **Merke!**
> Bei der **lokalen allergischen Rhinitis** besteht eine allergische Reaktion der Nasenschleimhaut mit Eosinophilen ohne Nachweis einer systemischen Sensibilisierung.

Klinik

- Obstruktion (Schleimhautschwellung);
- Rhinorrhö;
- Nies- und Juckreiz, ggf. konjunktivale Reaktion.

senwurzel und insgesamt geringer ausgeprägt als bei der akuten Form;

- Ventilphänomen bei endonasaler Polypenbildung;
- Bei langen Verläufen tritt nicht selten ein **sinubronchiales Syndrom** auf.

Diagnostik

- **Rhinoskopie und Endoskopie:** pathologische Veränderungen zunächst im mittleren Nasengang (Sekretstraße, Schleimhautschwellung, Polypen;
- **CT**-NNH zur Diagnosestellung und vor jeder Nebenhöhlenoperation;
- **Allergietestung** zur Abklärung der rezidivierenden akuten Rhinosinusitis und CRS ohne Polypen;
- **Pathologie:** Substrat der Polypen ist Schleimhautödem mit eingelagerten Eosinophilen.

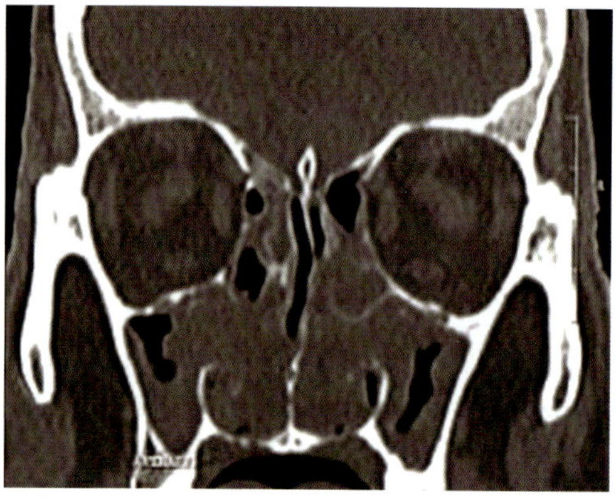

Abb. 2.29: CT, coronare Schichtung: Chronische Sinusitis mit Polypen.

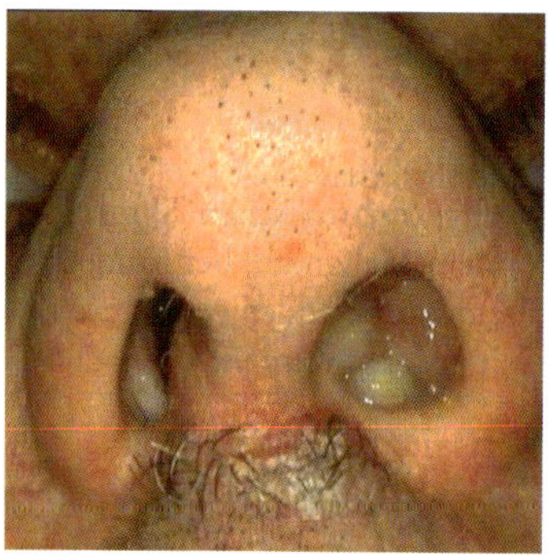

Abb. 2.30: Chronische Rhinosinusitis mit Nasenpolypen (Maximalbefund).

Therapie

- Längerfristige Therapie mit einem lokal, ggf. auch systemisch applizierten Corticoid;
- Bei Erfolglosigkeit konservativer Maßnahmen **chirurgisch;**
- **Adaptive Desaktivierung** bei Patienten mit gesicherter ASS-Intoleranz und einer CRScNP mit Rezidiv-Polyposis;
- **Biologics:** bei Patienten mit Rezidiv-Polyposis nach erfolgloser Corticoid- und chirurgischer Therapie:
  - IL-4/IL-13-AK: Dupilumab;
  - IgE-AK: Omalizumab;
  - IL-5-AK: Mepolizumab.

> **Merke!**
>
> **Differenzialdiagnosen der Nasenpolypen:**
>
> - Bei einer Polyposis nasi besteht in den allermeisten Fällen auch eine CRS.
> - Es sollte deshalb auch eine NNH-Diagnostik und ggf. eine entsprechende OP erfolgen.
> - Die Basis der endonasalen Polypen liegt in den Nebenhöhlen, v.a. im vorderen Siebbein.

Sonderformen

Widal-Samter-Trias

Diese Sonderform der CRScNP entsteht durch eine Verschiebung des **Arachidonsäure-Metabolismus**, bei dem durch eine COX-Hemmung vermehrt Leukotriene gebildet werden und die Prostaglandinsynthese vermindert ist (keine Allergie!).

Klinische Trias

- Polyposis nasi (Rezidive nach NNH-Operationen!);
- Asthma bronchiale;
- Analgetikaintoleranz (ASS-Intoleranz).

Therapie

Siehe Therapie der CRScNP.

Adaptive Desaktivierung:

- Langfristige Gabe von Acetylsalicylsäure per os täglich, Dosis wird dazu langsam gesteigert bis zur Erhaltungsdosis von 100-500 mg/d;

- Stationäre Überwachung während der Indikationsphase wegen der Gefahr einer anaphylaktischen Reaktion.

Sinubronchiales Syndrom

Erkrankung der oberen und unteren Atemwege mit Sinusitis und Bronchitis, wahrscheinlich als Ausdruck eines konstitutionellen oder immunologischen Krankheitskomplexes, der die Schleimhaut des gesamten Respirationstraktes betrifft.

Ätiologie

- Nasale und bronchiale Hyperreagibilität (CRS s.o.);
- Deszendierende Infektionen haben eine untergeordnete Bedeutung.

Therapie

Ein chronisch obstruktives Krankheitsgeschehen bessert sich häufig nach **NNH-Operationen**. Die Operation einer konservativ therapieresistenten CRS sollte auch aus diesem Grund angestrebt werden.

Kieferhöhlenzyste

Definition/Ätiologie

Glattwandige, mit serösem-mukösen Sekret gefüllte Neubildungen, die die Grenzen der Nasennebenhöhlen nicht überschreiten. Meist ist die Kieferhöhle betroffen.

Unterschieden werden echte Zysten (mit Epithel ausgekleidet) von Pseudozysten (nur von Bindegewebe umgeben).

Klinik

- Oft symptomlos, ggf. Kopfschmerzen;
- **Dentogene** Zysten gehen von Zahnwurzeln aus, **follikuläre** Zysten von verlagerten Zahnkeimen, **Schleimhautzysten** von der Schleimhaut der Kieferhöhle.

Diagnostik/Therapie

- CT-NNH, Endoskopie;
- Kieferhöhlenzysten > 1,5 cm sollten in Abhängigkeit von der Klinik endoskopisch abgetragen werden (radikuläre Zysten durch MKG/Zahnarzt).

Zelen

Definition/Ätiologie

Pathologische Vergrößerung einer Nasennebenhöhle mit einer fibrösen Umbildung der knöchernen Wand durch Sekretretention bei Abflussbehinderung. Es werden Muko-, Pyo- und Hämatozelen (→ Abb. 2.31 + 2.32) unterschieden.

Der knöcherne oder narbige Verschluss des Ostiums bzw. Ausführungsgangs entsteht **posttraumatisch** oder **postoperativ** (Stirnhöhlenoperationen), seltener postentzündlich oder tumorbedingt.

Klinik

- In 90 % **frontoethmoidale Mukozele** (elastische Vorwölbung im Bereich des medialen Augenwinkels);
- Bei größeren Zelen und ausgedehnten knöchernen Destruktionen auch **Exophthalmus** oder Verdrängung des Bulbus nach lateral-kaudal mit Motilitätsstörungen.

Diagnostik/Therapie

Nach CT-NNH (ggf. auch MRT) müssen das Drainagehindernis entfernt und eine breite Drainage nach endonasal hergestellt werden. Rezidive sind häufig.

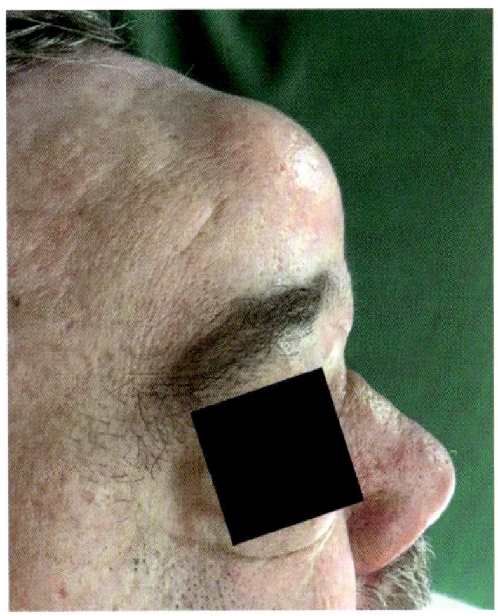

Abb. 2.31: Mukozele der Stirnhöhle.

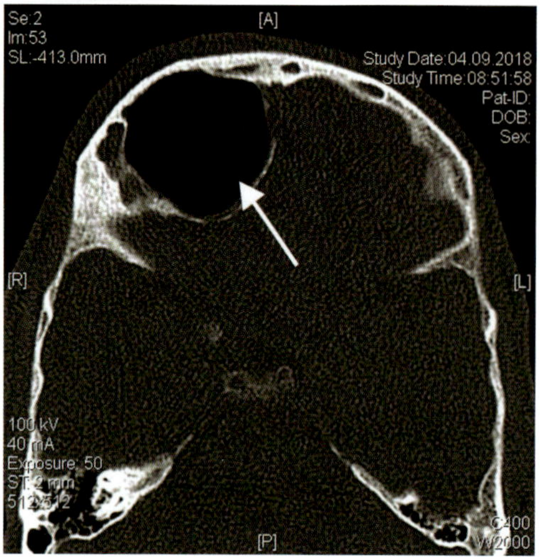

Abb. 2.32: Mukozele der Stirnhöhle nach Drainage. Die knöcherne Hinterwand der Stirnhöhle ist durch eine Narbe ersetzt, die weit nach dorsal verlagert ist.

Lokale Komplikationen der Sinusitis

Weichteilentzündung und -abszess, Stirnbeinosteomyelitis

Definition/Ätiologie

Ödematöse Weichteilschwellungen von Wangen-, Lid- und Stirnhaut als Begleiterscheinungen einer akuten Sinusitis sind häufig und bilden sich (ggf. unter Kühlung) zurück.

Phlegmonöse Entzündung der Haut nach Keimdurchwanderung, bei Einschmelzung **Abszess**. Therapie: Antibiose bzw. Abszessspaltung.

Osteomyelitis des Os frontale:

Die über Diploevenen fortgeleitete Entzündung des Os frontale stellt ein schwerwiegendes Krankheitsbild dar. Häufigste Erreger sind Staph. aureus, Pneumokokken, H. influenzae und P. aeruginosa.

Klinik

- Leichtgradig gerötete Schwellung bis zu hochschmerzhafter, teigiger und fluktuierender Abszessbildung mit teilweise spontanem Eiterabgang (**Pott´s Poffy Tumor);**
- Bei Penetration der Stirnhöhlenhinterwand drohen **intrakranielle Komplikationen.**

Therapie

- **Dringliche Operationsindikation** mit Sanierung der Nebenhöhle, Drainage eines Abszesses und ggf. Entfernung von Knochensequester!
- Hochdosierte Antibiose mit betalactamasestabilem Staphylokokkenpenicillin oder Cephalosporin.

Orbitale Komplikationen

Harmlose orbitale Komplikationen treten besonders bei einer kindlichen Sinusitis ethmoidalis oder frontalis auf. **Bedrohliche Verläufe** kommen häufiger bei Erwachsenen vor. Es werden **fünf Schweregrade nach Chandler unterschieden.** Die Übergänge sind fließend, die Einteilung dient zur Abschätzung der Prognose und zur Therapieentscheidung.

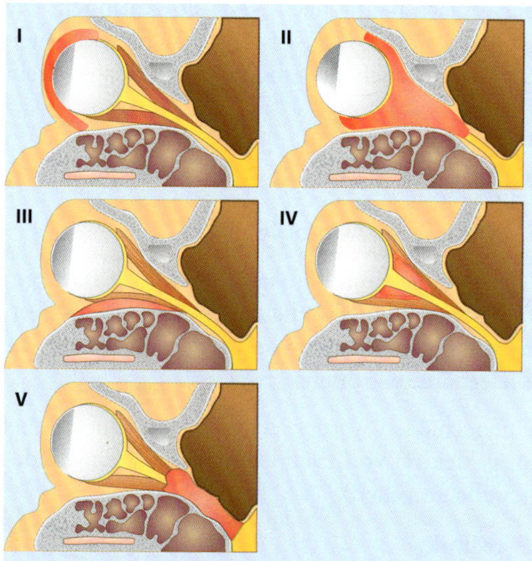

Abb. 2.33: Chandler-Klassifikation der Orbitaphlegmone. **Typ I:** Präseptale Phlegmone; **Typ II:** Orbitaphlegmone; **Typ III:** Subperiostal-Abszess; **Typ IV:** Intraorbitale Abszedierung; **Typ V:** Sinus-Cavernosus-Thrombose.

▶ 1. Orbitaödem

- Definition: Lidschwellung ohne Bulbusbeteiligung (→ Abb. 2.34);
- Klinik: teigige Lidschwellung, Ödem der Bindehaut (Chemosis), keine Motilitätseinschränkung, Visus normal;

- Therapie: konservative antibiotische, lokale und ggf. systemische antiphlogistische Therapie. Engmaschige Kontrollen.

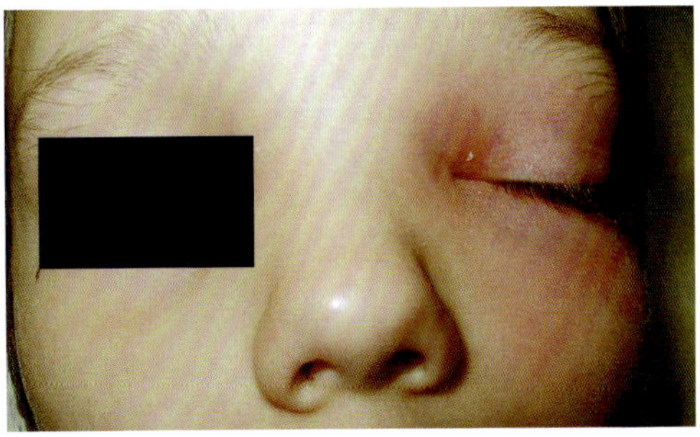

Abb. 2.34: Akute kindliche Sinusitis mit orbitaler Komplikation.

2. Periostitis

- Definition: umschriebene infektiöse Durchwanderung der knöchernen Orbitawand (Lamina papyracea) mit erhaltener Periostbarriere, keine Beteiligung des Bulbus;
- Klinik: Lidschwellung und Druckschmerz über durchgebrochenem Knochenabschnitt, meist im medialen Augenwinkel, Schmerzen bei Augenbewegung;
- Therapie: meist konservative antibiotische, lokale und ggf. systemische antiphlogistische Therapie, rechtzeitige operative Sanierung durch Ethmoidektomie.

3. Subperiostaler Abszess

- Klinik: Schwellung der Lider, Schmerzen bei Augenbewegung, Verdrängung des Bulbus (Protrusio) nach lateral/kaudal, evtl. Chemosis und Entwicklung eines Lidabszesses (→ Abb. 2.35);
- Therapie: **Dringende OP-Indikation** mit Drainage und Eröffnung der Orbita sowie operativer Sanierung der verantwortlichen Nasennebenhöhle (z.B. Ethmoidektomie und Entfernung der Lamina papyracea), ggf. zusätzlich von außen. Antibiose. Ophthalmologische Kontrolle.

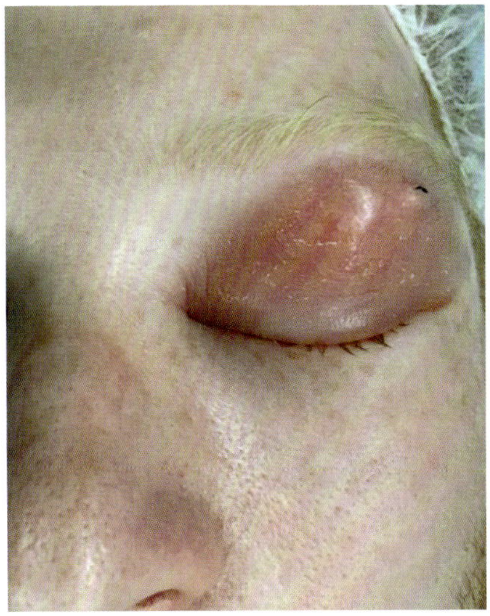

Abb. 2.35: Subperiostaler Abszess als Komplikation der akuten Sinusitis.

4. Orbitaphlegmone

- Definition: bakterielle Entzündung der Orbita; selten, **lebensbedrohliches Ereignis,** Risiko einer Erblindung;
- Klinik: massive Schwellung und Verfärbung der Lider. Protrusio bulbi, Zunahme der Schmerzen bei Druck auf den Bulbus. Motilitätsstörungen. Visusbeeinträchtigung bis zur Erblindung und **Sinus-cavernosus-Thrombose;**
- Therapie: Notfallmäßige breite Eröffnung und Drainage durch Sanierung aller Nasennebenhöhlen, Entfernung der Lamina papyracea und Schlitzung der Periorbita (ggf. von außen!) Hochdosierte Antibiose. Definitive Erblindung ist nicht selten.

5. Orbitaspitzensyndrom, sinugene Neuritis nervi optici

- Entzündliche Alteration von Nervus opticus und beim Orbitaspitzensyndrom auch von Augenmuskeln und Gefäßen im dorsalen Augenabschnitt mit Visusminderung/-verlust und Motilitätsstörungen;
- Ausgangspunkt der Infektion sind die dem Apex orbitae benachbarten **hinteren Siebbeinzellen** oder die **Keilbeinhöhle;**
- Nach CT-Diagnostik und augenärztlicher Untersuchung sofortige operative Revision und Antibiose.

Endokranielle Komplikationen einer Sinusitis

Pathogenese

Von der Stirnhöhle, Siebbeinzellen, Keilbein- und Kieferhöhle in absteigender Häufigkeit ausgehende Infektion, die sich über eine Ostitis/Osteomyelitis der Sinuswand oder Diploegefäße ausbreitet.

Erreger sind v.a. Strepto- und Staphylokokken, Haemophilus influenzae sowie Anaerobier.

Nach Einbruch in das Schädelinnere entsteht eine **Meningitis**, ein **epi**- oder ein **subduraler Abszess,** ein **Hirnabszess** oder eine **Thrombose** des Sinus sagittalis superior bzw. cavernosus.

Klinik

- Sinusitis. Dann zunächst subfebrile Temperaturen, Kopfschmerzen und Abgeschlagenheit;
- **Epiduralabszess:** uncharakteristischer Kopfschmerz, evtl. nach symptomarmem Intervall. Zunehmende Verschlechterung des Allgemeinbefindens;
- **Subduralabszess: meningitische Zeichen**, zunehmende neurologische Reiz- und Ausfallserscheinungen, Veränderung der Bewusstseinslage, Krampfanfälle und allgemeine Hirndruckzeichen;
- **Frontalhirnabszess:** anfangs häufig symptomarm. Dann zunehmender **Meningismus** mit Allgemeinsymptomen und Hirndruckzeichen, deutlich ausgeprägte Herdsymptome mit Ausfällen des I., III. und VI. Hirnnervs. Besonders typisch sind der **Geruchsverlust** und ein zunehmender **Persönlichkeitsverfall**. Terminales Koma;

Auch bei rhinogenen Abszessen lassen sich Initial-, Latenz-, Manifestations- und Terminalstadium (→ Lehrbücher der Neurologie) unterscheiden.

Diagnostik

CT-NNH, evtl. MRT. Neurologische Diagnostik mit Liquorpunktion. Der Liquorbefund ist oft normal!

Therapie

- Sicherung der Vitalfunktionen;
- Sofortige operative Sanierung der Nasennebenhöhlen (meist der Stirnhöhle) mit Freilegung der Dura bei einem epiduralen Abszess oder Eröffnung der Dura bei einem subduralen Abszess. Hochdosierte Antibiose mit einem liquorgängigen Antibiotikum. Intensivüberwachung;
- Bei einem Hirnabszess kombiniertes rhino- und neurochirurgisches Vorgehen.

Thrombose des Sinus cavernosus

Ätiologie

Septische Thrombose durch:

- Direkte Affektion;
- Fortgeleitet über V. facialis, V. angularis und V. ophthalmica nach Weichteilabszess des Mittelgesichts (z.B. Nasen- oder Oberlippenfurunkel) (→ Abb. 2.22);
- Rhinogen als Komplikation einer Sinusitis, indirekt durch orbitale Komplikation einer Sinusitis oder Septumabszess;
- Fortleitung über venösen Plexus des Pharynx (z.B. Parapharyngeal-, Peritonsillarabszess);
- Zahnwurzelprozesse;
- Ohrinfektionen;
- Hämatogen.

Klinik

- Allgemeine Sepsiszeichen;
- Stauung der Orbitavenen führt zu **Lidödem, Chemosis, Exophthalmus;**
- Minderung der Bulbusbeweglichkeit, Stauungspapille. Meningismus.

Diagnostik

- **Queckenstedt-Zeichen:** Kein Anstieg des Liquordrucks bei Kompression der V. jugularis interna;
- CCT, insbesondere **MRT**, auch zurAbgrenzung gegenüber einem primär orbitalen Prozess; nur wenn Diagnose so nicht gelingt, erfolgt eine Angiographie.

Therapie

- Notfallmäßige Sanierung des Herdes (z.B. Nasennebenhöhlenoperation, Ligatur oder Resektion der V. angularis);
- Hochdosierte systemische Antibiotikagabe:
- Antikoagulanzien:

- Kommt es nicht zu einer Befundrückbildung, ist eine direkte operative Entlastung des Sinus cavernosus erforderlich.

Die Letalität liegt bei 20-25 %.

Operation der Nasennebenhöhlen

Endonasale Operation

- **FESS** (Functional Endoskopic Sinus Surgery) zur Wiederherstellung der Funktionsfähigkeit der ostiomeatalen Einheit der vorderen Siebbeinzellen mit Erweiterung des Zugangs zur Kieferhöhle sowie zur Stirnhöhle (Recessus frontalis);
- Die **Ausdehnung des Eingriffs** hängt von den vorgefundenen pathologischen Veränderungen ab (z.B. komplette Siebbeinausräumung, endonasale Stirn- und Keilbeinhöhlenoperation);
- Besonderes **Risiko** der Operation ist die Verletzung der Rhinobasis und der medialen Orbitawand, selten sind die Verletzung des N. opticus und der A. carotis interna.

Merke!
Unabdingbare Voraussetzung einer Nasennebenhöhlenoperation sind ein aktuelles CT-NNH und ein optisches Hilfsmittel (Endoskop, Mikroskop).

Äußere Zugänge

- Die klassische **Radikaloperation der Kieferhöhle** vom Mundvorhof nach **Caldwell-Luc** wird heute nur noch selten durchgeführt (Tumor, Invertiertes Papillom);
- **Radikaloperationen der Stirnhöhle** spielen heute keine Rolle mehr;
- Operationen bei **Nasennebenhöhlenmalignomen** (→ Kap. 2.5.8.);
- Vor allem bei schwierigen (Revisions-)Eingriffen der vorderen Schädelbasis werden zunehmend **Navigationssysteme** eingesetzt.

Nachbehandlung

Von prognostischer Bedeutung ist die **Nachbehandlung** nach einer Sinusoperation:

- Lokale Nachsorge mit Entfernung von Sekret, Borken und Fibrinbelägen insbesondere zur Vermeidung von narbigen Synechien zwischen mittlerer Nasenmuschel und lateraler Nasenwand;
- Lokale und ggf. systemische Corticoidgabe zur Vermeidung einer Rezidivpolyposis;
- Ggf. Allergiebehandlung;
- Die postoperative Nachsorge ist über Wochen, regelmäßige endoskopische Kontrollen sind über Jahre erforderlich.

2.5.8. Tumore der Gesichts-(Nasen-) Haut und inneren Nase

Maligne Tumore der Haut

Die wichtigsten malignen Tumore der äußeren Haut entstehen infolge einer langjährigen UV-B-Exposition und betreffen vor allem die Kopf-Halsregion, nicht zuletzt Gesicht/Nase und Ohren v.a. bei älteren Patienten.

Basalzellkarzinom

Pathologie und Pathogenese

- Häufigster bösartiger Tumor der Haut ist das Basalzellkarzinom;
- Der Tumor wächst lokal destruierend und weist morphologisch alle Merkmale einer malignen Tumorformation auf;
- Aus der sehr geringen Metastasierungstendenz resultierte die Dignitätseinschätzung „semimaligne" und die überkommene Bezeichnung **Basaliom** (→ Abb. 2.36).

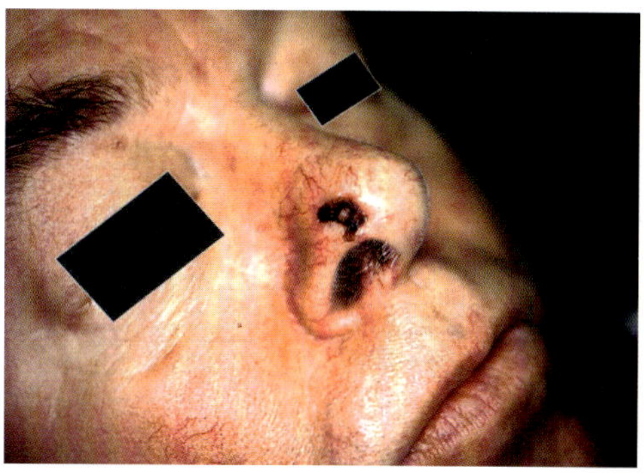

Abb. 2.36: Basalzellkarzinom der Nase.

Klinik

Das klinische Bild des Basalzellkarzinoms ist vielgestaltig. Im Gesicht dominiert der **solide Typ**, bei dem ein perlschnurartiger Randwall mit Teleangiektasien ein zentrales schorfbedecktes und immer wieder blutendes Ulkus umgibt.

Therapie

Bei Tumoren der Kopf-Halsregion gilt die zweizeitige Exzision mit mikrographischer Schnittrandkontrolle und plastischer Defektdeckung als Goldstandard (→ Abb. 2.37).

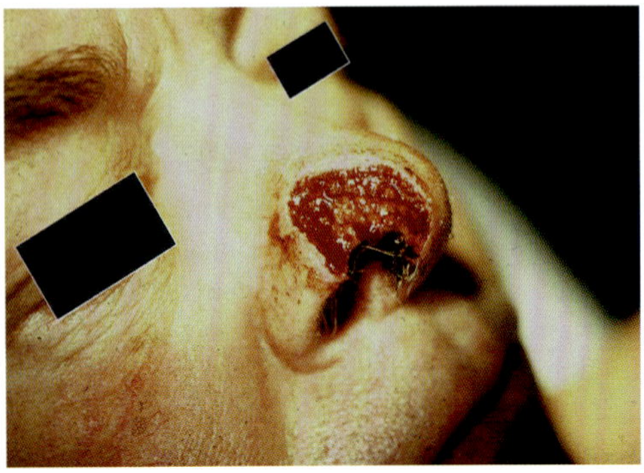

a

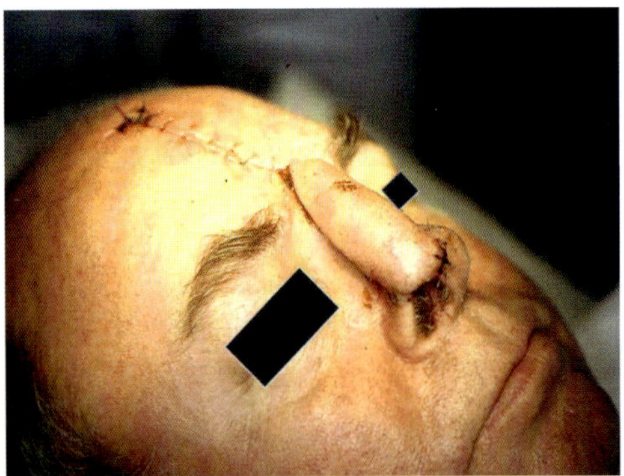

b

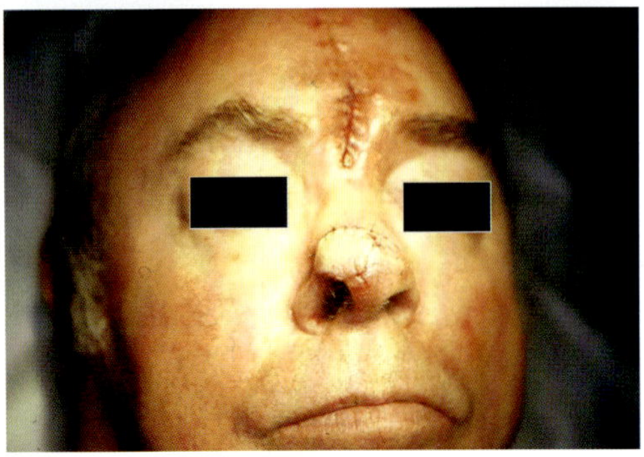

c

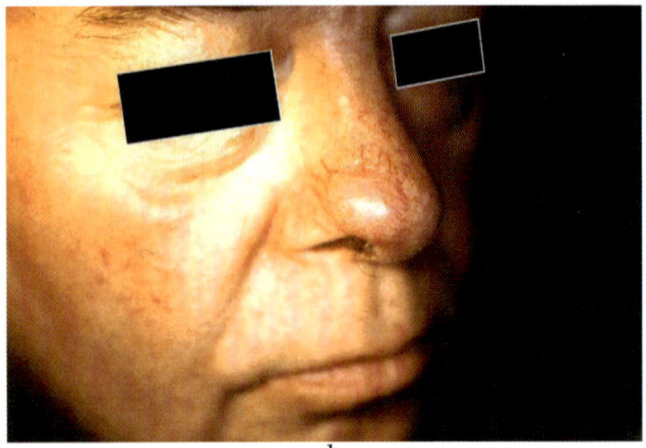

d

Abb. 2.37a-d: Basalzellkarzinom der Nase. **a:** Z.n. Resektion. **b:** Defektdeckung mit einem Middle-Forehead-Flap. **c:** Z.n. Lappenstieldurchtrennung. **d:** Circa 6 Wochen nach Lappenstieldurchtrennung.

In Abhängigkeit von Lokalisation, Alter und Allgemeinzustand des Patienten werden die Tumore auch bestrahlt bzw. durch eine Immuntherapie behandelt (siehe Lehrbücher der Dermatologie).

Plattenepithelkarzinom, spinozelluläres Karzinom

Pathogenese

Verhornende und nicht verhornende Plattenepithelkarzinome der Haut treten im Bereich der gesamten unbehaarten, aber auch behaarten Kopf-Halshaut einschließlich der Lippen auf (→ Kap. 3.5.13.), darüber hinaus kann das gesamte Integument (seltener!) betroffen sein (→ Abb. 2.38).

Klinik

Anfangs kleiner derber Knoten unterschiedlicher Färbung mit oberflächlicher Hyperkeratose, der oft über längere Zeit konstant bleibt. Manifeste Karzinome haben einen Ulkus- oder hyperplastischen/papillomatösen Aspekt.

Primär schnelles Wachstum oder Wachstumsschübe zunächst konstanter Tumore sind Hinweise auf eine maligne Formation.

Lymphoregionäre Metastasierung in Abhängigkeit von der Lokalisation des Primärtumors. Besonders Tumore der präaurikulären Haut, der Ohrmuschel, Schläfe, Stirn- und Augenregion metastasieren in die **Ohrspeicheldrüse** (→ Kap. 9.4.6.).

Diagnostik/Therapie

- Histologische Sicherung, Staging der regionären Lymphknotenstationen, Ausschluss von Fernmetastasen;
- Zweizeitige Exzision mit mikrographischer Schnittrandkontrolle und plastischer Defektdeckung;
- Ggf. Lymphbahnsanierung, Parotidektomie und adjuvante Strahlentherapie.

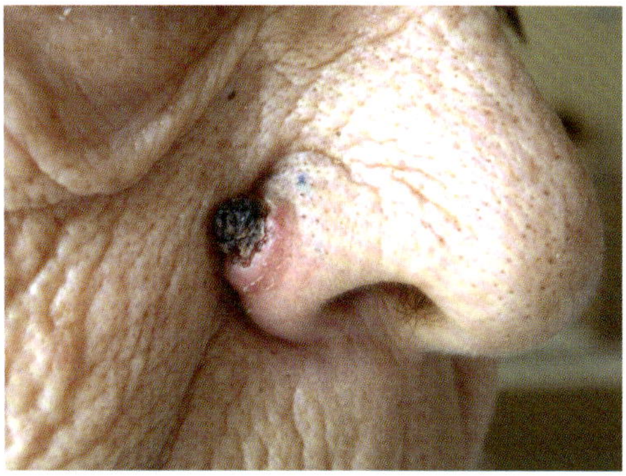

Abb. 2.38: Plattenepithelkarzinom am Nasenflügel.

Malignes Melanom

Pathogenese/Epidemiologie

- Maligner Tumor der Haut, seltener auch der Schleimhäute von Nase, Nasennebenhöhlen und Mundschleimhaut, ausgehend von den Melanozyten. Ein Zehntel der kutanen malignen Melanome entwickelt sich in der Kopf-Hals-Region;
- Inzidenz in Deutschland 10/100.000 Einwohner und Jahr, im Norden Australiens 60/100.000! Die Inzidenz nimmt deutlich zu.

Risikofaktoren: chronische UV-B-Exposition und schwere Sonnenbrände.

Pathologie

Unter den verschiedenen Formen der malignen Melanome haben das im Kopf-Hals-Bereich vorherrschende **Lentigo-maligna-Melanom** und das **superfiziell spreitende** eine bessere Prognose als das **noduläre Melanom** mit primärem Tiefenwachstum.

Zur Diagnostik und Therapie siehe Lehrbücher der Dermatologie.

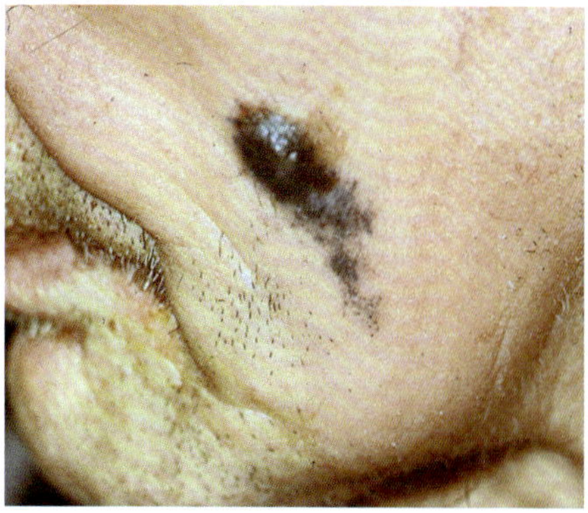

Abb. 2.39: Malignes Melanom der Wange.

> **Merke!**
> Präkanzerosen der Haut müssen engmaschig kontrolliert, klinisch suspekte Befunde in loco exzidiert und histologisch untersucht werden.

Benigne Tumore der inneren Nase und Nasennebenhöhlen

Tumore der inneren Nase und der Nasennebenhöhlen sind insgesamt selten. In Abhängigkeit vom Ort der Entstehung können sie über einen längeren Zeitraum in präformierten Hohlräumen wachsen und entwickeln erst in einem fortgeschrittenen Stadium klinische Symptome.

Osteom

Osteome sind gutartige ossäre Neubildungen, vor allem in der **Stirnhöhle** und im **frontoethmoidalen Übergangsbereich**. Kleine Osteome sind meist Zufallsbefunde. Symptome verursachen größere Tumore durch verdrängendes Wachstum oder entzündliche Komplikationen **(Drainagehindernis).**

Diagnostik

CT zur Beurteilung der Progredienz und zur OP-Planung (→ Abb. 2.40).

Differentialdiagnose

Osteofibröse Dysplasie Jaffé-Lichtenstein.

Therapie

Kleine, asymptomatische Tumore werden (CT-) kontrolliert. Die Wachstumsgeschwindigkeit ist oft gering.

Bei Beschwerden oder Komplikationen: endoskopische Operation oder externer Zugang.

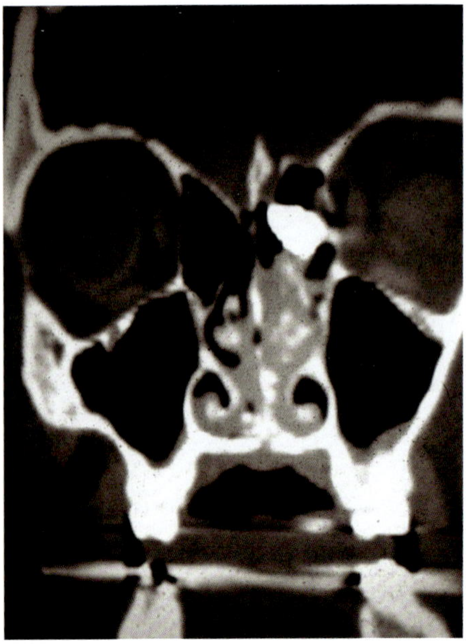

Abb. 2.40: Osteom am sinufrontalen Übergang.

Papillom, invertiertes Papillom

Ätiologie

Papillom: seltener, epithelialer, exophytisch wachsender Tumor, der nahezu ausschließlich am Septum entsteht.

Invertiertes Papillom (Transitionalzellpapillom): von der lateralen Nasenwand oder den Nasennebenhöhlen ausgehende, unter intakter Schleimhautoberfläche lokal infiltrierend und destruierend wachsende Tumore (→ Abb. 2.41a+b).

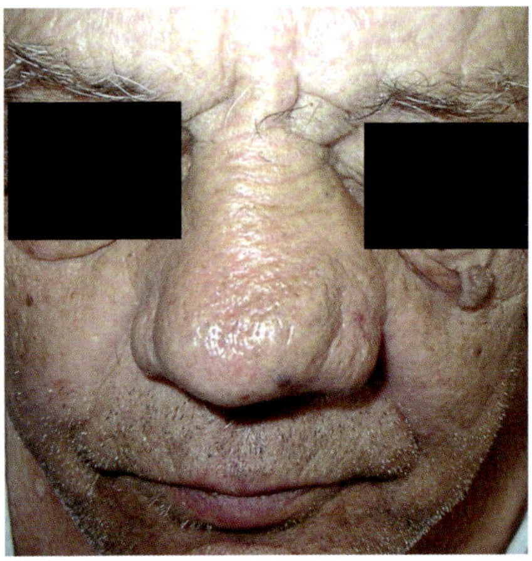

a

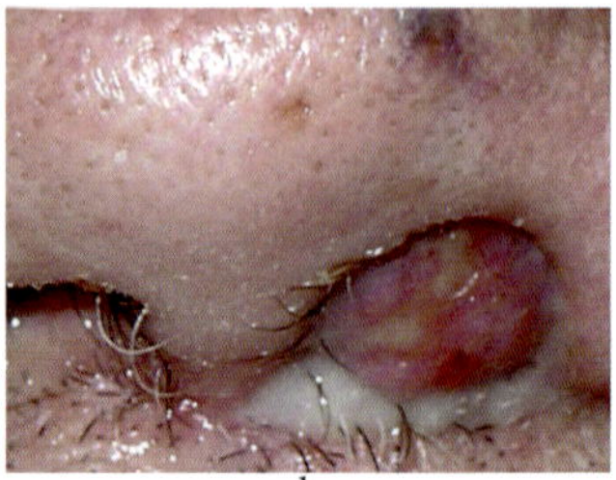

b

Abb. 2.41a+b: Invertiertes Papillom der linken Nasen-/Nebenhöhle im Nasenloch und durch eine paranasale Auftreibung sichtbar.

In 5-26 % syn- oder metachroner **Übergang in ein Plattenepithelkarzinom**. Maligne und benigne Tumorformationen findet man nebeneinander. Die **Rezidivneigung** ist hoch. Ätiologisch werden verschiedene Typen des humanen Papillomavirus diskutiert.

Therapie

- Die chirurgische Therapie zielt auf die komplette **Tumorentfernung** (extranasale und endonasale Zugänge);
- Engmaschige endoskopische und CT-Kontrollen sind erforderlich.

Maligne Tumore der inneren Nase und Nasennebenhöhlen

▶ Fallbeispiel

Ein berenteter Schreiner bemerkte seit 8 Monaten einen rechts betonten Schnupfen, der zunehmend eitrig wurde. Sorgen bereiten ihm die neuerdings auftretenden Blutbeimengungen. Seit 2 Tagen sehe er Gegenstände doppelt, vor allem beim Blick zur Seite. Rhinoskopisch kommt ein schmierig belegter polypoider Tumor zur Darstellung, der die obere Nasenhaupthöhle ausfüllt und nach dem CT-Befund von medial in die Orbita einbricht. Histologisch wird die Diagnose eines Adenokarzinoms gestellt.

Epidemiologie und Pathogenese

Die Inzidenz maligner Tumore der Nase und Nasennebenhöhlen liegt in Europa bei ca. 1/100.000, es besteht eine regionale Häufung von Karzinomen in Südostasien und Zentralafrika. Der Erkrankungsgipfel liegt zwischen dem 50. und 60. Lebensjahr, Männer sind durchschnittlich doppelt so häufig betroffen wie Frauen.

Dentogene maligne Tumore kommen auch bei Kindern vor.

Lokalisation:

- Kieferhöhle 50 %;
- Nasenhaupthöhle 30 %;
- Siebbein 17 %.

Risikofaktoren sind Tabak (auch als Schnupftabak) und wohl auch inhalierbare Rauschgifte.

Außerdem spielen **gewerbliche Noxen** eine zunehmende Rolle:

- Holzstaub von Eichen und Buchen → Adenokarzinom;
- Nickel und Chrom → anaplastisches und Plattenepithelkarzinom;
- Schadstoffe der Textil-, Leder- und Mineralölindustrie → Plattenepithel- und Adenokarzinom.

> **Merke!**
> **Chronische Rhinosinusitiden** gelten als „promoting factor"; die Inzidenz von Malignomen ist 2- bis 3-fach erhöht.

Pathologische Anatomie

Unterschieden werden:

- **Epitheliale Neoplasien** → Plattenepithelkarzinom;
- **Glanduläre Neoplasien** → Adenokarzinom, adenoidzystisches Karzinom;
- **Mesenchymale Neoplasien** → Fibrosarkom;
- **Olfaktoriusneuroblastom (Ästhesioblastom)** → Ursprung sind Zellen des Riechepithels;
- Seltene Tumore: **maligne Melanome, maligne Lymphome**, und **dentogene Tumore;**
- **Metastasen** → besonders von Nierenzell-, Bronchial- und Prostatakarzinom:

Histologische Verteilung:

- Plattenepithelkarzinome 80 %;
- Adenokarzinome 15 %;
- Sonstige 5 %.

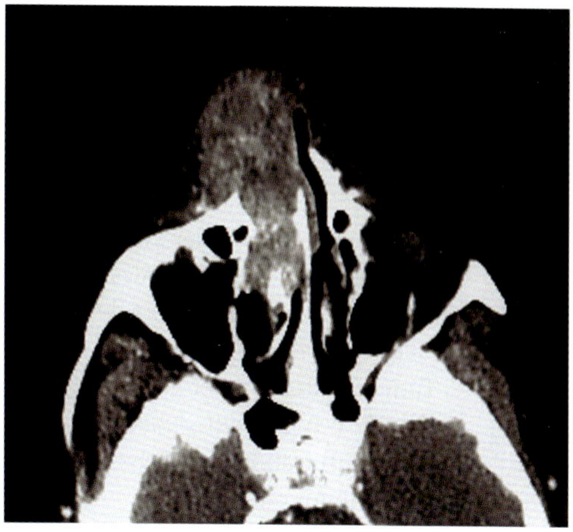

Abb. 2.42: CT Plattenepithelkarzinom der inneren Nase.

Die **Lokalisation** ist neben einem Tumoreinbruch in lebenswichtige Strukturen prognostisch entscheidend. Ein nah der Schädelbasis gelegener Tumor hat eine schlechtere Prognose als ein schädelbasisfern gelegener. Aus diesem Grund gilt die klassische klinische **Einteilung nach Sébileau** (1906) mit Bildung von drei horizontalen Etagen (→ Tab. 2.2) immer noch als klinisch interessant.

Obere Etage	Oberhalb einer durch den Orbitaboden gebildeten Ebene gelegene Tumore
Mittlere Etage	Unterhalb einer durch den Orbitaboden gebildeten Ebene gelegene Tumore
Untere Etage	Unterhalb des Kieferhöhlen- und Nasenbodens gelegene Tumore

Tab. 2.2: Tumoreinteilung nach Sébileau.

Einteilung/Klassifikation/Metastasen

Die T-Klassifikation unterscheidet die anatomischen Bezirke bzw. Unterbezirke

- Nasenhöhle (Nasenboden, laterale Wand, Vestibulum);
- Kieferhöhle;
- Siebbein.

Die T-Klassifikation der **Kieferhöhlenkarzinome** wird exemplarisch in Tabelle 2.3 dargelegt.

T1	Kieferhöhlenbefall ohne Knochendestruktion
T2	Tumor mit Knochenarrosion/-destruktion, ausgenommen posteriore Wand
T3	Tumordestruktion/-penetration der posterioren Wand oder Wangenhaut, der medialen Orbitawand, Fossa infratemporalis oder des Siebbeins
T4a	Tumorinfiltration der vorderen Orbita, Wangenhaut, Schädelbasis
T4b	Tumorinfiltration von Orbitaspitze, Dura, Endokranium

Tab. 2.3: Klassifikation der Kieferhöhlenkarzinome.

Lymphknotenmetastasen sind bei Tumoren der vorderen Nase **submental/submandibulär**, bei Tumoren der hinteren Nase und des Nasenrachens retropharyngeal und im **lateralen Halsfeld** lokalisiert. Die Einteilung der Lymphknoten erfolgt nach der N-Klassifikation (→ Tab. 8.3).

Klinik

Der Tumor breitet sich in einer präformierten Höhle aus, sein Wachstum bleibt also zunächst asymptomatisch. Erst später wächst der Tumor infiltrierend in die Schädelbasis, die Orbita oder die Fossa pterygopalatina. Die **ersten klinischen Zeichen** sind **lange uncharakteristisch.**

Merke!
Tumorverdacht besteht vor allem bei Erwachsenen bei anhaltenden **einseitigen** Nasen- oder Nasennebenhöhlenbeschwerden oder einer einseitigen Polyposis!

Symptome und Befunde

- **Nasal** (70 %):
  - Einseitige **Behinderung der Nasenatmung** (Frühsymptom bei Tumoren der inneren Nase, Spätsymptom bei Nasennebenhöhlen- und Kiefertumoren);
  - Einseitige **eitrige, fötide oder blutige Rhinorrhö;**
  - Geruchsstörung;
  - Rhinoskopischer Tumornachweis;
- **Oral** (30 %):
  - Kopf- oder Zahnschmerz, Kieferklemme;
  - Vorwölbungen von Alveolarkamm oder Gaumen;
  - Tumordurchbruch;
- **Okulär** (25 %):
  - Exophthalmus, Lidschwellung, Tränenfluss;
  - Doppelbilder;
  - Schmerzen;
- **Gesicht** (10 %:)
  - Asymmetrie, Wangenschwellung;
  - Parästhesien, Schmerzen.

Diagnostik

Klinische Diagnostik

- Äußerliche Beurteilung des Gesichtsschädels (Gesichtsasymmetrie, einseitige Schwellungen), der Lider, des Bulbus und der Augenmotilität;
- Endoskopie von Cavum nasi, Nasennebenhöhlen und Nasopharynx;
- Prüfen der Hirnnervenfunktion und des Kauapparates.

Bildgebende Verfahren

- CT-NNH;
- MRT (Tumorinfiltration der Weichteilgewebe von Orbita, Endokranium und Fossa pterygopalatina);
- Staging: Halsweichteile, Thorax- und Oberbauchorgane.

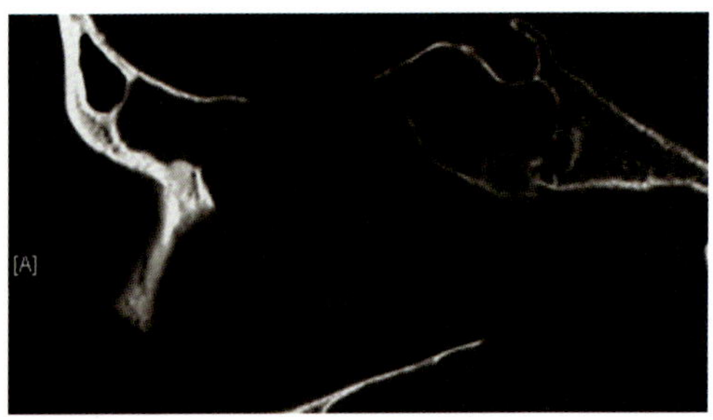

Abb. 2.43: CT NNH-Karzinom mit Schädelbasisinfiltration.

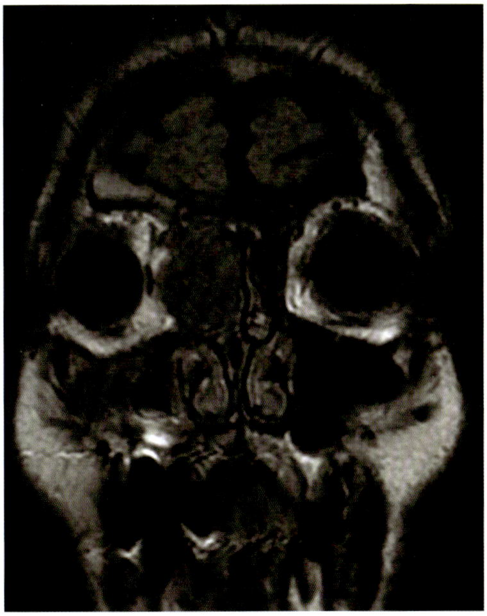

Abb. 2.44: MRT NNH-Karzinom mit Infiltration von Schädelbasis und Orbita.

Histologie

Bei der Biopsie muss berücksichtigt werden, dass maligne Neubildungen oft von entzündlichen (polypösen) begleitet werden (Biopsiegröße! Ggf. wiederholen!)

Therapie

- Möglichst **radikale chirurgische** Resektion, oft nur durch **externen Zugang** möglich, ggf. interdisziplinär (Neurochirurgie/Augenheilkunde);
- Postoperative **Radio(chemo)therapie;**
- **Plastisch-rekonstruktive Maßnahmen** unter Einschluss von **Epithesen bzw. Prothesen** (z.B. nach Exenteratio orbitae).

Nachsorge

Die engmaschigen Kontrollen beinhalten die lokale Inspektion und Endoskopie sowie regelmäßige CT-Untersuchungen.

Prognose

80 % der malignen Tumore werden erst in fortgeschrittenen Stadien diagnostiziert, daher ist die Prognose relativ schlecht. Die 5-Jahres-Überlebensrate aller sinunasalen Malignome und Kiefermalignome liegt bei 35-45 %.

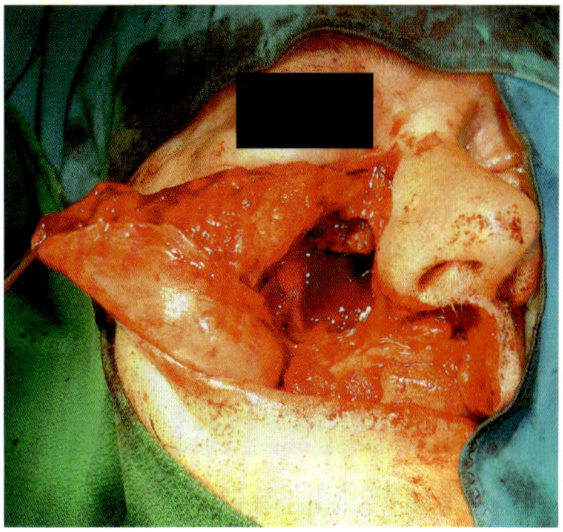

Abb. 2.45: Offene Operation eines NNH-Karzinoms.

Plattenepithelkarzinom

Meist mittelgradig differenzierte, exophytische Plattenepithelkarzinome sind die **häufigsten** Karzinome der Nasennebenhöhlen und betreffen bevorzugt ältere Männer.

Ätiologisch spielen chronische Entzündungen und exogene Noxen (z.B. Nickel, Chrom, Inhalationsrauchen) eine Rolle.

Häufigste Lokalisation (60 %) ist der **Sinus maxillaris** (→ Abb. 2.46):

Therapie

Die Therapie besteht in einer möglichst radikalen Operation (→ Abb. 2.45), ggf. mit Lymphbahnsanierung und Nachbestrahlung.

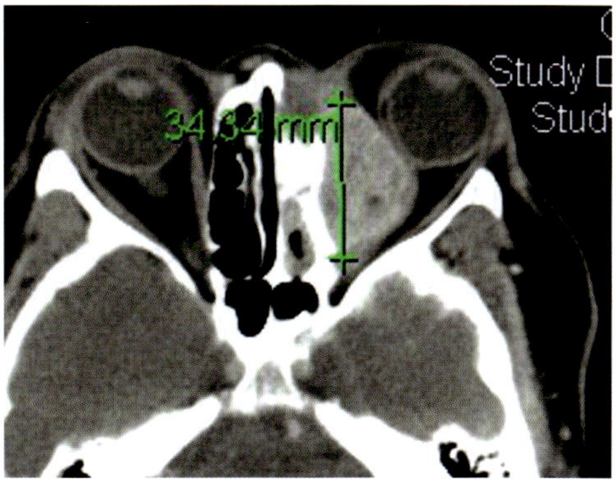

a

Laterale Mittelgesichtsfraktur

Ätiologie

Die Jochbeinfraktur (Os zygomaticum, Arcus zygomaticus) ist die häufigste laterale Mittelgesichtsfraktur. Meist sind auch die Orbitawände, insbesondere der Boden, und die Kieferhöhle von der Fraktur betroffen (→ Abb. 2.54).

Klinik

- Hämatom periorbital (Monokelhämatom) und/oder über dem Jochbogen, ggf. auch Diplopie und Hyposphagma mit Zeichen der Orbitabodenfraktur (s.u.);
- Konturabflachung des Jochbeins (Schwellung!):
- Hypästhesie im Bereich des N. infraorbitalis;
- Bei komplizierten Frakturen:
  - **Kiefersperre** (beeinträchtigter Mundschluss) oder
  - **Kieferklemme** (beeinträchtigte Mundöffnung bei Verletzung der Kaumuskulatur oder Dislokation).

Diagnostik

- Klinische Untersuchung einschließlich Palpation (Stufe des Jochbogens oder der Orbitaränder?);
- CT-NNH.

Therapie

- Isolierte Jochbogenfraktur: Reposition, ggf. Osteosynthese;
- In Abhängigkeit von der Klinik (z.B. Doppelbilder und/oder Sensibilitätsstörungen) weitere Maßnahmen (s.u., → Abb. 2.49).

Orbitabodenfraktur (Blow-Out-Fraktur)

Ätiologie

Die Orbitabodenfraktur tritt häufig isoliert oder in Kombination mit einer Jochbeinfraktur auf:

- **Blow-Out-Fraktur** durch direkte Krafteinwirkung auf den Bulbus, ggf. mit Dislokation von Orbitainhalt in die Kieferhöhle;
- **Blow-In-Fraktur** durch Krafteinwirkung auf den Orbitarand.

Klinik

- Monokelhämatom;
- Enophthalmus durch Dislokation von Orbitainhalt in den Sinus maxillaris. Cave: Der Orbitaboden kann vorübergehend durch ein Kieferhöhlenhämatom stabilisiert sein!
- Stufenbildung am Orbitarand;
- Doppelbilder (Einklemmung von Augenmuskeln);
- Sensibilitätsstörung des N. infraorbitalis.

Diagnostik

Klinische Untersuchung mit Palpation (Stufenbildungen, s.o.), Sensibilitätsprüfung (N. V2), Visus- und Motilitätsprüfung der Augen. Unbedingt CT-NNH (→ Abb. 2.49).

Therapie

Operativ bei **Funktionsstörungen**:

- Reposition und Stabilisierung der verlagerten Orbitaweichteile (Augenmuskeln);
- Dekompression des N. infraorbitalis;
- Plattenosteosynthese bei Frakturen des knöchernen Orbitarandes (→ Abb. 2.50).

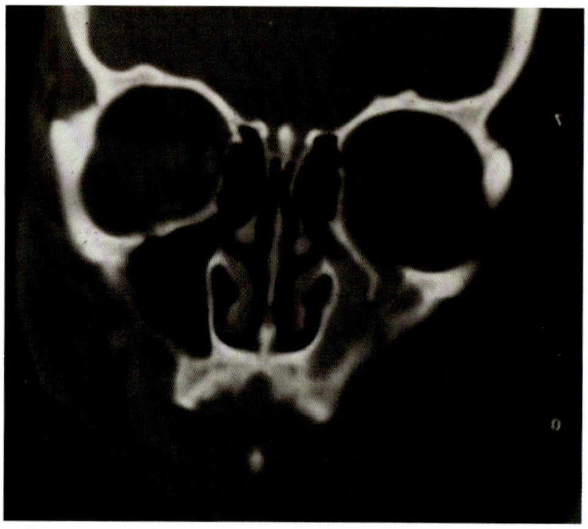

Abb. 2.49: Orbitabodenfraktur mit Dislokation des Orbitainhalts in die Kieferhöhle.

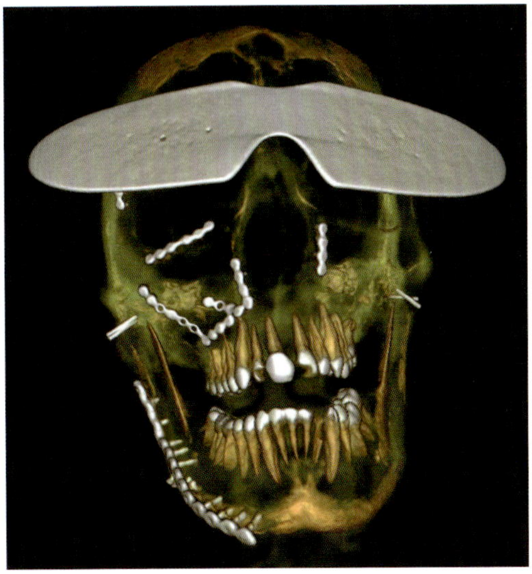

Abb. 2.50: Diverse Plattenosteosynthesen des Mittelgesichts und der Kieferknochen.

Merke!
Frakturen des zentralen Mittelgesichts und der Rhinobasis werden meist als eigenständige Krankheitsbilder abgehandelt – klinisch bestehen aber oft fließende Übergänge, die bei Diagnostik und Therapie berücksichtigt werden müssen.

Nasenpyramidenfraktur

Häufige Fraktur des Mittelgesichts, die isoliert oder als Teil eines ausgedehnten Mittelgesichtstraumas entsteht.

Unterschieden werden außerdem **geschlossene** Fraktur (intakte Haut) und **offene** (Verletzung der Nasenhaut). Auch das knöcherne Septum kann frakturiert sein.

Klinik

- Schiefstand der Nasenpyramide, palpable Krepitationen; ggf. durch Weichteilschwellung kaschiert;
- Epistaxis, behinderte Nasenatmung durch Verletzungen der inneren Nase.

Diagnostik

- Klinische Untersuchung, Palpation, Vergleich mit dem Zustand vor dem Trauma (Foto). Beurteilung ggf. erst nach Abschwellung;
- Röntgen in 2 Ebenen mit häufig nicht eindeutigen Befunden; vor allem bei V.a. eine ausgedehntere Fraktur CT (→ Abb. 2.51);
- Rhinoskopie: bei einer Septumfraktur entsteht ein **Septumhämatom**, das als elastische Vorwölbung palpiert werden kann.

Therapie

- Bei nicht-dislozierter, geschlossener Fraktur rein symptomatische Behandlung;
- Bei Dislokation innerhalb der ersten Tage Reposition und Schienung;
- Bei offener Fraktur auch Wundversorgung;
- Ein Septumhämatom muss sofort drainiert werden. Danach Nasentamponade (→ Kap. 2.5.4.).

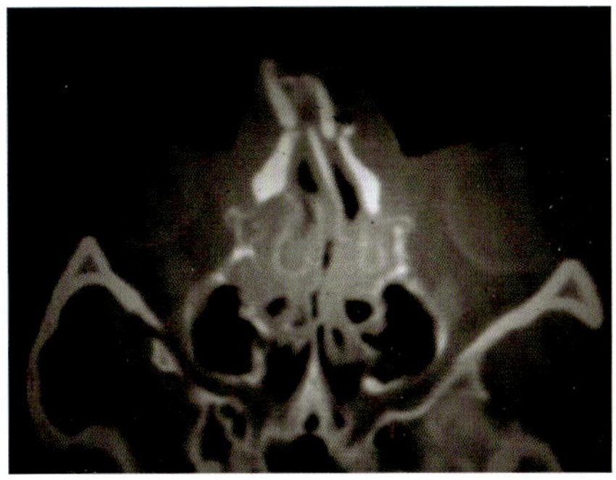

Abb. 2.51: CT dislozierte Fraktur der knöchernen Nasenpyramide.

Merke!
Durch die Infektion eines nicht drainierten Septumhämatoms kommt es zur Nekrose des knorplig-knöchernen Nasenskeletts und zur Ausbildung einer Sattelnase.

Zentrale Mittelgesichtsfrakturen

Ätiologie

Ausgedehntere Mittelgesichtsfrakturen entstehen durch Verkehrsunfälle mit frontalem Aufprall des Kopfes und Rohheitsdelikte, aber auch nach Bagatelltraumen. Die Frakturlinien verlaufen meist quer (transversal), selten sagittal (→ Abb. 2.52).

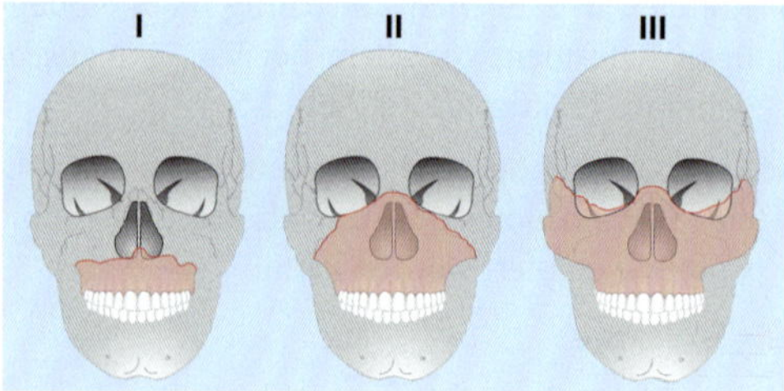

Abb. 2.52: Mittelgesichtsfrakturen – Einteilung nach Le Fort.

LeFort I	Basale Absprengung der Maxilla mit Abriss von Hartgaumen und Processus alveolaris
LeFort II	Mittlere Fraktur der Maxilla mit Abriss der Maxilla im Bereich des medialen Orbitabodens, Frakturen des Siebbeins, Nasenbeins, Processus frontalis und Processus zygomaticus der Maxilla. Typische Vergrößerung des Zwischenaugenabstands (Hypertelorismus)
LeFort III	Hohe Absprengung der Maxilla mit Abriss des Gesichtsschädels von der Schädelbasis.

Tab. 2.4: Einteilung der Mittelgesichtsfrakturen nach Le Fort.

> **Merke!**
> Bei **allen Le Fort-Frakturen** ist das Leitsymptom die **Okklusionsstörung!**

Klinik/Diagnostik/Therapie

siehe folgenden Absatz

Rhinobasale (frontobasale) Frakturen

Definition

Verletzungen der knöchernen Hirnschädelkapsel im Bereich der vorderen Schädelgrube und der angrenzenden Nasennebenhöhlen (Stirnhöhlen, Siebbein, Keilbeinhöhle).

Ätiologie

Entstehung durch Gewalteinwirkung von vorne oder als Komplikation bei Nasennebenhöhlenoperationen. Durch eine Duraverletzung kommt es zur **Rhinoliquorrhö.** Prädilektionsstellen sind Lamina cribrosa, Stirnhöhlenhinterwand und Sella; hier ist die Dura fest mit der Schädelbasis verwachsen.

> **Merke!**
> Die Rhinoliquorrhö nach einer rhinobasalen Fraktur sistiert teilweise spontan. Durch den verbleibenden Duradefekt kann es aber auch nach Jahrzehnten zu endokraniellen Infektionen kommen. Deshalb muss immer eine chirurgische Revision erfolgen!

Klinik

- **Weichteilverletzungen:** offen oder geschlossen, **Gesichtsdeformitäten** (Stufenbildung, Asymmetrie);
- **Blutungen** aus Nase und Mund;
- **Monokel- oder Brillenhämatom, Hyposphagma:**
  - **Doppelbilder** durch Einklemmung von Augenmuskeln und Orbitainhalt;
  - **Visusstörungen** durch Verletzung des Bulbus oder N. opticus;
- **Rhinoliquorrhö** oder **Hirnprolaps**, ggf mit **Pneumenzephalon** (subdurale Luftansammlung);
- **Sensibilitätsstörungen**, vor allem durch Traumatisierung des N. V2;
- **Riechstörungen** (Abriss der Fila olphactoria oder durch Contusio cerebri).

> **Merke!**
> Das Ausmaß der Weichteilverletzungen lässt nicht immer einen Rückschluss auf das Ausmaß der knöchernen Frakturen zu!

Diagnostik

Untersuchungen der häufig polytraumatisierten, nicht ansprechbaren Patienten sind schwer durchführbar. Außerdem behindern starke Blutungen aus Mund und Nase sowie maskierende Gesichtsschwellungen die Diagnostik.

- **Klinische Untersuchung** einschließlich Palpation, Prüfung der Okklusion, **Endoskopie** und **Ohrmikroskopie** (Ausschluss einer laterobasalen Fraktur → Kap. 1.8.2.);
- **Geruchsprüfung;**
- **Nachweis einer Rhinoliquorrhö** durch β-trace-Protein im Nasensekret;

- Prüfung von **Visus** und **Bulbusmotilität;**
- **Immer Schnittbilddiagnostik!** CT des Gesichtsschädels und der Schädelbasis, ggf. auch CCT oder CMRT zur Darstellung intrakranieller Läsionen.

Therapie

Bei Mehrfachverletzten ist ein **multidisziplinäres Therapiemanagement** erforderlich.

Nicht aufschiebbare HNO-Eingriffe sind:

- Konservativ nicht beherrschbare Blutungen aus Mund und Nase;
- Offene Hirn- bzw. Duraverletzung mit massivem Liquorabgang;
- Fremdkörper in der Frontobasis, Pfählungsverletzungen;
- Rhinogene endokranielle Infektionen;
- Orbitale Komplikationen, insbes. Erblindung.

Planbare HNO-Eingriffe:

- Verschluss kleinerer Liquorfisteln;
- „Enttrümmerung" einer Nebenhöhlenfraktur mit Abflussbehinderung zur Vermeidung einer Zelenbildung;
- Operation dislozierter Orbita- und Nasenbeinfrakturen:

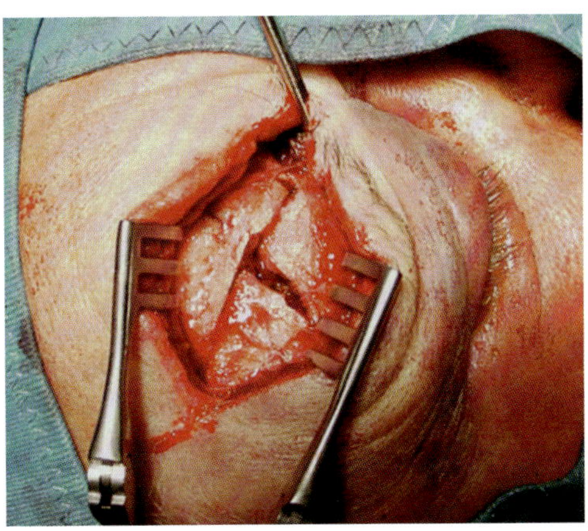

Abb. 2.53: Fraktur der Stirnhöhle nach Reposition.

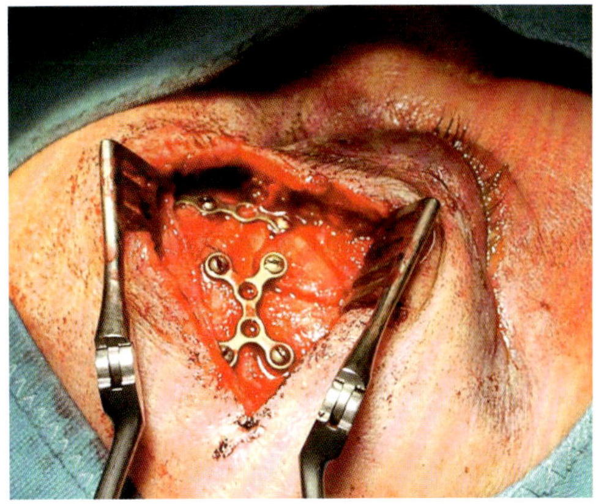

Abb. 2.54: Fraktur der Stirnhöhle - Plattenosteosynthese.

3. Mundhöhle und Pharynx

3.1. Anatomische Grundlagen

Mundhöhle und Pharynx sind Eingang des Speisewegs, bilden die oberen Atemwege und spielen als „Ansatzrohr" auch bei der Artikulation eine entscheidende Rolle. Mit Hinblick auf die Nomenklatur muss darauf geachtet werden, dass die vorderen 2/3 der Zunge zur Mundhöhle, das hintere 1/3 zum Oropharynx gehören.

3.1.1. Mundhöhle

Topographie

Die **Mundhöhle** (→ Abb. 3.1) ist der Raum von den Lippen bis zu den vorderen Gaumenbögen, der Grenze zum Oropharynx; sie wird nach oben durch den harten und weichen Gaumen vom Nasenraum sowie vom Epipharynx getrennt und nach unten vom Mundboden begrenzt.

Der **Mundvorhof, das Vestibulum oris**, umfasst den Raum zwischen Mundspalte, Lippen und Wange einschließlich Wangenfettkörper sowie Zahnreihe bzw. Alveolarkamm. Die Haut-Schleimhaut-Grenze der Lippen liegt individuell unterschiedlich. Die Lippenbändchen (Frenula) ziehen ca. 5 mm vom Zahnfleischrand entfernt in die Lippen. In der Wangenschleimhaut mündet gegenüber dem zweiten oberen Molaren der Ductus parotideus (Stenon) mit seiner Papille.

Die **eigentliche Mundhöhle (Cavum oris)** wird von der **Zunge (Lingua)** nahezu völlig ausgefüllt. Die **Binnenmuskeln** bilden den Zungenkörper, die **Skelettmuskeln** verankern die Zunge an Zungenbein, Gaumen, Mundboden und Schädelbasis (s. auch Lehrbücher der Anatomie). Durch die Anordnung der Muskulatur wird eine extreme Mobilität gewährleistet. Topographisch unterschieden werden **Apex** (Zungenspitze), **Dorsum** (Rücken) und **Radix** (Zungenwurzel, -grund), die im **Sulcus glossoepiglotticus** bis an die Epiglottis reicht. Der Zungengrund gehört topographisch zum Oropharynx.

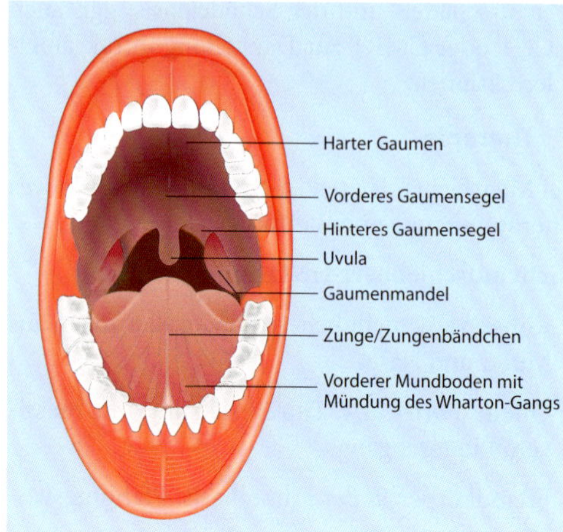

Abb. 3.1: Anatomie der Mundhöhle.

Die Zungenschleimhaut geht lateral und vorn in die Schleimhaut des **Mundbodens** über, an der Unterseite der Zunge (facies inferior) werden das Zungenbändchen (Frenulum linguae) und lateral davon die Mündung des Ausführungsgangs der Unterkieferspeicheldrüse (Gl. submandibularis) und der unmittelbar submukös gelegenen Unterzungenspeicheldrüse (Gl. sublingualis) sichtbar (Wharton-Gang; → Kap. 9.1.2.). Den wesentlichen muskulären Bestandteil des Mundbodens bildet der M. mylohyoideus, der sich zwischen Zungenbein und horizontalen Unterkieferästen spannt (weitere: M. geniohyoideus, Venter anterior des M. digastricus).

Der Unterkiefer **(Mandibula)** bildet einen stumpfen Winkel, in dem der horizontale Unterkieferast in den vertikalen übergeht **(Kieferwinkel)**. Der **Processus articularis** und die Gelenkpfanne an der lateralen Schädelbasis sind Bestandteile des **Kiefergelenks**. Erkrankungen des Kiefergelenks sollten bei in die Gesichtsregion ausstrahlenden Kopfschmerzen differentialdiagnostisch berücksichtigt werden.

Histologie

Die gesamte Mundhöhle und das Lippenrot werden von einem mehrschichtigen, **nicht verhornendem Plattenepithel**, in dem sich ca. 1.000 kleine **Speicheldrüsen** befinden, ausgekleidet. Die Sekretion der kleinen Speicheldrüsen ist entscheidend für die Feuchtigkeit der Mundschleimhäute und spielt eine wichtige Rolle im Rahmen immunologischer Vorgänge und beim Zahnschutz (→ Kap. 9.1.4.).

Der größte Teil des Zungenrückens ist von **Papillae filiformes** besetzt, die von Plattenepithel überzogen sind und den samtartigen Aspekt der Oberfläche ausmachen. Dazwischen eingestreut liegen **Papillae fungiformes** sowie an den hinteren Seitenrändern **Papillae foliatae**, die nicht von Plattenepithel überzogen sind und **Geschmacksknospen** tragen. Kaudal ist der Zungenrücken durch den **Sulcus terminalis**, der sich vom **Foramen caecum** (Endpunkt des **Ductus thyreoglossus**, → Kap. 8.4.1.) beidseits nach lateral vorn öffnet, von der Zungenwurzel getrennt. Unmittelbar vor dieser Furche liegen 7-12 **Papillae vallatae**, in deren Wallgräben die meisten Geschmacksknospen liegen.

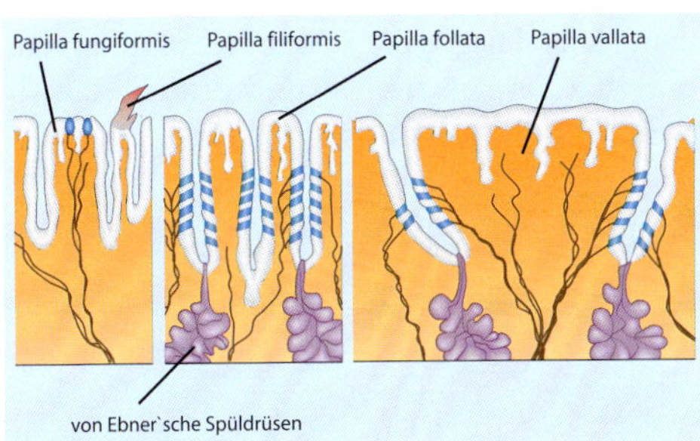

Abb. 3.2: Oberfläche der Zunge: Papillen.

Gefäßversorgung

Die intensive **arterielle Versorgung** erfolgt über Äste der **A. carotis externa:**

- A. facialis (Lippen, Wange);
- A. lingualis (Zunge);
- A. palatina descendens (Gaumen);
- A. pharyngea ascendens et descendens (Gaumenmandeln);
- A. maxillaris (Gaumen).

(→ auch Abb. 8.2)

Die den Arterien entsprechenden Venen münden, vor allem über die V. facialis, in die **V. jugularis interna**.

Merke!
Sowohl retrograd über die V. facialis als auch anterograd über den Plexus venosus pterygoideus besteht ein Anschluss an den **Sinus cavernosus** und damit eine Verbindung nach intrakraniell (cave: aufsteigende Infektionen!).

Lymphabfluss

Die regionären Lymphstationen der Mundhöhle sind die **submentalen** und **submandibulären Lymphknotenstationen** (Level Ia und Ib); außerdem erfolgt die Drainage in die oberen Lymphknoten der tiefen **jugulären Lymphknoten** (Level II). Es bestehen Verbindungen zu den entsprechenden **kontralateralen** Lymphknotenstationen, insbesondere bei Mittellinien-nah gelegenen Prozessen, und zu den **parotidealen** Lymphknoten (→ Kap. 8.1.3.).

Nerven

Die **motorische Versorgung** der Zunge erfolgt durch den N. hypoglossus, die der Mundboden- und Kaumuskulatur durch den N. mandibularis des N. trigeminus.

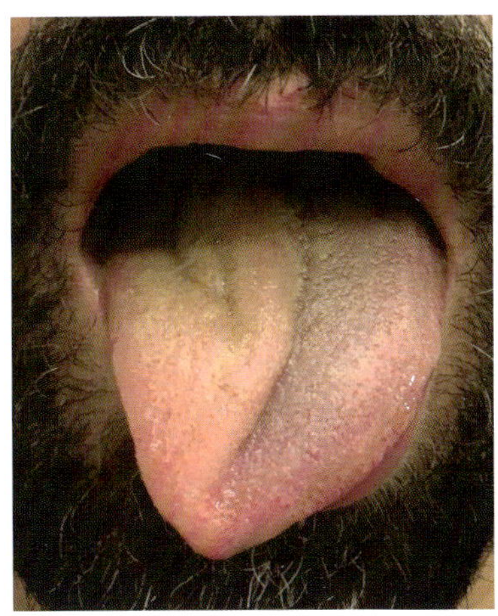

Abb. 3.3: Hypoglossusparese rechts.

Sensible Äste des N. trigeminus innervieren die Mundhöhlenschleimhaut. Die Zunge wird sensibel durch den N. lingualis versorgt, im Bereich des Zungengrundes durch Äste des N. glossopharyngeus und des N. vagus.

Geschmacksfasern aus der Region bis zum Sulcus terminalis verlaufen im N. lingualis aus der Chorda tympani (Speicheldrüseninnervation → Kap. 9.1.) und hinter dem Sulcus terminalis aus dem N. glossopharyngeus.

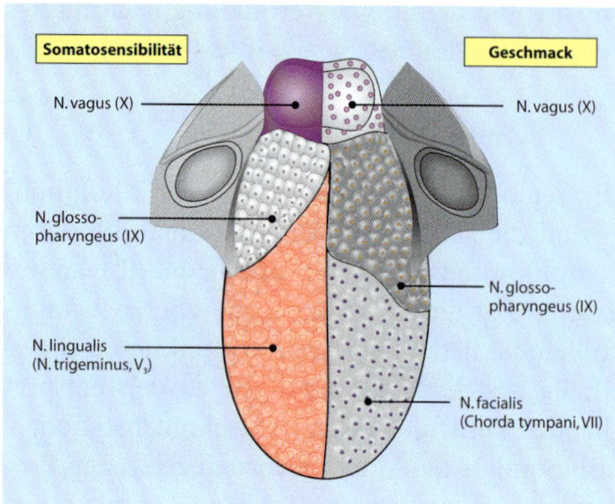

Abb. 3.4: Sensible und gustatorische Versorgung der Zunge.

3.1.2. Pharynx

Topographie

Der Pharynx (→ Abb. 3.5) ist beim Erwachsenen ein ca. 13 cm langer Dreiviertelschlauch mit vorn gelegener Öffnung und fibrös-muskulären Seiten- und Hinterwänden. Unterschieden werden der

- Pars nasalis → Epi-/Nasopharynx;
- Pars oralis → Oropharynx;
- Pars laryngea → Hypopharynx.

Besprechung des Hypopharynx → Kap. 4.

Die **Schlundschnürer**, die Mm. constrictor pharyngis superior, medius et inferior, entspringen von Schädelbasis, Zungenbein und Kehlkopf und umfassen den Pharynxtrichter von drei Seiten. Eine zweite Muskelgruppe, die paarigen **Schlundheber** (Mm. stylopharyngeus, salpingopharyngeus, palatopharyngeus) strahlen von außen in die Pharynxwand ein und bewegen den Pharynxtrichter in vertikaler Richtung.

Der **Nasopharynx** hat sechs Wände und eine kubische Form:

Nach oben wird er von der Schädelbasis mit Clivus und Os sphenoidale begrenzt. Hier liegt die **Tonsilla pharyngea**.

Die vordere Begrenzung bilden Vomer und Choanen (hintere Nasenlöcher).

Lateral liegen die **Rosenmüller-Gruben (Recessus pharyngis)** und weiter vorn der **Torus tubaris** (Öffnung der Ohrtrompeten).

Die Hinterwand wird vom oberen Schlundschnürer, der prävertebralen Muskulatur und den oberen Halswirbelkörpern gebildet. Hier kann eine embryonal angelegte **Bursa pharyngealis (Tornwaldt-Krankheit**, → Kap. 3.5.1.) persistieren.

Die kaudale Grenze des Nasopharynx zum Oropharynx ist eine gedachte Horizontale in Höhe des Gaumensegels.

Der **Oropharynx** öffnet sich nach vorn durch das Tor des vorderen und hinteren Gaumenbogens, den **Arcus palatoglossus** und **palatopharyngeus** mit den gleichnamigen Muskeln, zur Mundhöhle (**Isthmus faucium**). Zwischen den Gaumenbögen liegen die Gaumenmandeln **(Tonsillae palatinae)**. Die kaudale Grenze ist die Epiglottisoberkante. Zungengrund und linguale Epiglottisfläche werden ebenfalls zum Oropharynx gezählt. Dorsal und lateral liegen die Schlundschnürer und die Vorderflächen des zweiten und dritten Halswirbelkörpers.

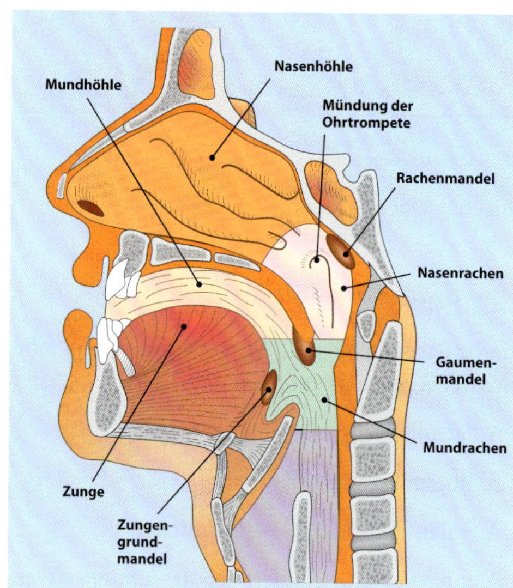

Abb. 3.5: Anatomie des Pharynx.

An der Dorsalfläche der Zungenwurzel befindet sich das lymphatische Gewebe der **Zungengrundtonsille.**

Aus funktionellen Gründen ist die **Oberfläche der Organe des Waldeyer-Ringes stark vergrö-**

ßert. Die Tonsillae pharyngea et lingua haben eine exophytisch gefältelte Struktur, die Oberfläche der Tonsilla palatina beträgt durch Einziehungen zwischen den lymphatischen Follikeln (**Kryptenaufbau**) 300 cm^2. In den tiefen und engen Krypten sammelt sich nicht selten Material (Detritus) an, das in den oberflächlichen Öffnungen sichtbar ist.

Merke!
Kleine Karzinome der Organe des Waldeyer-Ringes sind wegen der zerklüfteten Organoberflächen bei der endoskopischen Untersuchung oft schwer erkennbar (→ Kap. 3.5.13.). Der Region kommt deshalb bei der Suche nach einem unbekannten Primärtumor besondere Bedeutung zu.

Histologie

Die Nasopharynxschleimhaut ist mit respiratorischem Flimmerepithel bedeckt, das im Oropharynx in nicht verhornendes Plattenepithel übergeht.

Gefäßversorgung

Die **arterielle Versorgung** erfolgt durch Äste der A. carotis externa (→ auch Abb. 8.2):

- A. palatina;
- A. pharyngea ascendens;
- A. maxillaris;
- A. lingualis;
- A. facialis.

A. pharyngea ascendens und A. lingualis versorgen die Region der Gaumenmandeln und haben klinische Bedeutung bei Blutungen nach Tonsillektomie (Ligatur der Gefäße). In der Kapsel der Gaumenmandel erfolgt ein Kalibersprung der arteriellen Gefäße: Die meisten kaliberstärkeren Gefäße enden dort. Dies ist der Grund dafür, dass Nachblutungen nach einer intrakapsulären Mandelentfernung (Tonsillotomie) wesentlich seltener sind als nach einer extrakapsulären (Tonsillektomie).

Der **venöse Abfluss** geschieht über die gleichnamigen Venen, den Plexus pterygoideus und schließlich die **V. jugularis interna**.

Lymphabfluss

Die Lymphe des Oro- und Nasopharynx drainiert entweder direkt oder über retropharyngeale Zwischenstationen in erster Linie in die **tiefen jugulären Lymphknoten** (Level II und III). Im Bereich der **retropharyngealen Lymphknoten** besteht ein Anschluss zur **kontralateralen** Seite! Eine **bilaterale Drainage** besteht außerdem bei Prozessen im Zungengrund, z.B. bei Zungengrundkarzinomen. Zum Drainagegebiet der Tonsillenregion, der Rachenhinterwand und des Nasopharynx gehören auch **Lymphknoten der Parotisregion.** Vom **Nasopharynx** besteht eine direkte lymphatische Verbindung zu den occipitalen und nuchalen Lymphknoten und in das **laterale Halsfeld** („Akzessoriuskette"). Die paratrachealen Lymphknoten der Rekurrenskette liegen im Abflussgebiet des Hypopharynx, von dort besteht ein direkter Anschluss an den Mediastinalraum (→ Kap. 4.1.).

Nerven

Mundhöhle und Pharynx bilden die oberen Atem- und Speisewege und sind als Resonanzkörper wichtig für die Artikulation. Regulation und Koordination der einzelnen Funktionen erfordern eine komplexe, weitgehend autonom ablaufende nervale Steuerung.

Die **sensible Schleimhautinnervation** erfolgt entsprechend den anatomischen Etagen von oben nach unten durch den:

- N. maxillaris (Nn. pterygopalatini) – Epipharynx;
- N. glossopharyngeus – Oropharynx;
- N. vagus – Hypopharynx.

Merke!
Die Anastomosen zwischen IX. und X. Hirnnerv zum N. tympanicus und R. auricularis erklären das Auftreten von Ohrenschmerzen bei Anginen, nach Tonsillektomie und bei infiltrierend wachsenden Tumoren der Pharynxseitenwände.

An der **motorischen Versorgung** sind neben dem IX. und X. Hirnnerv auch die Nn. facialis und hypoglossus beteiligt.

- Eine **schwarze Haarzunge** kann Folge einer Antibiotikatherapie sein;
- Die **Haarleukoplakie** ist nahezu pathognomonisch für eine HIV-Infektion (→ Kap. 3.5.11.);
- Bei der **Lingua geographica** (→ Abb. 3.10) mit einer landkartenartigen rot- und blassgefärbten Zungenoberfläche, der **Lingua plicata** (Faltenzunge) und der **Glossitis rhomboidea mediana** (→ Abb. 3.11) mit einem geröteten Schleimhautareal in der hinteren Mittellinie der Zunge handelt es sich um **harmlose Normvarianten**.

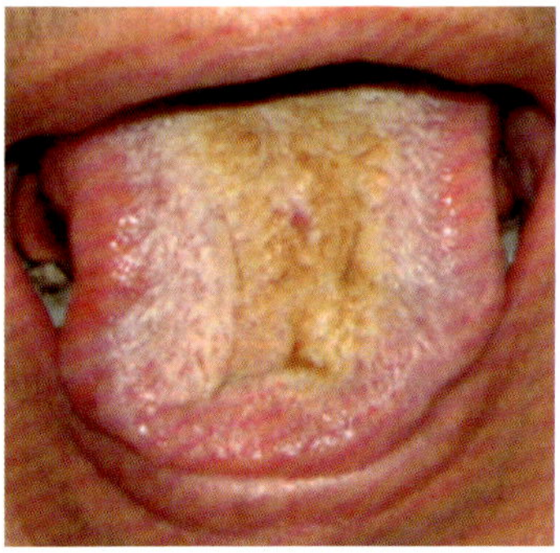

Abb. 3.9: Haarzunge.

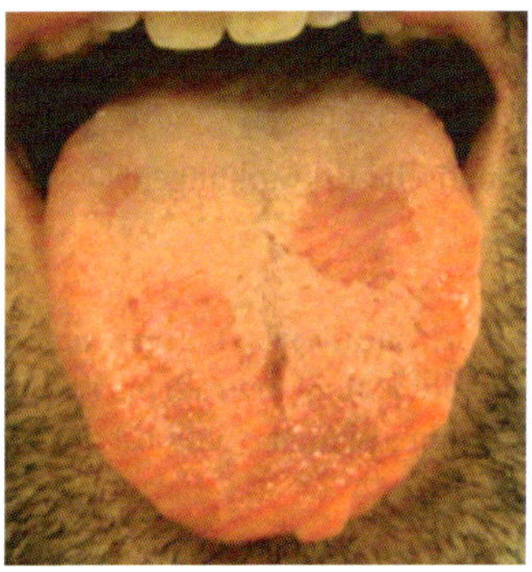

Abb. 3.10: Lingua geographica.

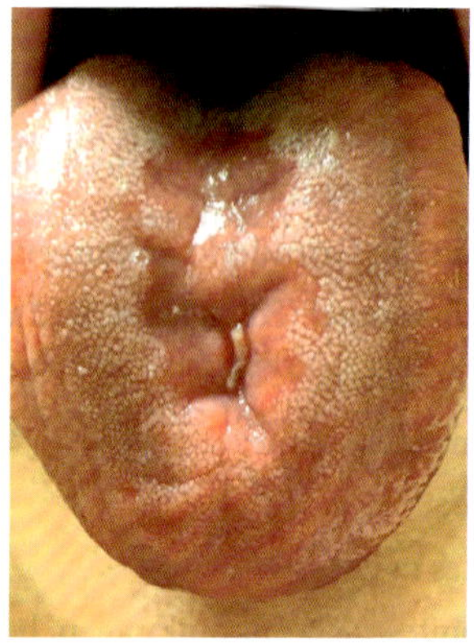

Abb. 3.11: Glossitis rhomboidea mediana.

3.3.6. Schleimhautbeläge

- Weißliche Beläge → **unspezifische Infektionen;**
- Schmierige Beläge → **bakterielle Superinfektionen** (fötider Geruch);
- Weiße, polygonal begrenzte Auflagerungen mit rotem Rand → **Mundsoor;**
- Weißgraue Beläge mit leicht blutender Grundlage → **Diphtherie** (süßlicher Mundgeruch);
- **Schleimhauttrockenheit** (Xerostomie) mit zähen Schleimauflagerungen bei:
  - Allgemeiner Dehydratation (Kachexie);
  - Infektionskrankheiten;
  - Rheumatischen Erkrankungen (z.B. M. Sjögren);
  - Internistischen Erkrankungen (Eisen- oder Vitamin-A-Mangel, Hypertonus, Diabetes mellitus);
  - Nebenwirkung von zahlreichen Medikamenten (Atropin, Phenothiazine, Psychopharmaka);
  - Nach Strahlentherapie.

3.3.7. Geschmacksstörungen

Zur Häufigkeit von Geschmacksstörungen gibt es wenig valide Daten, sie werden aber wesentlich seltener als Riechstörungen diagnostiziert. Meist liegen qualitative Geschmacksveränderungen vor.

Einteilung

- **Quantitativ:**

- **Hypogeusie:** vermindertes Geschmacksvermögen z.B. bei Infekten, nach Bestrahlung und im Alter;
- **Hypergeusie:** gesteigerte Geschmacksempfindlichkeit z.B. bei N. glossopharyngeus-Neuralgie;
- **Ageusie:** totaler oder selektiver Ausfall des Geschmacksvermögens, z.B. toxisch;

- **Qualitativ:**
  - **Parageusie:** Fehlschmecken, z.B. bei viraler Schädigung;
  - **Kakogeusie:** unangenehme Geschmacksempfindung (z.B. zentrale Ursachen);
  - **Phantogeusie:** Wahrnehmung ohne Vorhandensein eines Geschmacksreizes, z.B. bei psychiatrischen Krankheitsbildern.

Bei der **Ätiologie** einer Schmeckstörung werden epitheliale, endokrine, nervale und zentrale Ursachen unterschieden.

- **Epitheliale** Ursachen:
  - Exogen: Tabak, Alkohol, Verätzungen, Mundpflegemittel, Infektionen, rheumatische Erkrankungen (M. Sjögren);
  - Medikamente (z.B. Acetylsalicylsäure, D-Penicillamin, Neuroleptika, ACE-Hemmer, Lipidsenker: meist reversibel);
  - Strahleninduziert (reversibel bis 1 Jahr);
  - "Burning-mouth-Syndrom" (2/3 der Fälle);
- **Endokrine** Ursachen:
  - Hypothyreose, Schwangerschaft, Diabetes mellitus, NNR-Insuffizienz;
- **Nervale** Ursachen:
  - Postoperative/-traumatische Läsionen der Hirnnerven VII, IX, X, z.B. nach
    - Tympanoplastik, Tonsillektomie;
    - Zahn-, Kieferoperationen;
    - Schädelbasisfrakturen;
- **Zentrale** Ursachen:
  - Diverse Läsionen der zentralen Bahnen und Projektionsfelder (z.B. Schädel-Hirn-Trauma, CO-Intoxikation;
  - Neurodegenerative Erkrankungen.

Ein plötzlich auftretender Geschmacksverlust kann – ggf. auch die erste – klinische Manifestation einer **SARS-CoV-2-Infektion** sein (→ Kap. 2.3.3.).

3.3.8. Foetor ex ore – Ursachen

Entstehung in Mundhöhle und Oropharynx

- Kauorgan (Karies, Parodontose, Zahnprothesen);
- Mundschleimhauterkrankungen (Stomatitis herpetica, Stomatitis aphthosa, spezifische Infektionen, blasenbildende Dermatosen mit Schleimhautbeteiligung, Diphtherie);
- Tonsillitis (akut, chronisch, Angina Plaut-Vincenti, Mononukleose, Angina agranulocytotica);
- Pharyngitis/Angina lateralis;
- Abszesse (Mundboden-, Peritonsillar-, Zungengrundabszess);
- Maligne Tumore (Superinfektion).

Entstehung in Nase und Nasen-Rachen-Raum

- Rhinitis (purulenta, atrophicans und Ozaena);
- Sinusitis;
- Maligne Tumore;
- Fremdkörper;
- Bursa pharynealis.

Entstehung im Hypopharynx und der tiefen Schluckstraße

- Divertikel (z.B. Zenker-Divertikel);
- Ösophagitis;
- Magenschleimhauterkrankungen.

Allgemeinerkrankungen

- Ketoazidotisches diabetisches Koma (Acetongeruch);
- Niereninsuffizienz (Foetor uraemicus);
- Coma hepaticum (süßlich).

3.4. Untersuchungsmethoden

Die Inspektion von Mundhöhle und Oropharynx ist ohne großen apparativen Aufwand leicht möglich. Beurteilt wird vor allem die Schleimhautbeschaffenheit. Die Ursache einer Asymmetrie der paarig bzw. symmetrisch aufgebauten Organe muss in jedem Fall geklärt werden. Für die Beurteilung submuköser Prozesse ist die Palpation entscheidend. Aus klinisch suspekten Schleimhautbefunden sollte eine Biopsie entnommen werden.

3.4.1. Inspektion und Palpation

Inspektion von Mundhöhle und Oropharynx

Die Inspektion der Mundhöhle erfolgt mit Stirnreflektor/Stirnlampe und möglichst zwei geraden Mundspateln (nach Brüning oder Türck). Zahnprothesen sind vor der Untersuchung zu entfernen!

Die Untersuchung des Zungengrundes macht den Einsatz eines Spiegels, einer gewinkelten starren oder einer flexiblen Optik erforderlich (→ Kap. 3.4.2.). Bei Patienten mit starkem Würgereiz kann eine Oberflächenanästhesie hilfreich sein.

Sind die lymphatischen Organe des Waldeyer-Ringes stark zerklüftet und/oder hyperplastisch, ist eine Beurteilung nur durch eine Inspektion oft schwer unmöglich (Palpation, ggf. Biopsie).

Beurteilt werden:

- **Schleimhautbeschaffenheit** (Farbe, Feuchtigkeit, Auflagerungen, Verletzungen, Läsionen (Ulzera) mit Belägen, hyperplastische Neubildungen);
- **Organsymmetrie** (besonders der Gaumentonsillen);
- **Zahnstatus und Aufbissverhältnisse** (Funktion der Kiefergelenke);
- **Speicheldrüsenausführungsgänge** der Glandula parotis gegenüber dem zweiten oberen Molaren und der Glandula submandibularis bzw. sublingualis im vorderen Mundvorhof;
- **Motorik der Hirnnerven** VII, IX, X, XII mit Überprüfung der

  N. VII Lippenbeweglichkeit (Lippenschürzen);

  N. XII Zungenmotilität beim Herausstrecken (weicht zur gelähmten Seite ab);

  N. IX Gaumensegelsymmetrie (Uvula weicht nach der gesunden Seite ab, „Kulissenphänomen“);

  N. X/IX Auslösbarkeit des Würgereflexes (Berührung der Rachenhinterwand oder des Zungengrundes);

> **Merke!**
> Die Schleimhautkarzinome der Mund-Rachen-Region sind meistens super-infiziert. Diagnostisch hinweisend ist ein derber Palpationsbefund. In Zweifelsfällen: Biopsie!

Inspektion des Nasopharynx (→ Kap. 2.4.3.)

Palpation

- Liefert wertvolle Hinweise auf Karzinome der lymphatischen Organe des Waldeyer-Ringes, die palpatorisch oft derb sind, sowie rein submukös gelegene Tumore und submukös über die Schleimhautläsion hinaus ausgedehnte Tumore (Zunge!);
- Auch lediglich **submukös ausgeprägte Spalten** (Hartgaumen) kann man palpieren;
- Unter Zuhilfenahme von zwei Spateln kann die **Luxierbarkeit der Gaumenmandeln** überprüft werden (Vernarbungen, infiltrierend wachsende Tumore);
- Orientierende Untersuchung der regionären Lymphknoten;
- Speicheldrüsen (→ Kap. 9.3.1.).

Die Palpation des Nasen-Rachen-Raums ist wegen des erheblichen Würgereizes, der in der Regel ausgelöst wird, problematisch.

3.4.2. Starre und flexible Endoskopie

Die Untersuchung mit dem **starren Endoskop** erfolgt mit folgenden Winkeloptiken:

- 30° → pernasale Endoskopie des Nasen-Rachen-Raums;
- 70°–90° → perorale Endoskopie des Nasen-Rachen-Raums;
- 90° → perorale Endoskopie von Zungengrund, Larynx und Hypopharynx.

Mit dem pernasal eingesetzten **flexiblen Endoskop** können der gesamte Pharynx (und Larynx) untersucht werden. Die Instrumente zur Untersuchung von Kindern und Erwachsenen haben unterschiedliche Durchmesser; die Untersuchungsbedingungen können ggf. durch Abschwellung und/oder Oberflächenanästhesie der Nase verbessert werden.

Die **Medikamenten-induzierte flexible Schlafendoskopie** spielt eine zunehmend größere Rolle bei Patienten mit **schlafbezogenen Atemstörun-**

gen zur Lokalisation einer Atemwegsobstruktion. (→ Kap. 3.5.3.).

3.4.3. Geschmacksprüfung (Gustometrie)

Vor einer Geschmacksprüfung sind neben einer ausführliche Anamnese und klinischen Untersuchung auch eine begriffliche Klärung erforderlich, da im allgemeinen Sprachgebrauch Riechen und Schmecken oft nicht voneinander getrennt werden.

Chemogustometrie: psychophysischer Schmecktest zur Bestimmung der Erkennungsschwellen für Glucose-, Kochsalz-, Zitronensäure- und Chininlösung, die in steigenden Konzentrationen z.B. auf einem Watteträger angeboten werden. Die Ergebnisse sind wenig reproduzierbar, die Möglichkeit einer Simulation oder Aggravation muss berücksichtigt werden (gutachterliche Fragen).

Elektrogustometrie: die Geschmacksrezeptoren werden an mehreren Stellen der Zunge durch einen konstanten anionischen Strom gereizt und die Schwelle bestimmt, bei der ein sauer-metallischer Geschmack wahrgenommen wird. Als pathologisch gilt eine Seitendifferenz.

Die objektive Geschmacksprüfung durch die Messung **gustatorisch evozierter Potentiale** ist kein Routineverfahren und wird nur an wenigen Zentren durchgeführt.

Gustatorischer Riechtest → Kap. 2.4.4.

3.4.4. Bildgebende Untersuchungsverfahren

- Die **B-Scan-Sonographie** sowohl mit dem 7,5- und 10-MHz-Linearscanner als auch mit einer Fingersonde wird in der Diagnostik besonders von Zungen- und Mundbodenprozessen und der regionären Lymphknoten eingesetzt;
- Zum Nachweis von Zahnwurzelerkrankungen wird eine **Orthopantomographie** (Panoramaaufnahme) angefertigt;
- **Kontrastmittelbreischluck-Untersuchungen** erfolgen zur (Funktions-)Diagnostik der gesamten oberen Schluckstraße (→ Kap. 4.3.3.);
- **CT und MRT** werden zur Ausbreitungsdiagnostik von Tumoren (Tiefeninfiltration, Metastasen) eingesetzt. Das MRT ist bei der Darstellung reiner Weichteilinfiltrationen (z.B. Zungenkarzinom) überlegen, durch das CT können knöcherne Infiltrationen (z.B. Unterkiefer) nachgewiesen werden. Außerdem erfolgt die Bestrahlungsplanung auf der Basis einer Schnittbilddiagnostik;
- Die **Szintigraphie** dient der Untersuchung einer Zungenstruma.

3.4.5. Mikrobiologie/Histologie

Des Weiteren spielen bakteriologische und mykologische **Abstrichuntersuchungen** sowie die **Histologiegewinnung** durch Probeexzisionen für die Therapieplanung eine wichtige Rolle.

3.5. Klinik der Erkrankungen von Mundhöhle und Pharynx

Aus dem breiten Spektrum der Erkrankungen, die sich in Mundhöhle und Pharynx abspielen, stechen im HNO- und allgemeinmedizinschen Spektrum die Entzündungen heraus. Darüber hinaus sind aber u.a. funktionelle Probleme durch die Hyperplasie der lymphoepithelialen Organe, z.B. in Zusammenhang mit schlafbezogene Atemstörungen, und die malignen Tumore wichtige Themen.

3.5.1. Fehlbildungen

Lippen-Kiefer-Gaumen-Spalten

Ätiologie

Lippen-Kiefer-Gaumen-Spalten sind Entwicklungsanomalien der Kopfanlage und der ersten beiden Kiemenbögen als **Hemmungsfehlbildung** oder als **Wiederzerreißung** bereits vereinigter Gewebe. Spaltbildungen können auch isoliert nur ein Organ (z.B. reine Lippenspalte) betreffen sowie ein- oder doppelseitig sein (→ Abb. 3.12). Schädigungen während der 5. und 6. Embryonalwoche verursachen Lippen-(Kiefer-Gaumen)-Spalten, während der 10.-12. Woche isolierte Gaumenspalten.

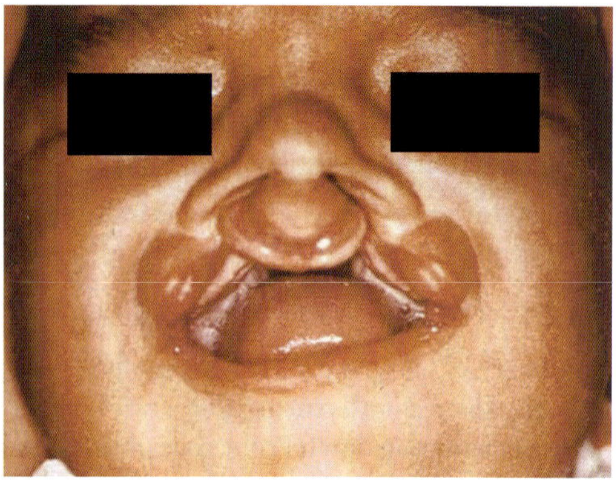

Abb. 3.12: Beidseitige Lippen-Kiefer-Gaumenspalte.

Spalten treten genetisch bedingt, bei hohem Alter der Mutter und/oder als Folge von Embryopathien auf. Die Häufigkeit liegt in Europa bei ca. **1 : 500**.

Klinik

Lippen- und Kieferspalten liegen stets paramedian und sind links doppelt so häufig wie rechts.

Gaumenspalten reichen vom Ende des Zwischenkiefers bis zur Uvula und sind teilweise nur submukös ausgeprägt. Das Gaumensegel kann komplett gespalten oder nur hypoplastisch sein.

Die Minimalvariante einer Gaumenspaltbildung ist die Uvula bifida (gedoppelte Uvula), häufig ein Zufallsbefund ohne klinische Relevanz.

Auch das Septum, der Nasenboden und damit die äußere Nasenform sowie die seitlichen Schneidezähne (Doppel- und Nichtanlagen) können mitbetroffen sein.

Folgen sind:

Ernährungsprobleme: Der Säugling mit einer Lippen-Kiefer- und insbesondere Gaumen-Spalte kann nicht saugen. Bei einer Gaumenspalte kann der Oro- nicht zum Epipharynx abgeschlossen werden und es kommt zum Nahrungsaustritt aus der Nase.

Tubenventilationsstörungen: durch Fehlinsertionen des Musculus tensor und levator veli palatini bedingte Verlegung der Tubenostien. Folge sind ständige Paukenergüsse und Otitiden.

Sprechstörungen: Artikulationsstörungen und Störungen des Stimmklangs, z.B. Rhinophonia aperta (→ Kap. 7.3.5.).

Sprachentwicklungsverzögerung: bei insuffizienter Therapie einer Mittelohrschwerhörigkeit.

Therapie

Interdisziplinäres, zeitlich gestaffeltes Vorgehen durch Mund-Kiefer-Gesichts-Chirurgie, Kieferorthopädie, HNO, Logopädie und Phoniatrie!

- Lippenverschluss und primäre Velumplastik in den ersten Lebensmonaten zur Herstellung der Schluck- und Sprechfähigkeit sowie der Tubenfunktion;
- Evtl. kieferorthopädische Anpassung von Platten zur Annäherung von Oberkiefer- und Hartgaumenanteilen und zur Ausgliederung der Zunge aus der Spalte;
- Nach dem ersten Lebensjahr Hartgaumenverschluss;
- Evtl. osteoplastischer Verschluss der Kieferspalten vor Durchbruch des seitlichen Schneidezahnes (etwa 8.-10. Lebensjahr).

Parallel erfolgt eine intensive otologische Betreuung zur Sicherstellung der Mittelohrbelüftung, z.B. durch Paukendrainagen (→ Kap. 1.8.3.). Tubenbelüftungsstörungen findet man bei ca. 50 % der 8- bis 10-Jährigen. Die Adenotomie ist obsolet bzw. muss mit größter Vorsicht durchgeführt werden, da hyperplastische Adenoide die fehlende Abdichtung des Nasen-Rachen-Raums zumindest teilweise ersetzen. Eine logopädische Begleitung ist obligatorisch.

Nachoperationen von Lippen und Gaumen sind häufig erforderlich und werden bei älteren Kindern und Jugendlichen durchgeführt. Umfangreichere plastische Naseneingriffe und Kieferumstellungsosteotomien sollten möglichst erst nach Abschluss des Wachstums erfolgen.

Persistierendes Frenulum

Durch ein persistierendes **Oberlippenbändchen (Frenulum tectolabiale)** wird die Beweglichkeit der Oberlippe eingeschränkt, außerdem entsteht eine breite Lücke zwischen den oberen Schneidezähnen **(Diastema).**

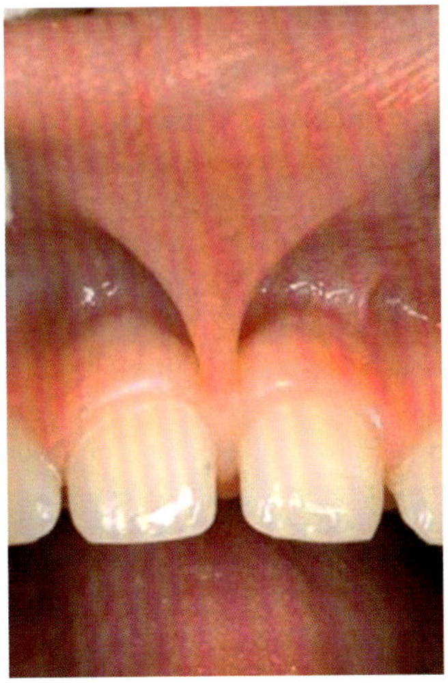

Abb. 3.13: Frenulum Oberlippe.

Ein während des kindlichen Wachstums verkürztes **Zungenbändchen (Frenulum linguae)** führt zu Einschränkungen der Zungenmobilität und so zu Behinderungen beim Sprechen und teilweise auch beim Schlucken.

Therapie

Durchtrennung und ggf. Verlängerungsplastik.

Bursa pharyngealis (Tornwaldt-Krankheit)

Pathogenese

Seltene Persistenz der embryonal angelegten Bursa pharyngealis an der epipharyngealen Rachenhinterwand. Durch Ausbildung einer Retentionstasche kommt es zu **Sekretverhaltungen** und **Eiterfluss an der Rachenhinterwand**. Differentialdiagnostisch müssen eine chronische Sinusitis und ein Karzinom ausgeschlossen werden.

Therapie

Operative Erweiterung des Engpasses zur Vermeidung eines Sekretrückstaus.

3.5.2. Traumatologie

Verbrühungen

Durch das Trinken von zu heißen Flüssigkeiten oder seltener auch festen Speisen werden in erster Linie Lippen und Zunge verbrüht. Es resultieren eine schmerzhafte Schleimhautschwellung und -rötung, Schluckbeschwerden sowie eine Hypersalivation. Durch Ausbildung von Schleimhautblasen des Zungengrundes und der Epiglottis kann es in Einzelfällen auch zur Dyspnoe kommen (heiße Pellkartoffel).

Zur Behandlung genügen meist lokale kühlende und analgetische Maßnahmen.

Verätzungen → Kap. 4.4.2.

Verletzungen/Fremdkörper

- Oberflächliche **Schleimhautverletzungen** bluten häufig kurzfristig heftig, nach Sistieren der Blutung ist aber meist keine weitere Therapie erforderlich;
- Tiefgreifende Verletzungen, besonders der **Zungenmuskulatur** nach Sturz oder durch Zungenbiss (Epilepsie), müssen mehrschichtig genäht werden;
- Tiefgreifende infizierte Verletzungen der Gesichtsweichteile (z.B. Bissverletzungen), vor allem der Wange und der Lippen, werden primär ohne Resektion von Gewebe rekonstruiert (→ Abb. 3.14);
- **Pfählungsverletzungen** treten überwiegend bei Kindern auf, die mit einem Bleistift oder Stöckchen im Mund stürzen. Es findet sich meist eine klaffende Wunde im Übergangsbereich vom harten zum weichen Gaumen. Bei penetrierenden oder stark klaffenden Wunden ist eine Nahtversorgung erforderlich;
- Spitze **Fremdkörper**, z.B. Fischgräten, sind meist entweder in der Gaumen- oder der Zungengrundtonsille eingespießt und werden mit einer Pinzette oder einer gebogenen Fasszange entfernt.

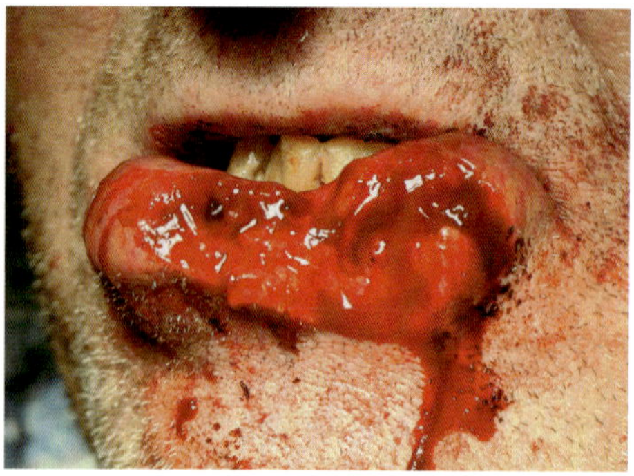

a

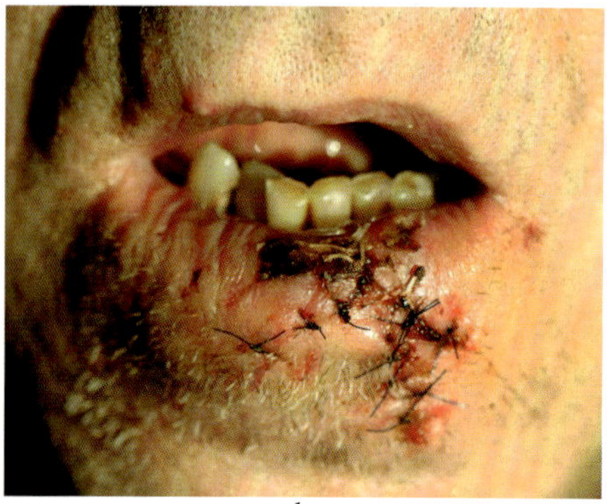

b

Abb. 3.14a+b: Hundebiss in die Unterlippe (**a**), 1 Woche postoperativ (**b**).

Insektenstiche

Durch Obst(-kuchen) und Getränke gelangen regelmäßig Wespen oder Bienen, selten Hornissen, in Mundhöhle und Pharynx. Folge eines Stichs ist eine ödematöse Schwellung, die meist schnell entsteht und ausgeprägt ist.

Sind die **tieferen Zungenabschnitte** betroffen, droht eine **Verlegung der oberen Atemwege**. Klinische Zeichen sind die Dyspnoe mit inspiratorischem Stridor. Der Luftnot gehen i.d.R. Schluckprobleme und eine kloßige Sprache voraus. **Notfallsituation!**

- **Stationäre Behandlung;**
- **Intravenös** Corticosteroide und Antihistaminika;
- Intubations- und Tracheotomiebereitschaft;
- Bei Insektengiftallergie Gefahr eines **anaphylaktischen Schocks**.

3.5.3. Hyperplasien der lymphoepithelialen Organe

Auf die **physiologische Hyperplasie** der lymphoepithelialen Organe in der Prägungsphase des Immunsystems wurde bereits hingewiesen (→ Kap. 3.2.1.). Von einer **pathologischen Hyperplasie** spricht man bei funktionellen Problemen, die vor allem im Vorschulalter, letztendlich aber bis ins junge Erwachsenenalter auftreten können. Die Ursache ist unbekannt, **genetische, hormonelle und humorale Gründe** sollen eine Rolle spielen. Diskutiert werden:

- **Fehlernährung** (Übergewicht, einseitige Ernährung durch Mehlspeisen):
- **Kompensation** nach Operation (Hyperplasie der Seitenstränge oder Zungengrundtonsille nach Tonsillektomie):
- **Status lymphaticus** mit Hyperplasie sämtlicher lymphatischer Organe:
- **Tangier-Krankheit** durch Einlagerung von Cholesterin.

Rachenmandelhyperplasie

Im allgemeinen Sprachgebrauch finden auch die Begriffe „Adenoide", „adenoide Vegetationen", „Wucherungen" oder „Polypen" Verwendung. Die Hyperplasie ist funktionell insbesondere im Alter von 2-4 Jahren bedeutsam.

Klinik

Folgeerscheinungen einer relevanten Verlegung des bei Kleinkindern schon physiologisch engen Nasen- Rachen-Raums durch eine Rachenmandelhyperplasie sind:

- Nasenatmungsbehinderung;
- Schlafbezogene Atemstörungen – obstruktives Schlafapnoesyndrom;
- Gedeihstörungen („schlechte Esser");
- Ohrerkrankungen durch Tubenfunktionsstörungen (→ Kap. 1.8.3.);
- Störungen des regelgerechten Spracherwerbs durch Schwerhörigkeit;
- Rhinitiden und Sinusitiden über länger als 6 Wochen (→ Kap. 2.5.6. + 2.5.7.);
- Infektionen der tieferen Atemwege;
- Fehlbildungen des Oberkiefers (Spitzgaumenbildung);

- Lautbildungsstörungen (Rhinophonia clausa, → Kap. 7.3.5.).

> **Merke!**
> Ohne klinische Symptome, z.B. länger andauernde Rhinitis, Mundatmung, schlafbezogene Atemstörungen, Tubenventilationsstörungen, ist die Diagnose einer Rachenmandelhyperplasie ohne therapeutische Relevanz!

Eine **funktionell-kompensatorische Rolle** spielen vergrößerte Rachenmandeln bei Spaltbildungen (→ Kap. 3.5.1.).

Diagnostik/Differentialdiagnostik

Bei Kindern sind **Anamnese und Aspekt** (Mundatmer, „Facies adenoidea“) meist ausreichend. Posteriore Rhinoskopie und digitale Austastung des Nasen-Rachen-Raums sind oft kaum möglich. Die transnasale Untersuchung mit starren Optiken ist bei plötzlichen Kopfbewegungen des Kindes kritisch. Die **flexible Endoskopie ist** deutlich weniger gefährlich, setzt aber auch ein kooperatives Kind voraus. Bei jedem Kind muss eine **Ohrinspektion**, ggf. ergänzt durch eine Tympanometrie und Hörprüfung erfolgen (→ Kap. 1.8.3.).

> **Merke!**
> Bei männlichen Jugendlichen und (jungen) Erwachsenen mit einer persistierenden „Rachenmandelhyperplasie“ muss ein **Nasenrachenfibrom** (→ Kap. 3.5.12.) ausgeschlossen werden. Im höheren Erwachsenenalter muss an ein **Epipharynxkarzinom** (→ Kap. 3.5.13. + 2.5.8.) gedacht werden.

Therapie

Bevor die Indikation zu einer Operation (Adenotomie) gestellt wird, hat in den vergangenen Jahren der konservative Therapieversuch mit einer inhalativ transnasal applizierten **Corticoidbehandlung** über mehrere Wochen an Bedeutung gewonnen (bisher off-label use).

Die **Adenotomie,** zumeist in Larynxmasken-Narkose, wird mit dem Beckmann-Messer am hängenden Kopf durchgeführt. Je jünger die Kinder zum Zeitpunkt des Eingriffs sind, desto häufiger treten Rezidive auf.

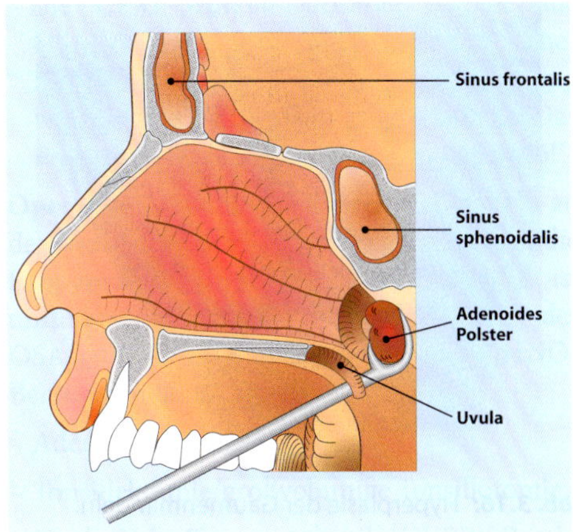

Abb. 3.15: Adenotomie mit dem Beckmann-Messer.

Tonsillenhyperplasie

Die Hyperplasie der Tonsillen tritt insbesondere im Alter von ca. 4 Jahren auf und geht zumeist mit einer Vergrößerung der Adenoide einher.

Klinik

Die Diagnose einer klinisch und therapeutisch relevanten Vergrößerung der Gaumenmandeln ist in der Prägungsphase des Immunsystems (→ Kap. 3.2.1.) oft nicht einfach. Ein klinischer Hinweis für eine pathologische Vergrößerung können Tonsillen sein, die sich in der Mittellinie berühren **(kissing tonsils)**. Relevante Symptome sind:

- Behinderte Nasenatmung, Schnarchen;
- Schluckstörungen;
- Kloßige Sprache;
- Gedeihstörungen;
- Halslymphknotenschwellungen;
- und/oder nächtliche Atemaussetzer.

> **Merke!**
> Die Tonsillenhyperplasie ist die häufigste Ursache einer **obstruktiven Schlafapnoe** im Vor- und Grundschulalter.

Bei **einseitiger Hyperplasie** der Gaumenmandeln sollte auch im Kindesalter an ein malignes Lymphom, bei Erwachsenen auch an ein Tonsillenkarzinom gedacht werden.

scher Erkrankungen berücksichtigt werden. Der besonderen Bedeutung der HIV-Infektion wird in einem eigenen Kapitel Rechnung getragen.

Wichtige klinische Begriffe:

- **Cheilitis** (Lippenentzündung);
- **Stomatitis** (Mundschleimhautentzündung);
- **Gingivitis** (Zahnfleischentzündung);
- **Glossitis** (Zungenentzündung);
- **Pharyngitis** (Rachenschleimhautentzündung);
- **Tonsillitis** (Gaumenmandelentzündung, „Angina").

Cheilitis (Lippenentzündung)

Ätiologie

Isolierte entzündliche Erkrankungen der Lippen sind insbesondere Folge **thermischer, chemischer und aktinischer** (Sonne) **Schädigungen** (→ Abb. 3.17). Unterschieden werden des Weiteren **virale** (z.B. Herpes labialis), **bakterielle** (nach Superinfektion) und **allergische** (Atopie) Formen, Erkrankungen der Schleimhaut **(epithelial)** und solche der Schleimhautdrüsen **(glandulär)**.

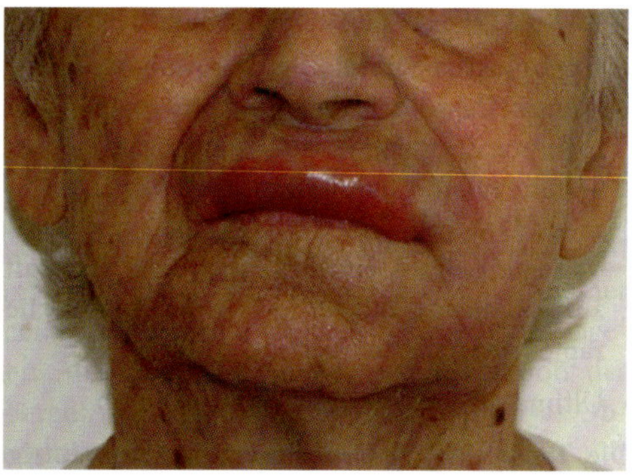

Abb. 3.17: Allergische Cheilitis.

Klinik

- Unspezifische Cheilitis: Rötung und Rhagadenbildung;
- Bei aktinischer Genese: ödematöse Schwellung, evtl. mit Blasenbildung.;
- Glanduläre Formen bilden umschriebene, erhabene Tumore aus.

Therapie

Schleimhautsalben auf Fettbasis. Bei starker Sonnenexposition, insbesondere nach Operationen von Lippentumoren und Defektdeckungen durch Mundschleimhautlappen, sind Lichtschutzsalben (sog. Sun Blocker) erforderlich.

Biopsie/Exzision bei klinisch suspekten Befunden.

Mundwinkelrhagaden

Pathogenese

Mundwinkelrhagaden **(Perlèche)** sind Entzündungen der Mundwinkel, die schmerzhafte Blutungen beim Mundöffnen verursachen und bei Kindern oft Hinweis auf eine **Atopie** sind. Bei Erwachsenen können Rhagaden Zeichen einer **schlechten Abwehrlage**, z.B. bei Diabetes mellitus, HIV, Vitamin- oder Eisenmangel (Plummer-Vinson-Syndrom) sein.

Vorgehen

Ausschluss internistischer Ursachen. Desinfizierende und fettende Salben.

> **Merke!**
> Eine Sonderform ist die **Cheilitis granulomatosa (Miescher)** im Rahmen des **Melkersson-Rosenthal-Syndroms** (mit Glossitis und peripherer Fazialisparese; → Kap. 9.4.2.).

Gingivitis (Zahnfleischentzündung)

Ätiologie

Überwiegend durch Mischinfektionen bedingte Infektion des Zahnfleischs besonders bei Patienten mit **reduzierter Abwehrlage** oder **mangelnder Zahnhygiene** (→ Abb. 3.18). Weiche **Zahnbeläge** spielen eine wichtige ätiologische Rolle.

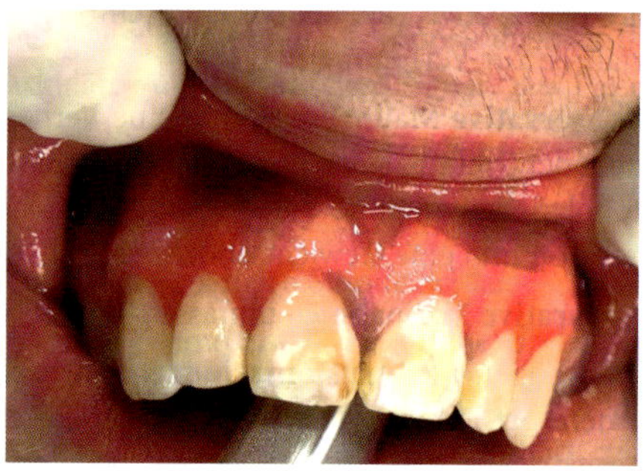

Abb. 3.18: Gingivitis.

Klinik

Das Zahnfleisch kann blass, aber auch dunkel rötlich bis blau verfärbt sein. Bei Berührung blutet es leicht.

Therapie

Verbesserung der Mundhygiene, lokal desinfizierende Maßnahmen, z.B. mit Farbstoffen. Zahnärztliche Untersuchung.

(Gingivo-)Stomatitis (Mundschleimhautentzündung)

Stomatitis simplex

Meist geht die banale Mundschleimhautentzündung von einer Gingivitis aus, es sollte also von einer **Gingivostomatitis** gesprochen werden.

Die Gingivostomatitis simplex muss differentialdiagnostisch auch gegenüber einer **chronisch-hyperplastischen Gingivostomatitis**, die besonders durch die Einnahme von **Antikonvulsiva (Hydantoin)** bedingt ist, abgegrenzt werden.

> **Merke!**
> Mangelnde Mundhygiene und die dadurch bedingte chronische Mundschleimhautentzündung sind kokarzinogene Faktoren eines Mundhöhlenkarzinoms.

Stomatitis ulceromembranosa (Plaut-Vincenti) → Kap. 3.5.5.

Pilzerkrankungen (Soorstomatitis)

Pathogenese

Meist durch **Candida albicans** verursachte Infektion der Mundschleimhaut, seltener liegt eine **Aspergillose** vor. Pilzinfektionen treten vor allem auf:

- Bei abwehrgeschwächten Personen;
- Nahezu regelmäßig im Rahmen einer Radiatio und Zytostatikatherapie;
- Häufig nach längerer Antibiotikagabe;
- Bei HIV-Infizierten.

Klinik/Diagnostik

- Schmerzhafte weißliche Beläge der Schleimhaut von unterschiedlicher Größe mit rotem Randsaum, die konfluieren können und beim Abwischen bluten. (→ Abb. 3.19);
- Ggf. Abstrichuntersuchung. Allgemeinuntersuchung;
- Wichtige **Differentialdiagnosen** sind die Leukoplakie und ein Lichen ruber planus (nicht abstreifbar, ggf. Biopsie).

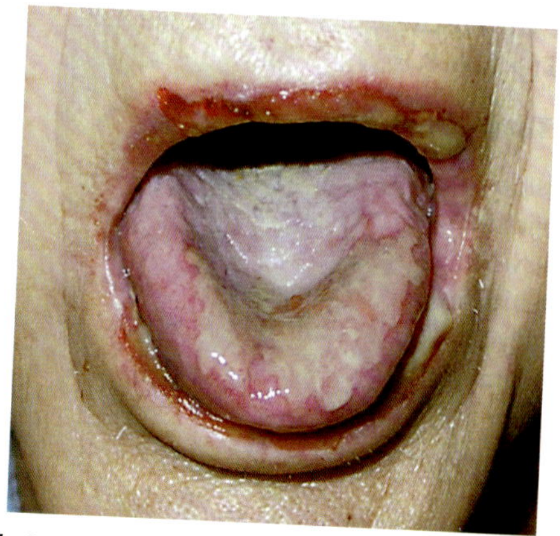

Abb. 3.19: Soor.

Therapie

Meist nur lokale Behandlung mit Amphotericin B oder Nystatin, wegen des längeren Schleimhautkontakts möglichst in Gelform. Mehrwöchige Gabe erforderlich.

> **Merke!**
> Wird die Therapie einer Soorerkrankung bei Abklingen der Schleimhautveränderungen zu schnell beendet, kommt es mit großer Wahrscheinlichkeit zu einem Wiederaufflackern!

Bei **abwehrgeschwächten Patienten**, selten auch auf Intensivstationen, sind Komplikationen wie **Sepsis, Pneumonie, Meningitis oder Endokarditis** möglich. Bei diesem Personenkreis sollte deshalb auch eine systemische antimykotische Prophylaxe erfolgen.

Aktinomykose

Ätiologie/Pathogenese

Zur normalen Haut- und Schleimhautflora gehörende **Actinomyces israelii** können sich nach Zerstörung der Schleimhautbarriere durch eine Verletzung, einen chirurgischen Eingriff oder eine Zahnbehandlung oder bei mangelnder Mundhygiene unter anaeroben Bedingungen vermehren.

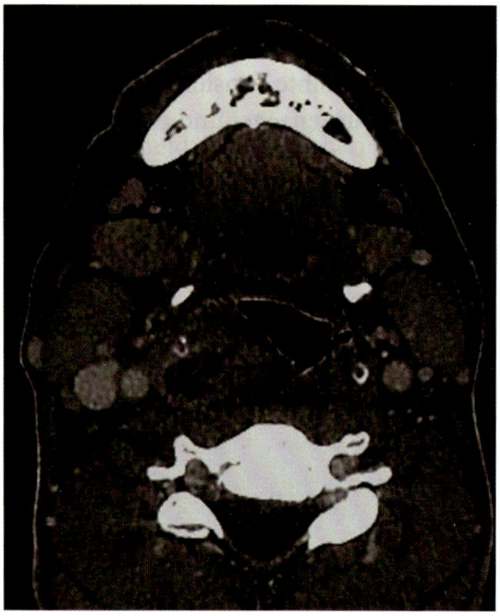

Abb. 3.26: Parapharyngealabszess.

Therapie

- **Abszessspaltung (-punktion):** Bei Erwachsenen in Lokalanästhesie, bei Kindern in Allgemeinnarkose. Cave: Verletzung parapharyngeal verlaufender arterieller Gefäße! **Antibiose** entsprechend dem Keimspektrum;
- **Primäre Abszesstonsillektomie (à chaud):** in Deutschland immer noch häufig praktiziert, aufgrund der insgesamt geringen Rezidivneigung tonsillogener Abszesse aber in Diskussion. Bei Rezidivabszessen und rezidivierenden akuten Tonsillitiden (s.u.) sollte die Indikation zur Tonsillektomie großzügig gestellt werden.

Differentialdiagnosen

- **Parapharyngealabszesse:** klinisch kaum von Peritonsillarabszessen zu unterscheiden, meist vom unteren Tonsillenpol ausgehend, liegen anatomisch lateral des M. constrictor pharyngis. Die Therapie ist die gleiche wie bei den Peritonsillarabszessen;
- **Retropharyngealabszess**: deutlich seltenere, unmittelbar vor dem vorderen Längsband gelegene Abszesse, die zumeist von Lymphknoten oder bei Kindern auch von Adenoiden ausgehen. Sie gehen zumeist mit einer Nackensteifigkeit oder einer Tortikollis einher; bei entsprechender Lokalisation auch Luftnot. **CT-Diagnostik**! Bei prolongierter Diagnostik bedrohliches Krankheitsbild.

Komplikationen

- Absinkende Abszesse mit Verlegung der Atemwege, Ausbildung eines **Mediastinalabszesses;**
- **Thrombophlebitis bzw. Thrombose der V. jugularis interna (Lemierre-Syndrom).**

Sonderformen der akuten Angina tonsillaris

Scharlachangina

Die Scharlachangina ist eine Sonderform der Streptokokkenangina. Es handelt sich um eine Systemerkrankung, ausgelöst durch eines der pyrogenen **Streptokokken-Exotoxine A, B oder C** (ca. 5 %). Deshalb kann man maximal dreimal an Scharlach erkranken.

Klinik

- Im Anfangsstadium dunkelrot geschwollene Tonsillen, im Verlauf flächige Beläge;
- **Himbeerzunge** (Rötung, Papillenhyperplasie);
- **Enanthem** der Gaumenschleimhaut mit **Rumpel-Leede-Phänomen** (petechiale Einblutungen);
- Kleinfleckiges **Exanthem**, Beginn am Oberkörper, zentrifugale Ausbreitung unter Aussparung der perioralen Region, der Hand- und Fußinnenflächen.

> **Merke!**
> Die Diagnose Scharlach darf nur gestellt werden, wenn ein Exanthem nachzuweisen ist! Pathognomonisch ist außerdem die Schuppung der Haut der Handinnenflächen und Fußsohlen eine Woche nach Krankheitsbeginn.

Diagnostik, Therapie und Komplikationen wie bei der Angina tonsillaris. Je früher mit einer Antibiose begonnen wird, umso weniger wahrscheinlich ist es, dass ein Patient Antikörper aufbauen und eine der oben genannten Komplikationen sich entwickeln kann.

Infektiöse Mononukleose (Pfeiffer-Drüsenfieber)

Krankheitsbild/Pathogenese

Zumeist inapparent verlaufende **lymphatische Systemerkrankung** – bei 95 % der > 30-Jährigen sind Antikörper als Ausdruck einer zurückliegenden Infektion nachweisbar. Erreger ist das meist durch Speichel übertragene **Epstein-Barr-Virus**.

Eine symptomatische Infektion betrifft i.d.R. Jugendliche und junge Erwachsene. Die Inkubationszeit beträgt 2-8 Wochen.

Klinik

Nach einem Prodromalstadium (Kopf- und Muskelschmerzen, Abgeschlagenheit) bei Immunkompetenz Ausbildung der **typischen Trias** aus:

- Hochfieberhafter **Angina lacunaris** mit konfluierenden, schmutzigen Belägen und beidseitigen starken Schluckschmerzen;
- **Halslymphknotenschwellungen**, im Verlauf ggf. auch Befall anderer Lymphknotenstationen;
- **Hepatosplenomegalie.**

Merke!
Patienten mit einer eitrigen Tonsillitis, bei denen die eingeleitete Penicillinbehandlung erfolglos bleibt, sind oft an einer infektiösen Mononukleose erkrankt!

Diagnostik

- Blutbild: Leukozytose, **atypische Lymphozyten** (> 50 % Monozyten), CRP-Erhöhung, erhöhte **Leberenzyme;**
- **Mononukleose-Schnelltest:** chromatographischer Immunoassay zum Nachweis heterophiler Antikörper. Trotz guter Sensitivität und Spezifität wird eine serologische Bestätigung gefordert;
- Bei immunkompetenten Patienten ist Erregernachweis nicht notwendig, sondern die **EBV-Serologie** wegweisend:
  - **Anti-VCA-IgG**: (Viruskapsidantigen): frühester Marker bei akuter EBV-Infektion, lebenslange Prävalenz;
  - **Anti-VCA-IgM:** tritt bei akuter Infektion oft verzögert auf, ist nur kurz nachweisbar;
  - **Anti-EBNA-1-IgG**: (EBV-Kernantigen): erst 3-6 Monate nach der Infektion nachweisbar: Ausschluss einer akuten Infektion!
- Sonographie der Halsweichteile, der Leber und der Milz.

Merke!

- Der Schnelltest führt in 90 % der Fälle zur Diagnose infektiöse Mononukleose.
- Für eine **frische EBV-Primärinfektion** sprechen der Nachweis von anti-VCA-IgM und anti-VCA-IgG ohne Nachweis von anti-EBNA-IgG.
- Ein positives IgM beweist eine akute Infektion, tritt aber oft verzögert auf.

Therapie

Eine kausale Therapie existiert nicht.
Körperliche Schonung im Stadium der Virämie und mit Hinblick auf die Leber-Milzschwellung (Vermeidung von Sport und Alkohol) über ca. 2 Monate. Bei starken Schmerzen und Schluckproblemen ggf. auch stationäre symptomatische Therapie (Flüssigkeitssubstitution, Analgetika, bei nachgewiesener Superinfektion: Antibiose).

Tonsillektomie: Indikation bei Verlegung der oberen Atemwege und Aphagie.

Merke!
Bei einer infektiösen Mononukleose führt eine Aminopenicillinbehandlung (z.B. Ampicillin, Amoxicillin) durch die Interaktionen mit Lymphozyten zur Ausbildung eines generalisierten kleinfleckigen Exanthems.

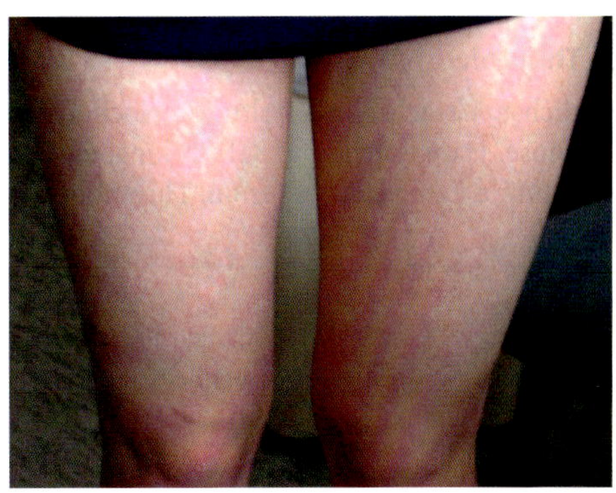

Abb. 3.27: Exanthem nach Amoxicillin bei Mononukleose.

Komplikationen:

- Bakterielle Superinfektion (GABHS-Infekt, Mischkeime, Streptokokken Schnelltest!);
- Spontane Milzruptur (Cave: Palpation);
- Chronisches Erschöpfungssyndrom;

Unterschieden werden:

- **Pemphigus vulgaris**: schmerzhafte intraepitheliale Blasen bis wenige Zentimeter Durchmesser mit wässrig-blutigem Inhalt. Verschieblich (**Nikolski-Zeichen**). Foetor;
- **Bullöses Pemphigoid:** gering schmerzhafte subepitheliale Blasenbildung. Ausbildung von blutenden Ulzerationen, die sekundär vernarben;
- **Epidermolysis bullosa** (subepitheliale Blasenbildung).

Diagnostik

Histologisch mit Nachweis der Spaltbildung. Antikörpernachweis. Beim bullösen Pemphigoid Medikamentenanamnese und Malignomausschluss (paraneoplastisches Syndrom).

Therapie

Hochdosierte Corticoidgabe, evtl. Immunsuppression. Bei der Epidermolysis bullosa sind die Therapieerfolge schlecht.

Lichen ruber planus

Pathogenese, Krankheitsbild

Relativ häufige Erkrankung unbekannter Ätiologie (HLA-assoziierte Autoimmunerkrankung?) mit einer **Schleimhautbeteiligung in 70 % der Fälle**. Histologisch Nachweis von bandartigen Lymphozyteninfiltraten und Zytoiden, sog. **Colloid Bodies**. Betroffen sind überwiegend psychovegetativ labile Frauen. Die Krankheit kann auch durch Medikamente ausgelöst werden.

Klinik

Punktförmige weiße Flecken oder verzweigte Leistenbildungen als netzartig angeordnete Streifen der Mundschleimhäute **(Wickham-Zeichen)**. Juckreiz und Schmerzen bei Erosionsbildungen. An der Haut stark juckende Papeln.

Diagnostik

Typisches klinisches Bild. Histologie (Colloid Bodies).

Therapie

Meist frustran. Corticoid- und Vitamin-A-Säure-haltige Haftsalben. Systemische Behandlung mit Retinoid und Retinsäure.

Lichen ruber erosivus: seltene, stark schmerzhafte Sonderform des Lichen ruber planus, bei der sich fibrinbedeckte Schleimhautläsionen ausbilden, aus denen sich in 4 % ein Plattenepithelkarzinom entwickelt.

Lupus erythematodes

Pathogenese, Krankheitsbild

Immunologische Systemerkrankung mit Ablagerung von antinukleären Immunkomplexen, von der 10-mal häufiger Frauen, vor allem im gebärfähigen Alter, betroffen sind. Klinisch im Vordergrund (85 %) steht eine Hautbeteiligung, aufgrund der hohen **Fotosensibilität** u.a. der Gesichtshaut (**Schmetterlingserythem**). Darüber hinaus kardiopulmonale (-70 %), Nieren- (-70 %), Gelenk- (-80 %) Beteiligung sowie neurologische Manifestationen.

Klinik

Im Bereich der Mundschleimhaut Ödembildung mit weißlicher Zeichnung, danach schmerzhafte Ulzerationen. (Schubweise progrediente Innenohrschwerhörigkeit).

Diagnostik/Therapie

Ggf. histologische Sicherung (HNO). Umfangreiche dermatologische und internistische Diagnostik. Stadiengerechte interdisziplinäre Therapie (s. internistische/rheumatologische Lehrbücher).

Sklerodermie

Pathogenese

Chronische Autoimmunerkrankung des gefäßführenden Bindegewebes (Kollagenose) mit Sklerose von Haut und inneren Organen.

Klinik

Im HNO-Bereich neben **Schleimhautsklerosierungen** unterschiedlicher Größe typische **Mikrostomiebildung** mit verschmälerten Lippen. Frenulumsklerose. Glatte (papillenlose), Motilitions-eingeschränkte Zunge. Parodontose. Xerostomie. In 80 % Beteiligung des Ösophagus und weiterer Anteile des Gastrointestinaltraktes (Schluckstörungen!).

Diagnostik/Therapie

Ggf. Biopsie. Internistische oder dermatologische Therapie (D-Penicillamin und Corticoide).

Morbus Wegener

Die Wegener-Granulomatose wird in Kap. 2.5.6. weitergehend erläutert.

Im Bereich der Mundhöhle treten oberflächliche Ulzerationen mit einem Durchmesser von bis zu 2 cm auf. Der histologische Nachweis der granulomatösen Entzündung und Vaskulitis/Gefäßwandnekrose erfolgt nach Biopsie. Im Serum Autoantikörper (c-ANCA).

Arteriitis temporalis

Riesenzellarteriitis, die neben der Aorta die A. carotis und deren Endäste betrifft. Zumeist wird das Krankheitsbild durch einen Schläfenkopfschmerz und eine verhärtete, pulsierende **A. temporalis superficialis** geprägt.

Im Bereich der Mundhöhle kann es durch einen Gefäßverschluss zu sehr schmerzhaften **Infarzierungen/Nekrosen**, vor allem der Zunge, kommen.

Die Diagnose wird durch eine Temporalis-Biopsie gestellt. Glucocorticoidtherapie.

3.5.11. HIV-Manifestationen im HNO-Bereich

Infektionen mit dem HI-Virus und die dadurch bedingte Ausbildung eines Acquired-Immune-Deficiency-Syndromes (AIDS) gehören weltweit zu den 5 Infektionserkrankungen, die am häufigsten zum Tode führen. Ein immenser Forschungsaufwand hat einerseits einen enormen Erkenntnisgewinn zur Folge und ist andererseits mit stetig verfeinerten Therapieregimes verbunden. An dieser Stelle werden lediglich die **für den HNO-Arzt klinisch/differentialdiagnostisch relevanten** Aspekte erwähnt.

Die Stadieneinteilung der HIV-Infektion wird in 3 Kategorien (A-C) vorgenommen.

▶ Kategorie A:

- **Akute HIV-Krankheit**: in ca. 30 % der Fälle entwickelt sich 1-6 Wochen nach der Infektion ein **Mononukleose-ähnliches** Krankheitbild (Fieber, Angina tonsillaris, Lymphknotenschwellungen, Hepatosplenomegalie);
- **Lymphadenopathie-Syndrom**: ca. 40 % der Patienten entwickeln für mindestens 3 Monate Lymphknotenschwellungen an mindestens 2 extrainguinalen Stationen, z.B. den Halslymphknoten (Biopsie!).

▶ Kategorie B: Erkrankungen, die **durch den Immundefekt begünstigt** werden, sind im HNO-Bereich

- Thrombozytopenische Purpura;
- Periphere Neuropathien;
- Länger andauernde oropharyngeale Candidosen oder Herpes-zoster-Erkrankungen;
- Die orale **Haarleukoplakie** (pallisadenartige Beläge am Zungenrand durch eine EBV-Infektion).

▶ Kategorie C: **AIDS-Indikatorkrankheiten** sind im HNO-Bereich

- **Opportunistische Infektionen**: atypische Manifestation, komplizierter Verlauf und schwierige Behandelbarkeit im Vergleich zu immungesunden Patienten;
- **AIDS-definierende maligne Tumore:**
  - Multizentrisch auftretende **Kaposi-Sarkome** mit dunkelrot-violetten, unterschiedlich erhabenen oropharyngealen, meist asymptomatischen Tumoren; eine Dysphagie oder Dyspnoe sind selten;
  - Hoch-maligne **Non-Hodgkin-Lymphome.**

3.5.12. Gutartige Tumore

In Mundhöhle und Pharynx entstehen eine Vielzahl benigner Tumore, die von Schleimhaut und subepithelialen Strukturen ausgehen. Einige Tumorentitäten können – mit unterschiedlicher Häufigkeit – in der gesamten Region entstehen, z.B. epitheliale Tumore oder Speicheldrüsentumore. Andere entstehen aufgrund anatomischer Voraussetzungen, z.B. das juvenile Nasenrachenfibrom oder dentogene Tumore, oder des topographischen Bezugs wie von Meningen oder Hypophyse ausgehende Tumore nur in einer bestimmten Region.

▶ Ubiquitär entstehende Tumore:

- Papillome;
- Zysten;
- Pigmentierte Tumore;
- Hämangiome/Lymphangiome;
- Keratoakanthome;

spricht einem Carcinoma in situ, aus dem sich ein Malignes Melanom entwickelt.

3.5.13. Maligne Tumore

Tonsillenkarzinome sind nicht nur die häufigsten malignen Tumore in Mundhöhle und Pharynx, sonst auch die einzige Tumorentität des oberen Aerodigestivtraktes, deren Inzidenz national und international deutlich ansteigt. Für diese Entwicklung ist allein die steigende Frequenz HPV-induzierter Karzinome verantwortlich, während Tabak-Alkohol-induzierte Karzinome infolge des seit Jahrzehnten rückläufigen Konsums in den meisten westlichen Ländern seltener werden.

Das Hypopharynxkarzinom wird aufgrund grundsätzlich anderer klinischer und therapeutisch-prognostischer Merkmale gesondert behandelt (→ Kap. 4.4.7.).

Epidemiologie und Ätiologie

Die Frequenz der Malignome von Mundhöhle und Pharynx wird mit ca. 5 % aller Malignome angegeben, in Südasien besteht eine regionale Häufung mit 20 %. Das männliche Geschlecht ist mit 2:1 bevorzugt betroffen (bis 1960 noch 4:1), der Altersgipfel liegt für die Tabak-Alkohol-assoziierten Karzinome zwischen dem 50. und 60. Lebensjahr, an HPV-assoziierten Oropharynxkarzinomen erkranken auch deutlich jüngere Patienten.

Wichtigste **Risikofaktoren** sind:

- **Tabak** (auch Kautabak);
- **Alkohol;**
- Humanes Papillomavirus **HPV-16** (insbes. Tonsillen- und Zungengrundkarzinom);
- **Mangelhafte Mundhygiene** und **chronisch-entzündliche Reize** sind co-karzinogene Faktoren;
- Im Rahmen einer **Immunsuppression** und bei **HIV-Infektionen** treten Karzinome schon bei ungewöhnlich jungen Patienten auf;
- **Spezielle Risikofaktoren:**
  - Bei Lippenkarzinomen → Sonneneinstrahlung;
  - Bei Nasopharynxkarzinomen → Epstein-Barr-Virus;

Morphologie

Mehr als 90 % der malignen Tumore sind verhornende und nicht verhornende **Plattenepithelkarzinome**. Neben der Entstehung aus Präkanzerosen (→ Kap. 3.5.12.) gibt es fließende Übergänge aus verrukösen und papillären Schleimhauthyperplasien.

Eine besondere Variante des Plattenepithelkarzinoms ist das **lymphoepitheliale Karzinom** des Nasenrachenraums.

Erheblich seltener als Plattenepithelkarzinome im Bereich von Mundhöhle und Pharynx sind:

- **Maligne Lymphome**: zweithäufigste Tumorentität, (extranodale) MALT-Lymphome als rundliche glatte Strukturen mit intakter Schleimhautoberfläche in den lymphatischen Strukturen des Waldeyer-Ringes; Asymmetrie! (→ Abb. 3.37);
- **Maligne Speicheldrüsentumore**, ausgehend von den kleinen Speicheldrüsen, die unter intakter Schleimhaut als kugelige Vorwölbungen erscheinen (→ Kap. 9.4.6.);
- **Maligne Schleimhautmelanome**, die melanotisch (dunkelbraun-schwarz pigmentiert) und amelanotisch (rosa) sein können;
- Mesenchymale Tumore (Kaposi-Sarkom, → HIV, → Kap. 3.5.11.);
- Basalzellkarzinome (Lippen);
- **Metastatische Tumore** unter intakter Schleimhaut vor allem der Organe des Waldeyer-Ringes (Hinweis: untypische Histologie).

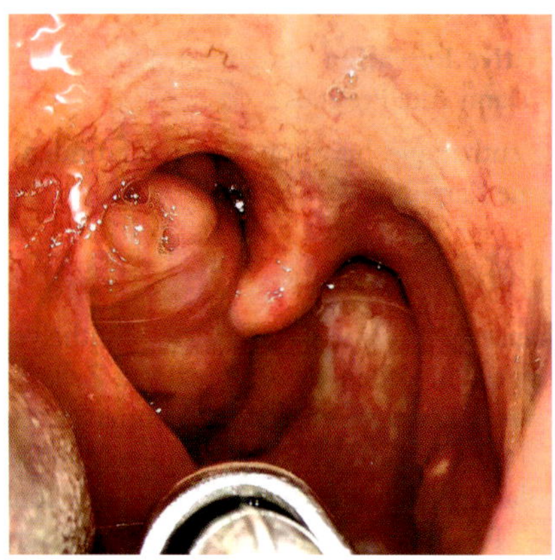

Abb. 3.37: Non-Hodgkin-Lymphom der rechten Gaumenmandel. Die linke Tonsille ist atroph.

Der **Grad der Differenzierung** eines Tumors erlaubt eine begrenzte Aussage über den Malignitätsgrad. Das histopathologische Grading wird bei allen Tumoren der Kopf-Hals-Region angewandt (→ Tab. 5.5).

Von besonderer Bedeutung ist **infolge der Feldkanzerisierung** in Zusammenhang mit Risikofaktoren das syn- oder metachrone Auftreten von **Zweittumoren** (bis 20 %) des gesamten oberen Aerodigestivtraktes (Panendoskopie!). Aus dem gleichen Grund sind Zweitkarzinome in Lunge und Ösophagus, prinzipiell auch der ableitenden Harnwege zu berücksichtigen (**Ausbreitungsdiagnostik/Staging**) (→ Kap. 5.4.6.).

Klassifizierung

Die Klassifizierung der Primärtumore in Mundhöhle und Pharynx im TNM-System erfolgte bisher ausschließlich nach dem Tumordurchmesser. In der **8. Auflage** der Klassifikation wurden die einzelnen Tumorentitäten überarbeitet und spezielle Gesichtspunkte einbezogen, z.B. Tiefeninfiltration (Mundhöhlenkarzinom) oder HPV-Status (Oropharynxkarzinom).

Auch die **Epipharynxkarzinome** werden nach betroffenen Bezirken und Infiltration benachbarter Strukturen bzw. Hirnnerven klassifiziert (s. dort).

Die **regionären Lymphknotenmetastasen** werden mit der N-Klassifikation (→ Kap. 8.4.3.) erfasst. Nach der 8. TNM-Klassifikation wird dabei auch zwischen p16-positiv und -negativ unterschieden.

Klinik

- Kleine Tumore von Mundhöhle und Pharynx verursachen oft kaum Beschwerden, erst bei infiltrierendem Wachstum treten **Schmerzen** auf. Im Übrigen hängen funktionelle Probleme von der Lokalisation des Tumors ab (s. Einzeldarstellungen). Nicht selten stellen regionäre **Lymphknotenmetastasen** die erste klinische Tumormanifestation dar;
- Die Tumore bilden meist ein **Ulkus/Ulzeration**, können klinisch aber auch als **verruköser, papillomatöser exophytischer Tumor** imponieren (→ Abb. zu den jeweiligen Tumorentitäten);
- Typisch ist ein submuköses Tumorwachstum (bes. bei Zungenkarzinomen);

> **Merke!**
> Einseitige Tonsillenvergrößerungen und Beläge sind lymphom- oder karzinomverdächtig!

Diagnostik/Ausbreitungsdiagnostik

- **HNO-Spiegeluntersuchung** einschließlich **Palpation**; Karzinome der Organe des Waldeyer-Ringes, vor allem der Zungengrundtonsille, sind aufgrund der Krypten-Oberfläche oft schwer erkennbar. Karzinom-bedingte Schleimhautläsionen sind häufig bakteriell infiziert;
- **Panendoskopie:** endoskopische Untersuchung des oberen Aerodigestivtraktes einschließlich Ösophagus in Narkose mit Biopsie des Primärtumors oder Suche eines bisher unbekannten Primärtumors; Ausschluss eines Zweitkarzinoms (10-20 %);
- **Histopathologische Untersuchung:** neben der lichtmikroskopischen Untersuchung muss bei Biopsaten aus den Organen des Waldeyer-Rings der HPV-Status bestimmt werden. Ggf. weitere immunhistochemische Diagnostik, z.B. bei malignen Lymphomen;
- **Staging des Primärtumors:** Zum Staging gehören neben Endoskopie und Biopsie:
  - **CT** (Primärtumorregion, Halslymphknoten): Darstellung der Tiefeninfiltration und einer Infiltration von knöchernen Strukturen. Bestrahlungsplanung (→ Abb. zu den jeweiligen Tumorentitäten);
  - **MRT** (fakultativ): Erfassung der Tumorausdehnung und Tiefeninfiltration im Weichteilgewebe;
  - **Sonographie** der regionären Lymphknotenstationen;
- **Staging von Fernmetastasensuche/Ausschluss weiterer Primärtumore:**
  - Oberbauchorgane (Sonographie, ggf. CT);
  - Thoraxorgane (CT; synchrones Bronchialkarzinom bei gleichem Risikoprofil!);
  - Knochenszintigramm (spezielle Fragestellungen, Rezidive);
  - CCT (spezielle Fragestellungen);
- **Orthopantomogramm**: Planung einer Zahnsanierung vor einer Strahlentherapie (→ Kap. 3.4.4.).

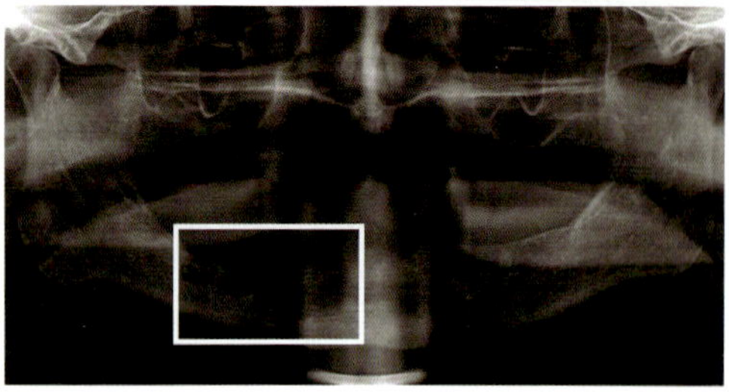

Abb. 3.38: Knocheninfiltration eines Mundhöhlenkarzinoms im Orthopantomogramm.

> **Merke!**
> Vor der Therapie jedes malignen Tumors des oberen Aerodigestivtraktes ist die bioptisch-histologische Sicherung unerlässlich!

Therapeutische Prinzipien

Die Säulen der **multimodalen Therapie** der Mundhöhlen- und Pharynxmalignome sind Primärtumoroperation, chirurgische Lymphbahnsanierung (→ Kap. 8.4.3.), Strahlen- und Chemotherapie. Während in Nordamerika unabhängig von der Operabilität eines Tumors einer primären Radio-Chemo-Therapie zumeist der Vorzug gegeben wird, wird in Deutschland (Europa) häufiger zunächst operiert und ggf. eine adjuvante Radio-Chemo-Therapie durchgeführt.

> **Merke!**
> Voraussetzungen für eine primär chirurgische Therapie der Mundhöhlen- und Pharynxkarzinome sind die Chance auf eine komplette Resektion (R0) und die postoperative Lebensqualität, bei der im Besonderen die Schluckfähigkeit eine Rolle spielt. Das Therapiekonzept wird multidisziplinär (Tumorboard) unter Berücksichtigung der individuellen Wünsche des Patienten festgelegt.

Chirurgie

Entscheidend für die R0-Operation des Primärtumors ist der **Überblick über den Tumor**; er muss durch die Wahl des Zugangs optimiert werden!

- **Kleine Tumore** können **peroral** reseziert werden;
- Bei größeren Tumoren ist ein operativer Zugang von außen **(Pharyngotomie)** oder die temporäre Spaltung des Unterkiefers erforderlich;
- Kleinere resektionsbedingte Defekte bleiben offen und epithelialisieren. Dies erleichtert die postoperative Kontrolle, ein Residualtumor wird frühzeitig entdeckt;
- Eine **Defektdeckung** insbesondere bei größeren Defekten erfolgt durch regionale Verschiebelappen, durch gefäßgestielte oder freie, gefäßanastomosierte Muskel-Haut-Lappen.

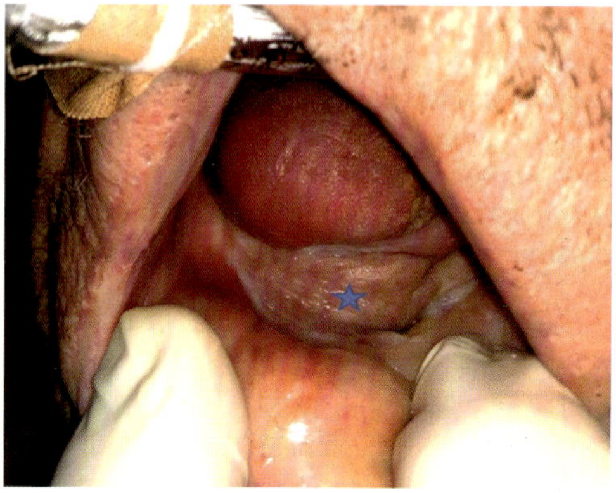

Abb. 3.39: M. pectoralis major Lappen 3 Monate nach Operation eines Mundboden-Zungenkarzinoms.

Lymphbahnsanierung (Neck dissection)

Eine Neck dissection wird bei Nachweis von Halslymphknotenmetastasen und angesichts der bekannt hohen Metastasierungstendenz der (größeren) Primärtumore als Elektiveingriff durchgeführt (→ Kap. 8.4.3.).

Strahlentherapie

- **Alle größeren Tumore** (≥ **T3)** werden i.d.R. unter Einschluss der Halsfelder adjuvant nachbestrahlt. Weitere wichtige Kriterien für eine Strahlentherapie sind eine **Non-in-sano-Resektion** des Primärtumors (R> 0) und der Nachweis von **lymphoregionären Metastasen** (ggf. mit Kapselüberschreitung);
- Eine **primäre Bestrahlung** (ggf. in Kombination mit Chemotherapie) erfolgt bei inoperablen Tumoren und regelhaft bei Nasenrachenkarzinomen;
- Die **interstitielle Radiotherapie (Afterloading)** wird bei der Therapie eines Rezidivs eingesetzt (Einzelfallentscheidungen).

Vor jeder Bestrahlung unter Einschluss der Mundhöhle ist eine **Zahnsanierung** erforderlich. Durch kariöse (beherdete) Zähne entstehen Infektionen des Kieferknochens, die medikamentös und operativ oft schwer beherrschbar sind.

▶ Chemotherapie

Eine aktuell noch zumeist **Platin-basierte** Chemotherapie, oft kombiniert mit 5-Fluouracil, wird **postoperativ** bei fortgeschrittenen Karzinomen und Lymphknotenmetastasen sowie bei einer **primären Radio-Chemotherapie** eingesetzt.

Fest etabliert ist heute auch die **Antikörpertherapie** insbesondere in der Rezidivsituation.

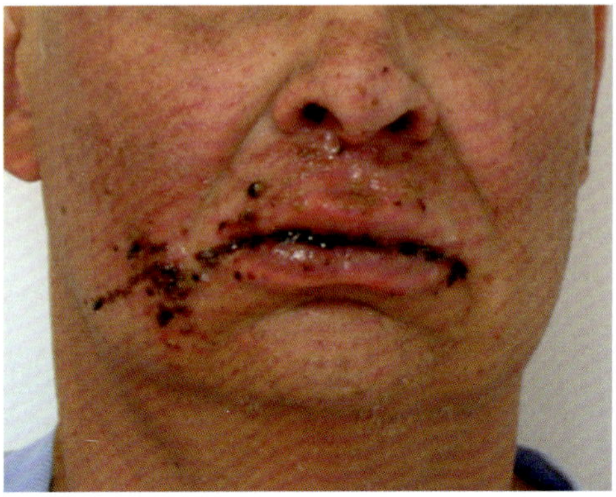

Abb. 3.40: Flush unter Radio-Chemotherapie mit Cetuximab,

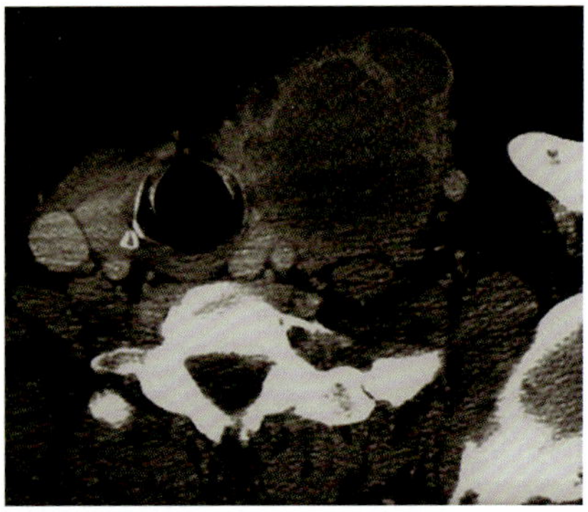

Abb. 3.41: Metastasen eines Zungenkarzinoms.

Hierzu zählen inzwischen in erster Linie die **Checkpoint-Inhibitoren**. **PD-L1-Antikörper (Nivolumab, Pembrolizumab)** sind in der palliativen Situation bereits zugelassen. In der Zweitlinientherapie wird heute der **EGFR-Antikörper Cetuximab** eingesetzt.

Neoadjuvante Chemo- bzw. Antikörpertherapien und neuerdings auch solche mit Checkpoint-Inhibitoren werden ausschließlich im Rahmen von Studien durchgeführt.

Unterschiedlich Nebenwirkungen (z.B. Blutbilddepressionen) sind nicht selten Grund für den Abbruch einer Chemotherapie (→ Abb. 3.40).

Karzinome der Mundhöhle

Krankheitsbild/Pathogenese

Maligne Tumore der Mundhöhle sind überwiegend Plattenepithelkarzinome, die vor allem im Bereich der vorderen zwei Drittel der Zunge und des (ventralen) Mundbodens entstehen; darüber hinaus können die Tumore aber auch in den übrigen Regionen (z.B. Wange, Hartgaumen) gelegen sein. Größere Karzinome betreffen mehrere Regionen, z.B. Mundboden und Zunge (→ Abb. 3.42).

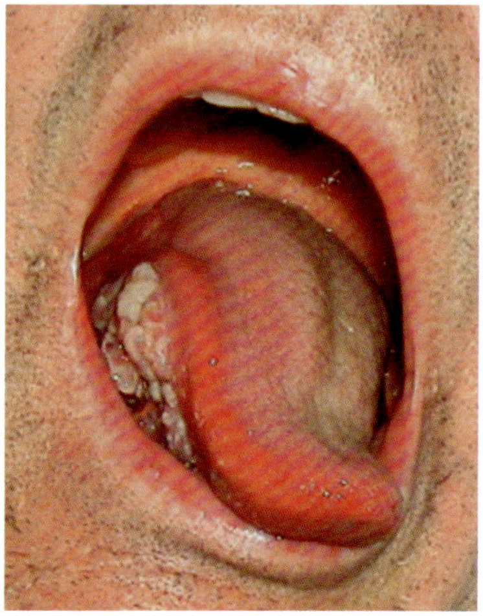

Abb. 3.42: Großes Zungenrandkarzinom, auf den Mundboden übergreifend.

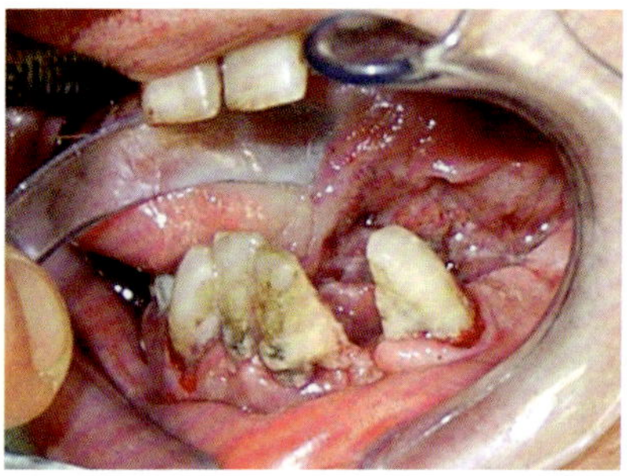

Abb. 3.43: Mundbodenkarzinom. Typischer hochkariöser Zahnstatus. Ausgeprägte Gingivostomatitis.

Klassifizierung: Die T-Einteilung berücksichtigt seit der 8. UICC-Klassifikation neben dem Tumordurchmesser auch die Invasionstiefe.

Neben den im Vordergrund stehenden **Risikofaktoren** Tabak und (hochprozentiger) Alkohol spielt bei den Mundhöhlenkarzinomen eine schlechte Mundhygiene als co-karzinogener Faktor eine Rolle. Die Patienten fallen nicht selten durch ein desaströses Gebiss in Verbindung mit einer ausgeprägten Gingivitis auf.

Klinik

Klinisch imponieren die Tumore als schmierig belegte **Schleimhautulzeration**. **Submuköses Tumorwachstum** ist häufig (Palpation!) und geht oft über den Schleimhautbefund hinaus. Es finden sich aber auch **exophytische Wachstumsmuster** wie das **verruköse Karzinom** (Ackermann-Tumor), das ebenfalls eine Variante eines Plattenepithelkarzinoms darstellt. Die Karzinome sind vor allem beim Kontakt mit scharfen oder sauren Nahrungsmitteln schmerzhaft und können auch bluten. Die Häufigkeit okkulter Metastasen ist auch bei kleinen Tumoren hoch (T1-Tumore bis 30 %!). Andererseits ist eine Knocheninfiltration der Mandibula mit ca. 10 % der Fälle selten.

> **Merke!**
> **Cave**: Mit Schleimhautläsionen einhergehende entzündliche Erkrankungen können oft klinisch nicht von einem Karzinom unterschieden werden. In jedem unklaren Fall ist eine Biopsie erforderlich!

Therapie

Nur kleinere Tumore können peroral reseziert werden; bei größeren Tumoren ist eine Resektion von außen, evtl. mit temporärer Spaltung der Mandibula, erforderlich. Im Rahmen einer multiprofessionellen Therapieplanung (Tumorboard) und in Absprache mit dem Patienten muss bei großen/prognostisch schlechten Tumoren unter Berücksichtigung von postoperativ zu erwartenden funktionellen und kosmetischen Defiziten (Lebensqualität!) eine primäre Radiochemotherapie erwogen werden.

Eine Lymphbahnsanierung **(Neck dissection)** ist regelhaft erforderlich, bei mittellinienüberschreitenden Tumoren auch bilateral. Bei radiologisch/klinisch fehlendem Nachweis von Metastasen wird teilweise auch eine **Sentinel-Lymphnode-Biopsie** durchgeführt.

Eine **postoperative Radio-(chemo-)Therapie** wird bei allen größeren Primärtumoren und bei Metastasennachweis durchgeführt. Die 5-Jahres-Überlebensrate liegt bei durchschnittlich 50 % und variiert zwischen 70 und 80 % bei T1- und 20 % bei T4-Tumoren.

(Prognostische Bedeutung von Metastasen → Kap. 8.4.3.)

Lippenkarzinome

Ätiologie/Klinik

Es handelt sich fast ausschließlich um **Plattenepithelkarzinome**, die überwiegend (95 %) an der **Unterlippe** entstehen. Bekannte Risikofaktoren sind **Pfeifenrauchen** und vor allem **Sonnenlicht**. Die Tumore entstehen oft an der Lippenrot-/Lippenweißgrenze und wachsen ulzerierend oder exophytisch. Aufgrund der guten Sichtbarkeit werden die Tumore oft in einem frühen Stadium diagnostiziert. Andererseits sind dysplastische Lippenschleimhautveränderungen und eine glanduläre Cheilitis nicht selten schwer von einem Karzinom abgrenzbar. In allen klinisch unklaren Fällen sollte eine Biopsie genommen werden.

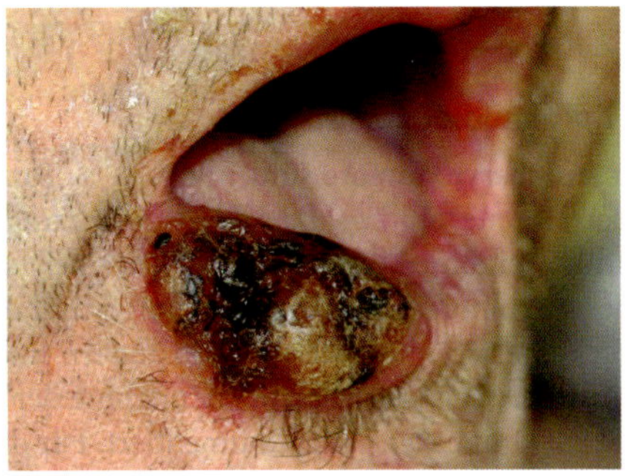

Abb. 3.44: Unterlippenkarzinom.

Metastasen dieser Tumore in die submentalen oder submandibulären Lymphknoten (Level 1a und b) sind mit 15 % selten, treten dagegen bei Oberlippenkarzinomen in 50 % der Fälle auf.

Klassifizierung: Die aktuelle T-Einteilung berücksichtigt wie bei den Mundhöhlenkarzinomen auch die Invasionstiefe.

Therapie

- Nur die oft flächenhaft wachsenden Präkanzerosen und präinvasiven Tumore können in loco reseziert werden. Der Defekt wird durch einen Verschiebelappen aus der enoralen Schleimhaut gedeckt;

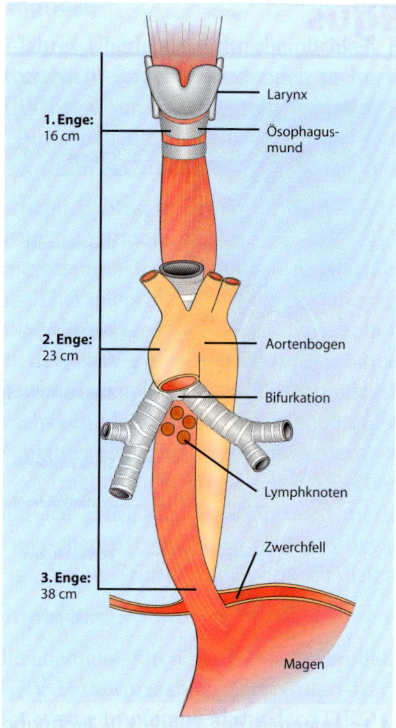

Abb. 4.2: Topographie des Ösophagus – Ösophagusengen (Angaben ab obere Zahnreihe).

Gefäßversorgung

Der Hypopharynx wird **arteriell** aus der A. thyroidea superior und pharyngea inferior versorgt, der Ösophagus von kranial nach kaudal durch die:

- A. thyroidea inferior;
- Äste der A. subclavia und A. vertebralis;
- A. gastrica und A. phrenica.

Der **venöse** Abfluss erfolgt über die V. jugularis interna (Hypopharynx) bzw. die V. gastrica sinistra in die Pfortader und dann hinter der Leber in die V. cava inferior (Ösophagus).

Muskulatur

Seiten- und Hinterwand des Hypopharynx werden von dem flächenhaften **M. constrictor pharyngis inferior** gebildet. Durch die Kontraktion von Muskeln, die an der Schädelbasis inserieren und im Spatium parapharyngeum verlaufen, wird der Pharynxtrichter in der Vertikalen bewegt. Die Muskulatur des Ösophagus ist im oberen Drittel quergestreift, im mittleren Drittel geht sie in glatte Muskulatur über.

In der zum Hypopharynx gehörenden **Pars fundiformis**, dem untersten Anteil der schräg verlaufenden Muskelfasern des M. constrictor pharyngis inferior, ziehen die Muskelbündel quer und strahlen nach unten in die äußere Längsmuskulatur des Ösophagus ein. So entsteht im dorsalen Übergangsbereich zwischen Hypopharynx und Ösophagus eine dreieckförmige, muskelschwache Zone, das sog. **Laimer-Dreieck,** an dem sich durch Wandaussackungen **Hypopharynxdivertikel** (Pulsationsdivertikel) bilden können (→ Abb. 4.3).

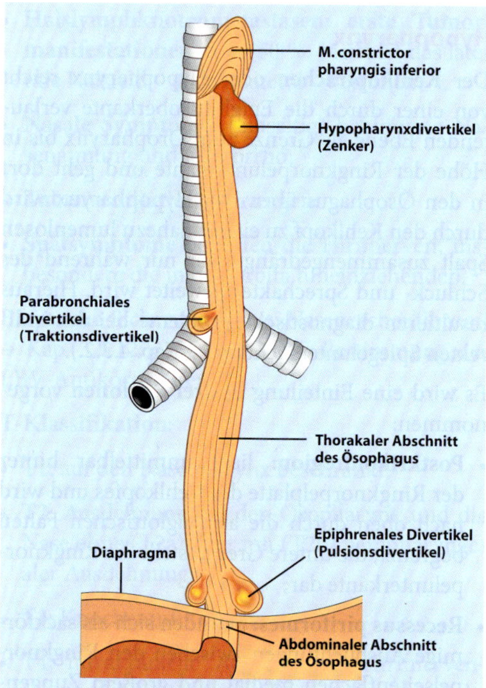

Abb. 4.3: Divertikel des Hypopharynx und des Ösophagus.

Histologie

Im Hypopharynx und in den oberen zwei Dritteln des Ösophagus findet sich mehrschichtiges, nicht verhornendes **Plattenepithel**, das kaudal des Zwerchfells in ein **Zylinderepithel** übergeht.

Die **Ösophaguswand** besteht aus 5 Schichten:

- Mukosa;
- Lamina muscularis mucosae;
- Lamina mucosa;
- Lamina muscularis;
- Tunica adventitia.

Nerven

Die sensible und motorische Versorgung des Hypopharynx und Ösophagus erfolgt durch **Äste des N. vagus**. Im Ösophagus liegt für die motorische Innervation der glatten Muskulatur in der Lamina submucosa der Plexus submucosus (Meissner-Plexus) und in der Tunica muscularis der Plexus myentericus (Auerbach-Plexus).

Lymphdrainage

Der Lymphabfluss des **Hypopharynx** erfolgt zum einen gemeinsam mit der Kehlkopfdrainage durch die Membrana thyrohyoidea nach vorn in die inferiore Gruppe der **tiefen jugulären Lymphknoten (Level 4)**, zum anderen unmittelbar nach kaudal in die Lymphknoten der Rekurrenskette. Auf diese Weise wird ein Anschluss an das **mediastinale Lymphknotensystem** hergestellt. Der **Ösophagus** drainiert segmental in die tiefen cervikalen, paratrachealen und tracheobronchialen Lymphknoten.

Physiologie

Beim **Schluckakt** wird durch Kontraktion des M. constrictor pharyngis der Speisebrei durch die Sinus piriformes in den oberen Ösophagus transportiert; in der **ösophagealen Phase** erfolgt dann der weitere Transport durch reflektorische peristaltische Kontraktionen der Wandmuskulatur in den Magen. Die Passage dauert 4-20 Sekunden (→ auch Kap. 3.2.2.).

4.2. Leitsymptome

4.2.1. Dysphagie (Schluckstörungen)

Eine Dysphagie ist eine Störung des Schluckens und des geregelten Nahrungstransportes. **Symptome** sind:

- **Steckenbleiben** bei stenosierenden Prozessen oder unzureichender Zerkleinerung;
- **Schmerzen** oder **Globusgefühl** (→ Kap. 4.2.2.);
- **Aspiration:** Eindringen von Material in die trachealen Atemwege (Fehlschlucken, Fistelbildungen);
- **Sodbrennen** (Reflux von Magensaft);
- **Regurgitation** (Hochwürgen unverdauter Nahrungsmittel) ist ein typischer Hinweis auf ein **Divertikel** (→ Kap. 4.4.3.).

Ursachen

Oropharyngeale Ursachen

- Fehlbildungen (Makroglossie, Spaltbildungen, Zungenbeinanomalien, Processus-styloideus-Syndrom);
- Entzündlich (z.B. Glossitis) oder allergisch (Quincke-Ödem), besonders bei abszedierenden Entzündungen (z.B. Peritonsillar-, Parapharyngeal-, Zungengrundabszess);
- Nerval bei Lähmung der Hirnnerven IX, X, XII;
- Raumforderungen wie Zungengrundstrumen, hyperplastische Zungengrundtonsillen, Halszysten, benigne und maligne Neubildungen. Z.n. Operationen dieser Tumore;
- Verschiedene Ursachen wie Xerostomie (Mundtrockenheit), besonders nach Strahlentherapie, Speicheldrüsenerkrankungen, Kieferfrakturen, Verätzungen.

Hypopharyngeale und laryngeale Ursachen

- Entzündlich bei Epiglottitis, Pharyngitis, Laryngitis, Larynx-Perichondritis;
- Nerval bei Lähmungen des N. vagus, Verschlucken bei einem Ausfall des N. laryngeus superior;
- Raumforderungen/Fehlbildungen wie Laryngozelen, Hypopharynxdivertikel (Regurgitation), benigne und maligne Neubildungen, Z.n. Operationen und Strahlentherapie;
- Sonstige wie Kehlkopffrakturen, Verätzungen, Fremdkörper.

Ösophageale Ursachen

- Fehlbildungen/Anomalien wie angeborene Stenosen und ösophagotracheale Fisteln, Megaösophagus, Hiatushernie, Dysphagia lusoria, Divertikel;
- Entzündlich bei Ösophagitis (Reflux, Soor);

- Motilitätsstörungen bei Achalasie, Spasmen, Vaguslähmungen;
- Raumforderungen wie benigne und maligne Ösophagustumore, Ösophagusvarizen, Kompression oder Infiltration durch Tumore der Schilddrüse, Mediastinal- und Lungentumore, Aortenaneurysma;
- Sonstige wie Fremdkörper, Perforationen, Verätzungen und Narbenstrikturen.

Allgemeinerkrankungen

Infektionskrankheiten, hämatologische Erkrankungen (Anämien, Agranulozytose), Tetanie, Hypokaliämie, Raumforderungen bei Leukosen, Vitaminmangel (A, B2), Mitralvitien

Neurologische Erkrankungen

Amyotrophe Lateralsklerose, Bulbär- und Pseudobulbärparalyse, Poliomyelitis, Polyneuritis, Polyneuropathie (diabetisch, alkoholisch), multiple Sklerose, Syringomyelie, zerebrale Gefäßerkrankungen, Hirntumore, Hirndruck, Myasthenia gravis, Chorea Huntington, Morbus Parkinson, Tabes dorsalis, Wallenberg-Syndrom, Blei-Intoxikation

Dermatosen

Sklerodermie, Urtikaria, Pemphigus, Aphthen, Epidermolysis bullosa, Dermatomyositis

Singultus

Beim „Schluckauf" handelt es sich um die unwillkürliche, plötzlich einsetzende und i.d.R. harmlose Kontraktion meist des linksseitigen Zwerchfells.

Seneszente Dysphagie

Schluckprobleme alter Menschen sind nicht nur für die Lebensqualität von großer Bedeutung, sondern können leicht auch mit einem erheblichen **Mortalitätsrisiko** verbunden sein. Unterschieden werden muss zwischen einer kompensierten **Presbyphagie** und der dekompensierten **Presbydysphagie**, die wiederum durch ebenfalls gehäuft im Alter auftretende internistische und neurologische Krankheiten getriggert werden kann.

Die Schluckstörungen resultieren in einer eingeschränkten Schluckeffektivität und -sicherheit und können jede Phase des Schluckvorgangs betreffen:

- Fehlendes Hunger-/Durstgefühl;
- Auswahl und Vorbereitung des Essens;
- Geruch/Geschmack;
- Kaufunktion;
- Speichelproduktion (Xerostomie bei 25 %);
- Orofaziale Motorik;
- Schleimhautsensibilität;
- Boluskontrolle;
- Schluckreflextriggerung;
- Öffnung des oberen Ösophagussphinkters.

Da Mahlzeiten oft der zentrale Bestandteil des Tagesablaufs bei alten Menschen sind, entsteht durch Schluckprobleme ein Gefühl von Angst und Scham, das zu einem sozialen Rückzug, zu Isolation und einem Verlust an Lebensqualität führt. Darüber hinaus kann die Schluckstörung aber auch gravierende Folgen haben. Mangelernährung und Flüssigkeitsmangel resultieren in einer AZ-Verschlechterung bis hin zur Kachexie; durch Aspirationen kommt es zu Pneumonien, die bei einem alten Menschen durchaus lebensbedrohlich sein können.

Zur Verhinderung einer derartigen Entwicklung ist eine Sensibilisierung der Umgebung von großer Bedeutung, da Betroffene i.d.R. nicht spontan über ihre Probleme berichten.

Die Kost sollte hinsichtlich der Konsistenz, aber auch Feuchte, zum Beispiel an den oralen-(Zahn-) Status angepasst sein, die Haltung bei der Nahrungsaufnahme muss ggf. optimiert werden. Im Einzelfall gilt es aber durchaus auch, z.B. die Flüssigkeitsaufnahme zu bilanzieren oder z.B. nach einem Apoplex ein logopädisches Schlucktraining durchzuführen.

4.2.2. Schmerzen

Schmerzen neben dem Kehlkopf unmittelbar nach dem Essen oder dem versehentlichen Verschlucken eines Gegenstandes in Kombination mit einer Dysphagie und Hypersalivation weisen auf einen im **Hypopharynx** steckenden **Fremdkörper** hin.

Eine Schmerzausstrahlung von retrosternal in den Rücken wird bei einem Fremdkörper im **Ösophagus** berichtet.

Beim **Gastroösophagealen Reflux** bestehen retrosternale Schmerzen.

Merke!
Länger bestehende, einseitige Schmerzen im tiefen Halsbereich mit Ausstrahlung in das Ohr können ein Hinweis auf ein Hypopharynxkarzinom sein. Eine endoskopische Ursachenklärung ist unbedingt erforderlich!

4.2.3. Blutung

Häufigste Blutungsquelle im Bereich von Hypopharynx und Ösophagus sind **Ösophagusvarizen** im Rahmen einer Leberzirrhose. Meist kommt es zur **Hämatemesis** von kaffeesatzartigem (hämatinisiertem) Blut, nur bei schwallartigen Blutungen zum Abgang von rotem Blut. Blutungen treten außerdem im Zusammenhang mit einem **Ulkus** und einer **Cortison- oder ASS-Therapie** auf. Nicht selten liegt die Blutungsquelle aber auch weiter kranial (z.B. Epistaxis) und das Blut wird verschluckt bzw. läuft nach unten.

4.3. Untersuchungsmethoden

Im Gegensatz zu den übrigen Abschnitten des oberen Aerodigestivtraktes ist der Hypopharynx nicht durch die direkte Inspektion oder Spiegeluntersuchung einsehbar – die genaue Untersuchung ist nur nach Aufdehnung mit einem starren Endoskop möglich. Die erste Ösophagoskopie erfolgte ebenfalls mit einem starren Instrumentarium durch den HNO-Arzt Kilian (Rostock); heute dominieren flexible Techniken (Gastroenterologie). Die starre Ösophagoskopie hat ihren Platz aber weiterhin bei der Entfernung von Fremdkörpern.

4.3.1. Inspektion und Palpation

Im Rahmen differentialdiagnostischer Überlegungen bei dysphagischen Beschwerden müssen klinische Hinweise auf **Systemerkrankungen** des Bindegewebes (Sklerodermie, Dermatomyositis u.a.) und neurologische Erkrankungen ausgeschlossen werden (→ Kap. 3.5.10.). Große **Hypopharynxdivertikel** sind bei schlanken Personen zumeist links zervikal tastbar oder sogar sichtbar. Zur Untersuchung gehört immer eine Palpation der regionären Lymphknoten des Halses.

4.3.2. Spiegeluntersuchung und endoskopische Verfahren

Die **indirekte Untersuchung des Hypopharynx** mit dem gewinkelten Spiegel und der 90°-Winkeloptik (→ Kap. 5.3.2. + 5.3.3.) sowie die (pernasale) flexible **Endoskopie** sind nur eingeschränkt aussagekräftig, da der Hypopharynx im Ruhezustand kein Lumen hat und nicht sicher eingesehen werden kann (→ Kap. 4.1.).

Die **Beurteilung des Schluckaktes** vor allem in Zusammenhang mit einer Aspiration erfolgt nach Platzierung eines flexiblen Endoskops unter Verwendung von angefärbter und unterschiedlich stark angedickter Flüssigkeit.

Die sichere Beurteilung des Hypopharynx ist nur durch eine **starre Hypopharyngoskopie** in Narkose möglich. Auch Fremdkörper können so sicher entfernt werden.

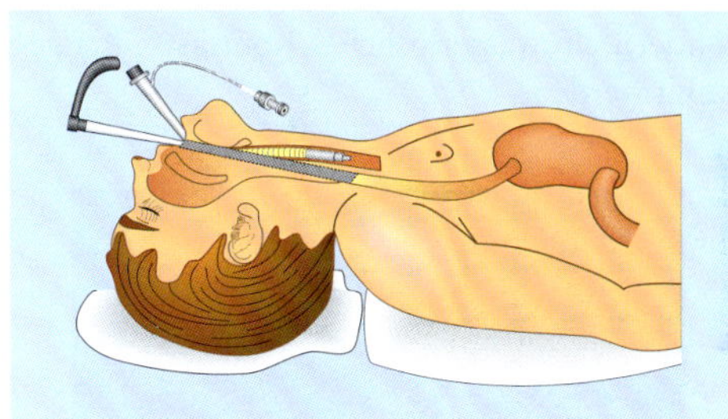

Abb. 4.4: Starre Hypopharyngoskopie und Ösophagoskopie in Intubationsnarkose.

Zur **Untersuchung des Ösophagus** stehen starre und flexible Systeme zur Verfügung. **Fiberoptische** Untersuchungen sind weniger belastend, können in Lokalanästhesie durchgeführt und mit einer Inspektion des distal gelegenen Verdauungstraktes kombiniert werden. Es stehen pernasal einsetzbare Systeme (bis 4 mm Durchmesser) und peroral eingesetzte Systeme zur Verfügung – hier setzen sich Geräte mit einer Chip-Kamera in der Spitze zunehmend durch.

Bei einer **starren Ösophagoskopie** sind durch Aufdehnung eine bessere Übersicht und mehr Handlungsspielraum beim Umgang mit Instrumenten gegeben. Die Belastung des Patienten ist größer (Narkose), weshalb die Untersuchung als rein diagnostische Maßnahme nicht mehr angewendet wird.

Merke!
Die wichtigste Komplikation der Ösophagoskopie ist eine Perforation und die dadurch bedingte Mediastinitis!

4.3.3. Bildgebende Untersuchungsverfahren

Eine **Röntgenübersichtsaufnahme** dient der Darstellung röntgendichter Fremdkörper (→ Abb. 4.5) und mediastinaler Prozesse (z.B. Mediastinitis).

Sollen Fremdkörper aus nicht röntgendichten Materialien oder anatomisch-pathologische Veränderungen (Tumore, Divertikel, Stenosen) nachgewiesen werden, muss ein **Kontrastmittelbreischluck** erfolgen. Neben dem klassischen Kontrastbrei **Barium** stehen **hoch-**, **niedrig-** und **isomolare Jodkontrastmittel** zur Verfügung.

> **Merke!**
> Bei Aspirationsgefahr, Perforationen oder ösophagotrachealen Fisteln sollte nicht Barium, sondern ein wasserlösliches Kontrastmittel gewählt werden.

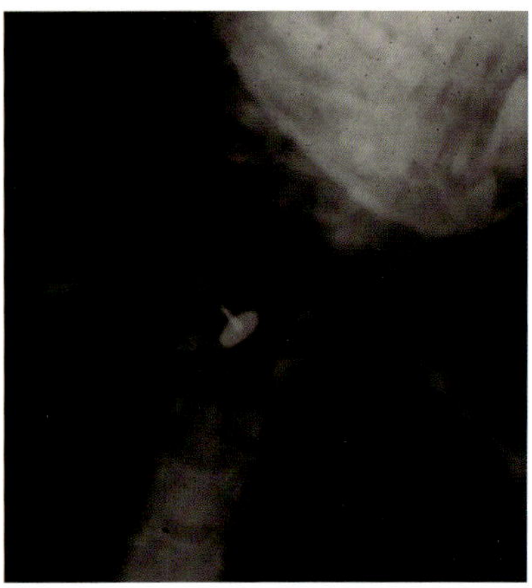

Abb. 4.5: Röntgenaufnahme einer verschluckten Reißzwecke in der ersten Ösophagusenge bei einem Kind.

Durch die Erstellung von Bildserien, z.B. mit der **Videofluoroskopie**, kann der gesamte Schluckakt als Vorgang dargestellt werden und eine Funktionsdiagnostik erfolgen.

Die **Sonographie (B-Scan)** wird bei der Diagnostik der Halslymphknoten, aber auch von Hypopharynxtumoren und -divertikeln eingesetzt. Zur Beurteilung von Prozessen in der Ösophaguswand und der mediastinalen Weichteile wird die **Endosonographie** eingesetzt (Punktionen).

Durch **CT** und **MRT** können die Ausdehnung und Tiefeninfiltration von Tumoren und die mediastinalen Weichteile beurteilt werden; sie sind wichtig für die Operations- und Bestrahlungsplanung.

4.3.4. Ösophagusmanometrie und -pH-Metrie

Die Ösophagusmanometrie dient der Untersuchung des **Relaxationsverhaltens** des Ösophagus, die Ösophagus-pH-Metrie der Diagnostik des **gastrischen Refluxes**. Es handelt sich um internistische Untersuchungen, die für den HNO-Arzt bei differentialdiagnostischen Überlegungen von Bedeutung sein können.

4.4. Klinik

Unter den Erkrankungen der vorgestellten Region ist das Hypopharynxkarzinom für den HNO-Arzt die bei weitem wichtigste. Auch aufgrund der erheblich aufwändigeren Diagnostik werden die Tumore meist erst in fortgeschrittenem Stadium diagnostiziert und haben deshalb die schlechteste Prognose aller HNO-Krebserkrankungen. Die Besprechung der Speiseröhre berücksichtigt vor allem die im Rahmen der Differentialdiagnose von Schluckstörungen wichtigen Erkrankungen. Eine umfassende Darstellung der hier wichtigen Krankheitsbilder kann allerdings nicht Gegenstand eines HNO-Kurzlehrbuchs sein und sollte in entsprechenden Fachbüchern nachgelesen werden.

4.4.1. Kongenitale Ösophaguserkrankungen

Stenosen

Die häufigste **angeborene Fehlbildung** ist die **Ösophagusatresie** (1:3.000-1:5.000), die zumeist mit einer **ösophagotrachealen Fistel** kombiniert ist. Unmittelbar nach der Geburt führt sie zu Dysphagie und meist auch Aspiration.

Endoskopische und bildgebende Diagnostik (Kontrastmittelbreischluck).

Therapie mit mechanischer Aufdehnung des Engpasses (Bougierung) von innen oder Operation mit Resektion der Stenose von außen.

Dysphagia lusoria (Arteria lusoria)/ gedoppelter Aortenbogen

Anomalie eines der aus dem Aortenbogen abgehenden Gefäße, am häufigsten der A. subclavia dextra. Das Gefäß verläuft meist zwischen Wirbelsäule und Ösophagus (80 %). Klinisch manifestiert sich eine **Schluckstörung** – wenn überhaupt – erst **im höheren Lebensalter** infolge eines Elastizitätsverlustes der Gefäßwand.

Entsteht die Schluckstörung durch einen **gedoppelten Aortenbogen**, kann es zusätzlich zur Dyspnoe und Hustenattacken kommen.

Meist ist die Diagnosestellung ein Zufallsbefund im CT oder MRT, eine Gefäßdarstellung braucht i.d.R. nicht zu erfolgen. Auch eine chirurgische Intervention ist nur selten erforderlich.

Ösophagotracheale Fistel → 6.4.1.

4.4.2. Traumatologie

Fremdkörper

Pathogenese

Auch wenn 95 % der verschluckten Gegenstände den Gastrointestinaltrakt problemlos passieren, hat der HNO-Arzt im klinischen Alltag regelmäßig mit Patienten zu tun, die einen steckengebliebenen Fremdkörper vermuten. Häufig treten Beschwerden nach dem Essen von Fisch oder Geflügel auf. Die Fremdkörper bleiben – wenn nicht im Oropharynx (→ Kap. 3.5.2.) – in der Regel in der **oberen Ösophagusenge** stecken. Meist sind Kinder oder ältere Patienten betroffen.

Klinik

- **Stechende Schmerzen**, meist in Höhe des Kehlkopfes oder retrosternal. Dumpfe Schmerzen werden meist durch Schleimhautläsion bereits abgegangener Fremdkörper verursacht;
- **Hustenreiz** (Fremdkörpergefühl, Verschlucken);
- **Dysphagie** und/oder **Luftnot** (große/verlegende Fremdkörper).

Diagnostik

- **Spiegeluntersuchung/Endoskopie:** Fremdkörper im Hypopharynx/Ösophaguseingang sind **nur selten direkt sichtbar**, bei Lumen-verlegenden Fremdkörpern oder schmerzbedingtem Schluckverhalt **Speichelsee** um den Kehlkopfeingang;
- **Bildgebende Diagnostik:**
  - Übersichtsaufnahme bei röntgendichten Fremdkörpern (→ Abb. 4.6);
  - sonst **Kontrastmittelbreischluck oder ggf. CT mit KM.**

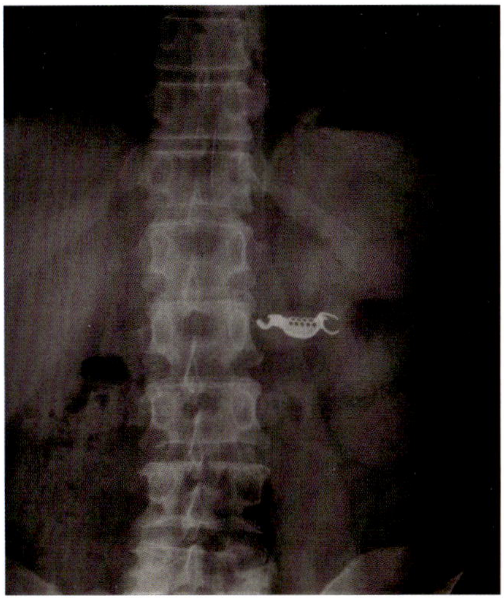

Abb. 4.6: Prothese im Magen.

Therapie

Auch bei negativem radiologischem Ergebnis muss bei begründetem Verdacht eine sofortige **endoskopische Untersuchung** erfolgen. Die richtige Indikationsstellung ist häufig schwierig.

Der Fremdkörper wird am sichersten im Rahmen einer starren **Endoskopie** mit einer geeigneten Fasszange entfernt.

> **Merke!**
> Verbleibt ein Fremdkörper mehr als 12 Stunden im Hypopharynx oder im Ösophagus, drohen Perforation und eine lebensbedrohliche Mediastinitis!

Komplikation: Mediastinitis

Sowohl durch einen Fremdkörper als auch eine Verletzung bei einer Fremdkörperentfernung kann es zu einer Perforation des Speiseweges kommen, aus der dann eine Mediastinitis entsteht.

Klinik

- Retrosternale, in den Rücken ausstrahlende Schmerzen;
- Emphysem des Halses;
- Später Fieber und zunehmende Luftnot.

Merke!
Ursprung des Zenker-Divertikels ist der Hypopharynx und nicht der Ösophagus!

Klinik

- **Kleine Divertikel:** Fremdkörpergefühl beim Schlucken;
- **Große Divertikel:** dysphagische Beschwerden mit Steckenbleiben der Speisen und typischerweise **Regurgitation unverdauter Nahrungsmittel** besonders im Liegen;
- **Foetor ex ore;**
- **Hustenreiz** durch Überlaufen und Aspiration;
- **Mangelernährung.**

Diagnostik

- Große Divertikel bei sehr schlanken/kachektischen Personen können tastbar sein;
- In der Spiegeluntersuchung Speichelsee im Sinus piriformis;
- Sonographie;
- **Kontrastmittelbreischluck** (→ Abb. 4.7; cave: Aspiration!);
- **Endoskopie.**

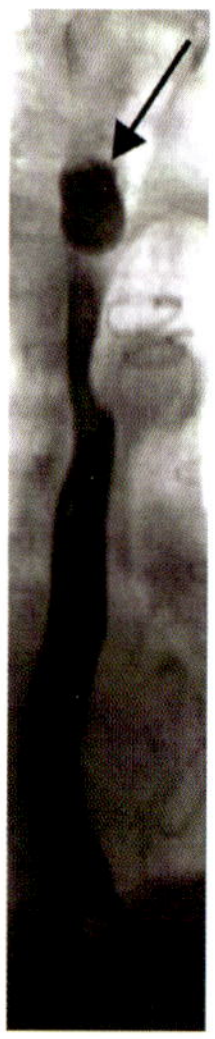

Abb. 4.7: Kontraströntgenbild eines Zenker-Divertikels.

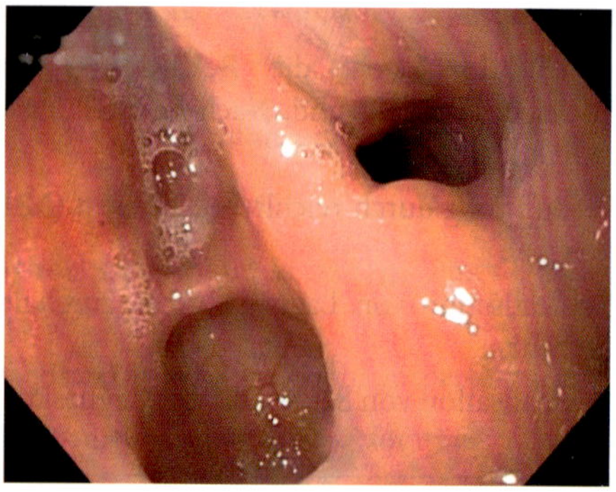

Abb. 4.8: Zenker-Divertikel links, Ösophaguseingang rechts.

Therapie

Endoskopische Schwellendurchtrennung mit Myotomie der Pars cricopharyngea des M. constrictor pharyngis (→ Kap. 4.1.).

Operation von außen über einen Zugang vom linken Vorderrand des M. sternocleidomastoideus mit Abtragung des Divertikelsacks und Schwellendurchtrennung.

4.4.4. Ösophagusdivertikel, Hernien, Motilitätsstörungen und Ösophagusvarizen

Im folgenden Abschnitt werden mehrere Krankheitsbilder vorgestellt, die bei Dysphagiebeschwerden von differentialdiagnostischer Bedeutung sind (→ Kap. 4.2.1.).

Ösophagusdivertikel

Prädilektionsorte für die Entstehung von Divertikeln sind die Region des Lungenhilus (> 70 %) und der kardianahe Abschnitt des Ösophagus.

Parabronchiale (thorakale) und selten **zervikale Divertikel** entstehen als **Traktionsdivertikel** durch einen entzündlich, früher zumeist tuberkulös veränderten Lymphknoten und den bei der Abheilung entstehenden Narbenzug. Als angeborene Variante entstehen sie aufgrund einer segmental unvollständigen Lösung von Luft- und Speiseröhre. Zusätzlich kann eine Pulsation von Bedeutung sein. In der Regel handelt es sich um Zufallsbefunde, die nicht therapiebedürftig sind.

Epiphrenische (parahiatale) Divertikel sind Folge einer funktionellen Störung des unteren Ösophagussphinkters. Diese **Pulsionsdivertikel** sind häufig mit einer Hiatushernie, einem Ösophagusspasmus oder einer Achalasie vergesellschaftet (s.u.). Zu den Symptomen gehören Sodbrennen, epigastrische Schmerzen und eine leichtgradige Dysphagie. Eine operative Abtragung ist nur selten erforderlich.

Zwerchfellhernien (Hiatushernien)

Hiatushernien entstehen durch eine meist reversible Verlagerung von Teilen des Magens durch den Hiatus oesophageus in den Thoraxraum.

Gleithernien

Am häufigsten (90 %) sind reversible Gleithernien bei alten Menschen, die durch eine Verlagerung der Kardia durch Erschlaffung des Bandapparates am ösophagogastralen Übergang entstehen und **meist als Zufallsbefunde** diagnostiziert werden (→ Abb. 4.9).

Klinik

Refluxsymptomatik.

Therapie

Konservative Behandlung mit Protonenenpumpenblockern.

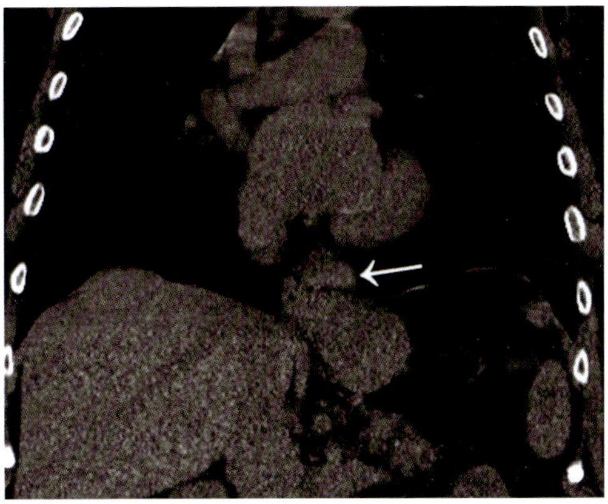

Abb. 4.9: Axiale Hiatusgleithernie. In den Thoraxraum verlagerter Magenanteil (Pfeil).

Paraösophageale Hernien

Klinisch und therapeutisch bedeutsamer sind paraösophageale Hernien. Ca. 30 % der Patienten entwickeln eine z.T. schwergradige **Dysphagie** oder eine Anämie infolge leichtgradiger **Magenschleimhautblutungen**. Als Komplikation droht die Inkarzeration.

Auch asymptomatische paraösophageale Hernien sollten deshalb operativ therapiert werden (**Gastropexie** oder **Hiatoplastik**).

Motilitätsstörungen

Achalasie

Infolge einer **progressiven Tonuszunahme des unteren Ösophagussphinkters** (funktionelle Stenose) ist der proximal dieser Stenose gelegene Ösophagus weitgestellt. Pathophysiologisch besteht eine Degeneration des Plexus myentericus.

Es kommt zu einer **zunehmenden Dysphagie** mit dem Gefühl, dass der Nahrungsbrei steckenbleibt, und zu **Erbrechen** nach der Nahrungsaufnahme.

Bei der **Diagnostik** durch Kontrastmittelbreischluck, Ösophagusmanometrie und Ösophagoskopie spielt der differentialdiagnostische **Ausschluss eines Ösophaguskarzinoms** eine Rolle.

Therapie

Kalziumantagonisten (Nifedipin) und Nitrate senken Tonus des unteren Sphinkters, (wiederholte) Bougierungen, Botulinustoxininjektion in den unteren Sphinkter, Kardiamyotomie.

> **Merke!**
> Bei 5-10 % der Patienten mit einer Achalasie entwickelt sich ein Ösophaguskarzinom!

Idiopathischer Ösophagusspasmus

Der idiopathische Ösophagusspasmus mit unterschiedlich stark ausgeprägter Dysphagie und retrosternalen Schmerzen ist Folge einer **Störung der vegetativen Innervation** des Ösophagus. Psychische Faktoren spielen eine bedeutende Rolle.

Radiologische Diagnostik und Ösophagusmanometrie sichern die Diagnose. Die Erkrankung ist in der Regel harmlos!

Therapie

Vermeidung der auslösenden Faktoren, Anpassung der Essverhaltens.

Weitere Motilitätsstörungen

- **Krikopharyngeale Achalasie** mit einer Funktionsstörung des oberen Ösophagussphinkters: Vorstufe Zenker-Divertikel (→ Kap. 4.4.3.);
- **Hyperkontraktiler Ösophagus** mit einer Hyperkontraktion der distalen Speiseröhre. Therapieversuch mit Kalziumantagonisten (Nifedipin);
- Sekundäre Funktionsstörungen bei **Diabetes mellitus** und **Sklerodermie.**

Ösophagusvarizen

Ösophagusvarizen haben ihre Ursache meist in einer **Leberzirrhose** und der dadurch bedingten portalen Hypertonie. 50 % der Patienten mit einer Leberzirrhose entwickeln Ösophagusvarizen. Sie sind Ausdruck eines Umgehungskreislaufes, über den das Pfortaderblut an der Leber vorbei über die Gefäßgeflechte der Speiseröhre in die obere Hohlvene gelangt.

Für das HNO-Fachgebiet spielt das Krankheitsbild im Rahmen der Differentialdiagnose einer Blutung der oberen Speisewege eine Rolle; außerdem sind Patienten mit HNO-Krebserkrankungen oft alkoholkrank und entwickeln eine Leberzirrhose.

Klinik und Diagnostik

- Blutungen **kaffeesatzartiges Erbrechen** (Teerstühle) oder **Hämatemesis** von teils großen Mengen frischen, hellroten Blutes;
- Dysphagie.

Therapie

Ggf. notfallmäßige endoskopische Sklerosierung, sonst Ballonkompression

4.4.5. Entzündliche Ösophaguserkrankungen

Die Ösophagitis ist kein eigenständiges Krankheitsbild, sondern eine Begleit- oder Folgeerscheinung von nicht infektiösen und infektiösen (bakteriellen, mykotischen und viralen) Erkrankungen sowie mechanischen, chemischen und physikalischen Schädigungen:

- Divertikel, Stenosen und funktionelle Motilitätsstörungen: Retentionsösophagitis;
- Dermatologische Erkrankungen mit Blasenbildung (z.B. Pemphigus);
- Strahlenösophagitis;
- ASS und Tetrazykline: lokalisiertes Ulkus.

Refluxösophagitis

Die **Gastroösophageale Refluxkrankheit** (GERD) entsteht durch eine Insuffizienz des unteren Ösophagussphinkters. Durch den Rückfluss von saurem Mageninhalt kommt es zunächst zu entzündlichen, später zu narbigen Schleimhautveränderungen der distalen Speiseröhre mit **Sodbrennen** und **dysphagischen Beschwerden**; Hustenanfälle.

> **Merke!**
> Eine **GERD** hat große Bedeutung für die Entwicklung chronisch entzündlicher Erkrankungen im HNO-Bereich (extraösophageale Manifestationen). Dies gilt vor allem für eine chronische Laryngitis, zumindest in Einzelfällen, aber auch für andere Organe wie z.B. die Nasennebenhöhlen (chronische Sinusitis) und Mittelohren (chronische Otitis media).

Diagnostik

Endoskopie (50 % normale Schleimhaut!). PH-Metrie. Biopsie insbesondere bei längerem Verlauf zum Ausschluss einer malignen Entartung!

Therapie

Änderung der Essgewohnheiten. Protonenpumpenblockern, bei Therapieversagern Fundoplicatio.

Komplikationen stellen Ulzera und Erosionsblutungen dar. Im Verlauf kann sich ein **Barrett-Ösosphagus** entwickeln sowie im weiteren Verlauf ein **Ösophaguskarzinom** (→ Kap. 4.4.8.).

> **Merke!**
> **Barrett-Ösophagus** ist eine zumeist refluxbedingte Zylinderepithelmetaplasie im terminalen Ösophagus mit einem um 30- bis 100-fach erhöhten Entartungsrisiko. Deshalb 6- bis 12-monatliche endoskopische Kontrollen (Biopsien!). Therapie mit Protonenpumpenblockern, bei Dysplasien ggf. chirurgisch.

Soor-Ösophagitis

Die **Candida-Soor-Ösophagitis** ist typische Begleiterkrankung konsumierender Erkrankungen (z.B. HIV), einer Chemotherapie, insbesondere im Rahmen einer Antibiotika- oder Cortison-Therapie.

Therapie

Lokal Amphotericin B und ggf. systemisch Fluconazol.

Eosinophile Ösophagitis

Eine zunehmend diagnostizierte, immunvermittelte chronisch Entzündung der Speiseröhre, die zu erheblichen Schluckbeschwerden fester Nahrung bei Erwachsenen und eher unspezifischen Beschwerden bei Kindern führt. Möglicherweise häufigste Ursache einer Dysphagie bei Kindern und Jugendlichen!

Es kommt zum Elastizitätsverlust der Speiseröhre, Schleimhautveränderungen bis zu Strikturen. Betroffen sind zumeist Atopiker, Patienten mit Inhalations- oder Nahrungsmittelallergien oder Asthma. Genetische Disposition.

Symptome

Wie bei GERD. Im Kindesalter rezidivierende Bauchschmerzen, Gedeihstörungen, Übelkeit, Erbrechen, Durchfall; komplizierend subglottische Trachealstenose.

Diagnostik

Ösophagoskopie mit Stufenbiopsien, Allergiediagnostik.

Therapie

Allergenkarenz bei bekanntem Allergen, hypoallergene Diät; topisches Steroid, ggf. systemische Steroide, Leukotrienantagonist.

4.4.6. Gutartige Tumore des Hypopharynx und Ösophagus

Insgesamt selten vorkommende Neubildungen epithelialer (z.B. Zysten und Papillome) oder mesenchymaler Herkunft. Am häufigsten treten die oft gestielten **Leiomyome** auf, seltener Lipome oder Hämangiome.

Klinik/Befund

Meist uncharakteristische Beschwerden mit Globusgefühl und Dysphagie auch bei großen Neubildungen, die weit in den Ösophagus herabhängen. Eine vitale Gefährdung kann durch eine Verlegung der Luftwege bei großen, gestielten Leiomyomen auftreten, wenn der Tumor hochgewürgt wird.

Diagnostik

Oft schwierig. CT/MRT. Sowohl bei Röntgenkontrastuntersuchungen als auch bei der Endoskopie bleiben die Tumore leicht unentdeckt.

Therapie

Chirurgische Resektion.

4.4.7. Hypopharynxkarzinom

▶ Fallbeispiel

Ein 56-jähriger Patient teilt mit, dass er den Knoten am Hals bereits vor 4 Monaten erstmals bemerkt habe – da der keine Schmerzen verursachte, habe er dem Befund keine Bedeutung beigemessen. Seit 2 Monaten leide er nun an rechtsseitigen Halsschmerzen, die zunähmen und mittlerweile bis ins Ohr ausstrahlten. Schlucken könne er seit etlichen Monaten schlechter, vor allem Fleisch. Die Ehefrau teilt mit, dass ihr Mann seit einer Woche auch das Bier, von dem er sich seit einiger Zeit schwerpunktmäßig ernähre, kaum noch habe schlucken können. Es erfolgt eine Panendoskopie in Narkose – der Verdacht auf ein Hypophaynxkarzinom wird durch eine Biopsie bestätigt.

Die Hypopharynxkarzinome haben von allen Karzinomen des oberen Aerodigestivtraktes die **schlechteste Prognose**. Dies muss in der Therapieplanung berücksichtigt werden, insbesondere wenn es um die Frage geht, ob ein kurativer oder palliativer Therapieansatz gewählt wird.

Epidemiologie/Pathogenese

Hypopharynxkarzinome werden ungefähr halb so häufig diagnostiziert wie Larynxkarzinome, die **Geschlechtsdisparität** zugunsten des männlichen Geschlechts liegt bei 4 : 1, die meisten Patienten sind zwischen 55 und 65 Jahre alt. Neben den für die Tumorentstehung wichtigsten exogenen Noxen **Tabak** und **Alkohol** ist beim Hypopharynxkarzinom der Postkrikoidregion eine sideropenische Dysphagie (**Plummer-Vinson-Syndrom**) ein Risikofaktor.

Histologie/Klassifikation/Lokalisation

> 90 % sind oft schlecht differenzierte verhornende und nicht verhornende **Plattenepithelkarzinome** (Grading, → Tab. 5.5).

Tumorstadieneinteilung

Entsprechend der anatomischen Regionen werden die Hypopharynxkarzinome dem Sinus piri-

T1	Tumorinfiltration von Lamina propria oder Submukosa
T2	Infiltration der Muscularis propria
T3	Infiltration der Adventitia
T4	Infiltration von Nachbarstrukturen

Tab. 4.2: Tumorstadieneinteilung des Ösophaguskarzinoms.

Klinik/Diagnostik

- Unspezifische Beschwerden im **Frühstadium** sind retrosternales Brennen und Hitzegefühl sowie dyspeptische Beschwerden (Refluxsymptomatik);
- Dysphagie, retrosternale Schmerzen, Völlegefühl, Erbrechen und Gewichtsabnahme sind Zeichen **fortgeschrittener Tumore**;
- Eine **Kehlkopflähmung mit Heiserkeit** durch eine Tumorinfiltration des N. recurrens kann ein erstes klinisches Zeichen des Tumors sein.

Die Diagnose wird durch eine **endoskopisch-histologische Untersuchung** gesichert. Im Rahmen des Stagings sind eine **Endosonographie** zur Abschätzung der Tiefenausdehnung und CT-Untersuchungen des Thorax und der Bauchorgane erforderlich, ggf. PET-CT.

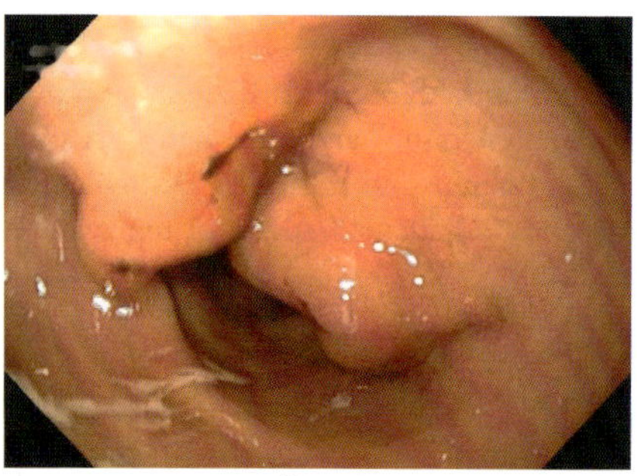

Abb. 4.11: Endoskopie Ösophaguskarzinom.

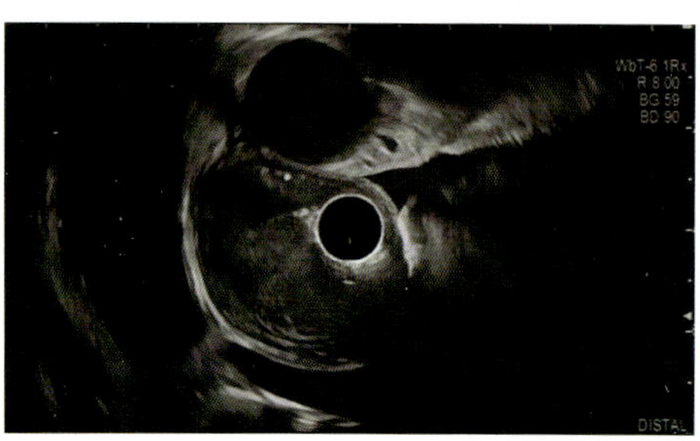

Abb. 4.12: Endosonographie Ösophaguskarzinom.

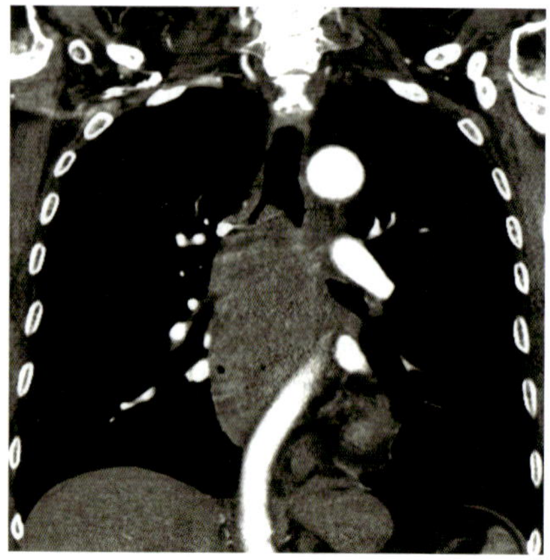

Abb. 4.13: CT eines Ösophaguskarzinoms, das sich im Mediastinum ausbreitet.

Therapie

- Stadium T1: endoskopische Mukosaresektion;
- Stadien T2-T4 und M0: neoadjuvante Chemo (Adeno-CA) oder Radiochemotherapie (Plattenepithel-CA), dann chirurgische Resektion und Rekonstruktion mit Interposition von Kolon oder Magenhochzug;
- Definitive Radiochemotherapie mit kurativer Intention mit 50-60 Gy (bei Kontraindikation für eine Operation);
- Palliative Therapie:
  - Palliative Chemotherapie: bei lokal fortgeschrittenem Wachstum und/oder Fernmetastasen (bei Adeno-CA HER2-Bestimmung);
  - Palliative Radiochemotherapie: bei lokalen Komplikationen durch den Tumor (Stenose, Kompression, Blutung).

Prognose

40 % aller Ösophaguskarzinome sind bereits bei der Erstdiagnose **inoperabel**. Hierzu zählen Tumore des oberen Drittels und in den Ösophagus vorwachsende Hypopharynxkarzinome (palliative Therapie).

Die Prognose ist schlecht (5-Jahresüberleben <-10 %). **Palliativmaßnahmen** (Tracheotomie, Ernährungssonden, Stents, suffiziente Schmerztherapie) sind von großer Bedeutung.

5. Larynx

5.1. Anatomische und physiologische Grundlagen

5.1.1. Morphologie

Die komplexen Funktionen Respiration, Phonation und Schluckakt werden vom Kehlkopf durch seinen komplizierten anatomischen Aufbau und seine Steuerungsmechanismen ermöglicht. Eine genaue Kenntnis dieser Verhältnisse ist sowohl für das Verständnis der physiologischen Abläufe als auch für die Beurteilung von Störungen unerlässlich.

Lage/Entwicklung

Der Kehlkopf liegt zentral in der **Regio colli mediana** im Raum zwischen mittlerer und tiefer Halsfaszie beim Erwachsenen in Höhe des 4. und 5. Halswirbelkörpers (beim Säugling Höhe 2. HWK). Der Larynx wird teilweise von der infrahyoidalen Muskulatur und dem Platysma bedeckt.

Aufbau

Das knorpelig-knöcherne **Stützgerüst** besteht aus

- **Schildknorpel (Cartilago thyroidea)** aus zwei vorn einen spitzen Winkel bildenden Knorpelplatten;
- **Ringknorpel (Cartilago cricoidea):** kaudal und dorsal des Thyroids gelegener Siegelringähnlicher Knorpel mit dorsal gelegener Platte;
- **Aryknorpel:** kleine Knorpelpyramiden, die der Ringknorpelplatte aufsitzen und mit ihr durch Dreh-Gleitgelenke verbunden sind. Nach vorn gerichtet ist der **Processus vocalis** (Ansatz M. vocalis), nach lateral der **Processus muscularis** (Cricoarytaenoidmuskeln);
- **Santorini-** und **Wrisberg-Knorpel:** sitzen funktionslos den Aryknorpeln auf;
- **Kehldeckel (Epiglottis):** löffelförmiger Knorpel, der oberhalb der vorderen Kommissur ansetzt (Petiolus), der freie kraniale Rand liegt in Höhe des Zungengrundes.

Das Kehlkopfskelett wird durch **Membranen** fixiert (→ Abb. 5.3):

- Membrana thyrohyoidea (Zungenbeinkörper);
- Ligamentum cricotracheale (Trachea);
- Membrana cricothyroidea **(Ligamentum conicum)** verbindet Schild- und Ringknorpel: hier ist die Entfernung zwischen Haut und oberen Luftwegen am geringsten (→ Kap. 6.5.3., Koniotomie).

Die **infrahyoidale Muskulatur** verbindet den Kehlkopf mit Zungenbein und Sternum: Vertikalbewegung des Kehlkopfs beim **Schluckakt**.

Im Zentrum des Kehlkopfes liegen zwischen Aryknorpeln und Schildknorpel die **Stimmlippen** (**Ligamenta vocalia**, → Abb. 5.2), deren mediale Kanten begrenzen die Stimmritze **(Rima glottidis)**.

Stimmlippenlänge:

- Mann 2-2,5 cm;
- Frau 1,5-2 cm;
- Säugling 0,5 cm.

Die Stimmlippen bilden vorn einen spitzen Winkel, die **vordere Kommissur**. Der Abstand dorsal zwischen den Aryknorpeln beträgt ungefähr 5 mm **(hintere Kommissur)**.

Broyle-Sehne: Bindegewebsstruktur, zu der beide Stimmbänder im Bereich der vorderen Kommissur verschmelzen und die im Schildknorpel inseriert. An dieser Stelle des Schildknorpels fehlt das Perichondrium bzw. Periost. Ein Tumor der vorderen Kommissur kann deshalb leichter in das Kehlkopfskelett einwachsen.

Oberhalb der Stimmbänder werden durch Schleimhautfalten die **Taschenfalten** ("falsche Stimmlippen") aufgeworfen, zwischen beiden Strukturen liegen die **Morgagni-Ventrikel.**

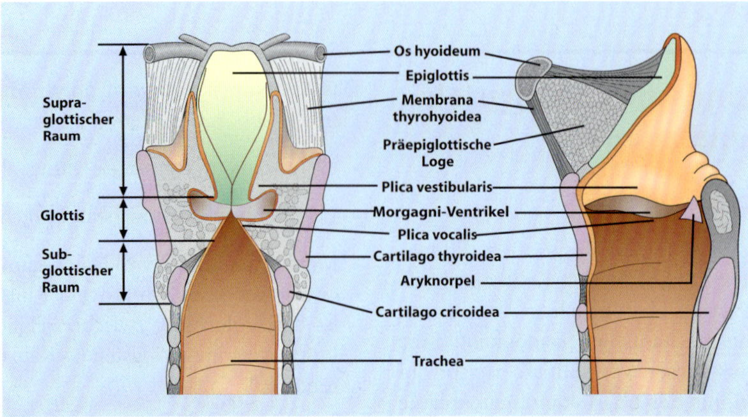

Abb. 5.1: Anatomie des Kehlkopfes. Linkes Bild als koronarer Schnitt durch das Kehlkopfzentrum, rechtes Bild als sagittaler Schnitt in der Mittellinie.

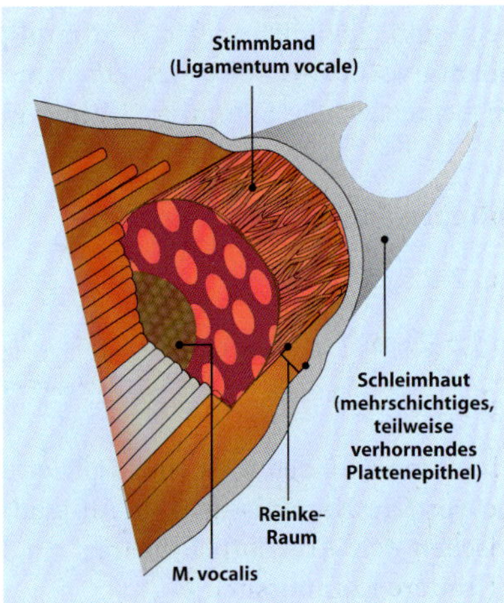

Abb. 5.2: Schnitt durch die Stimmlippe.

5.1.2. Einteilung und Begrenzungen

Topographische Grenzen des Kehlkopfes nach:

- Kranial und kranial-lateral: freier Epiglottisrand und **aryepiglottische Falten** (Sinus piriformis);
- Dorsal: Ringknorpelplatte zum Hypopharynx **(Postkrikoidregion);**
- Kaudal: Ringknorpelunterkante (Trachea).

Klassische topographische Einteilung des Kehlkopfes unterscheidet drei Etagen (→ Abb. 5.1):

- **Supraglottischer Raum:** umfasst den Larynxeingang bis zum Morgagni-Ventrikel einschließlich Seitenwände;
- **Glottischer Raum:** Stimmlippen incl. Boden des Sinus Morgagni bis 5 bzw. 10 mm subglottisch (unterschiedliche Angaben);
- **Subglottischer Raum:** kaudal der Glottis bis zur Ringknorpelunterkante.

Embryologisch, aber auch **anatomisch-onkologisch** sinnvoll ist eine **Zweiteilung** ober- und unterhalb einer Linie zwischen vorderer Kommissur, der größten Tiefe des Morgagni-Ventrikels, etwa der mittleren Ebene der Aryknorpel und der hinteren Kommissur. Oberhalb und unterhalb besteht eine **getrennte arterielle, venöse, lymphatische** und **nervale Versorgung.**

5.1.3. Histologie

Schild-, Ring- und Aryknorpel bestehen aus **hyalinem Knorpel** mit zur Stabilisierung **eingelagerten Kalziumsalzen** (unzureichende Mineralisation → Laryngomalazie, Kap. 5.4.1.). Bereits vor der Pubertät beginnt die **Verknöcherung des Kehlkopfskeletts**, die individuell verschieden weit fortschreitet.

Der Kehlkopf ist mit **respiratorischem Flimmerepithel** ausgekleidet. Plattenepithel findet sich im Bereich der Stimmlippen (z.T. verhornend) und im Bereich der Randzonen der laryngealen Epiglottisfläche sowie der aryepiglottischen Falten. Die unmittelbar subglottisch gelegene **Linea arcuata inferior** als Grenze zum Flimmerepithel der Trachea ist der Ort im Kehlkopf, an dem die meisten Karzinome entstehen. Subglottisch ist Plattenepithel selten nachweisbar.

Reinke-Raum: unter dem Plattenepithel der Stimmlippen gelegener drüsen- und lymphgefäßfreier Verschiebespalt (Reinke-Ödem, → Kap. 5.4.4.).

5.1.4. Muskulatur

Die Kehlkopfmuskeln werden nach funktionellen Gesichtspunkten in drei Gruppen unterteilt:

- **Stimmritzenerweiterer** M. cricoarytenoideus posterior („Postikus");
- **Stimmlippenspanner** M. cricothyroideus (einziger äußerer Kehlkopfmuskel), M. vocalis;
- **Stimmritzenschließer** alle übrigen Kehlkopfmuskeln.

Das Kräfteverhältnis zwischen Stimmlippenschließern und Stimmritzenöffner ist wie 3:1!

Infrahyoidale Muskulatur → Kap. 5.1.1.

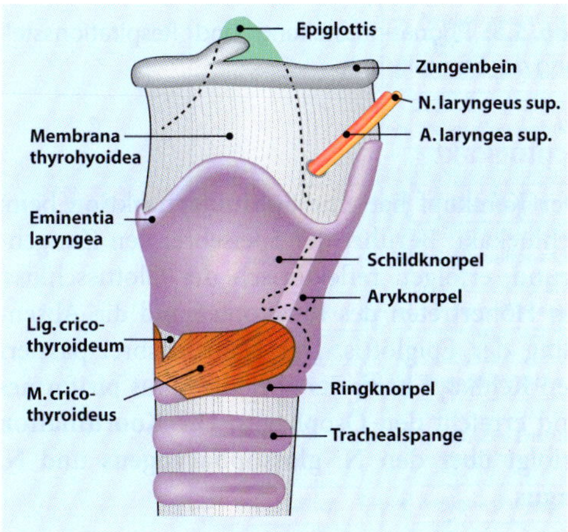

Abb. 5.3: Äußere Kehlkopfmuskeln und Membranen.

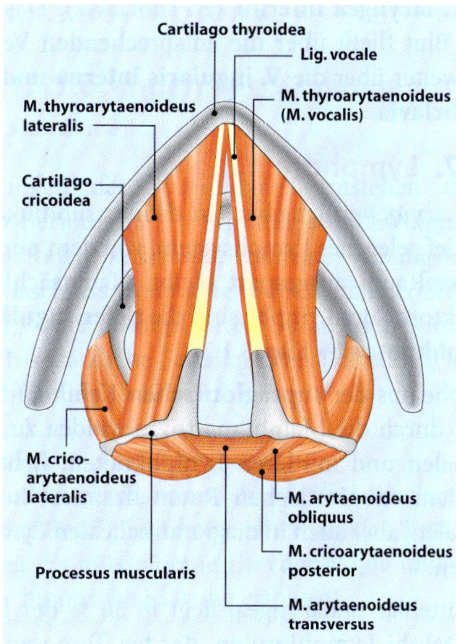

Abb. 5.4: Innere Kehlkopfmuskeln.

5.1.5. Nerven

Die motorische und sensible Versorgung des Kehlkopfes erfolgt durch Äste des **N. vagus**.

Der M. cricothyroideus wird vom R. externus des **N. laryngeus superior** innerviert, alle anderen Kehlkopfmuskeln vom **N. laryngeus inferior** (**N. recurrens**).

> **Merke!**
> Nach Abgang in variabler Höhe aus dem N. vagus umschlingt der linke N. recurrens den Aortenbogen, der rechte die A. subclavia. In der Rinne zwischen Trachea und Ösophagus ziehen beide in den Halsraum zurück und treten in enger anatomischer Beziehung zur Schilddrüse an den Larynx heran.

Die **Schleimhaut der oberen Kehlkopfetage** wird durch den R. internus des N. laryngeus superior versorgt. Der Nerv triggert bei der Koordination des Schluckaktes den reflektorischen Glottisschluss (→ Kap. 5.1.8.).

Die **Schleimhaut der unteren Kehlkopfetage** innerviert der R. internus des N. laryngeus inferior.

5.1.6. Gefäßversorgung

Die **arterielle** Gefäßversorgung erfolgt oberhalb der Glottis durch die **A. laryngea superior** (A. carotis externa) und unterhalb der Glottis durch

5.2.2. Atemnot (Dyspnoe), Stridor

Merke!
Eine Atemnot ist immer ein bedrohliches Ereignis und ein Symptom, das sofort diagnostischer und therapeutischer Maßnahmen bedarf (Notfall!).

Liegt die Ursache für eine Dyspnoe im Kehlkopf, kann dies durch infektions-, tumor- oder fremdkörperbedingte Raumforderungen verursacht sein. Typisch für eine Atemnot, die im Kehlkopf entsteht, ist ein begleitendes inspiratorisches oder gemischt in- und exspiratorisches Atemgeräusch, ein **Stridor**. Für die Entstehung des Atemgeräusches ist eine Einschränkung des Lumens um mindestens 30-50 % erforderlich.

Anamnestisch wichtig sind die Zeitdauer der Entstehung und die Unterscheidung zwischen **Ruhe-** und **Belastungsdyspnoe**.

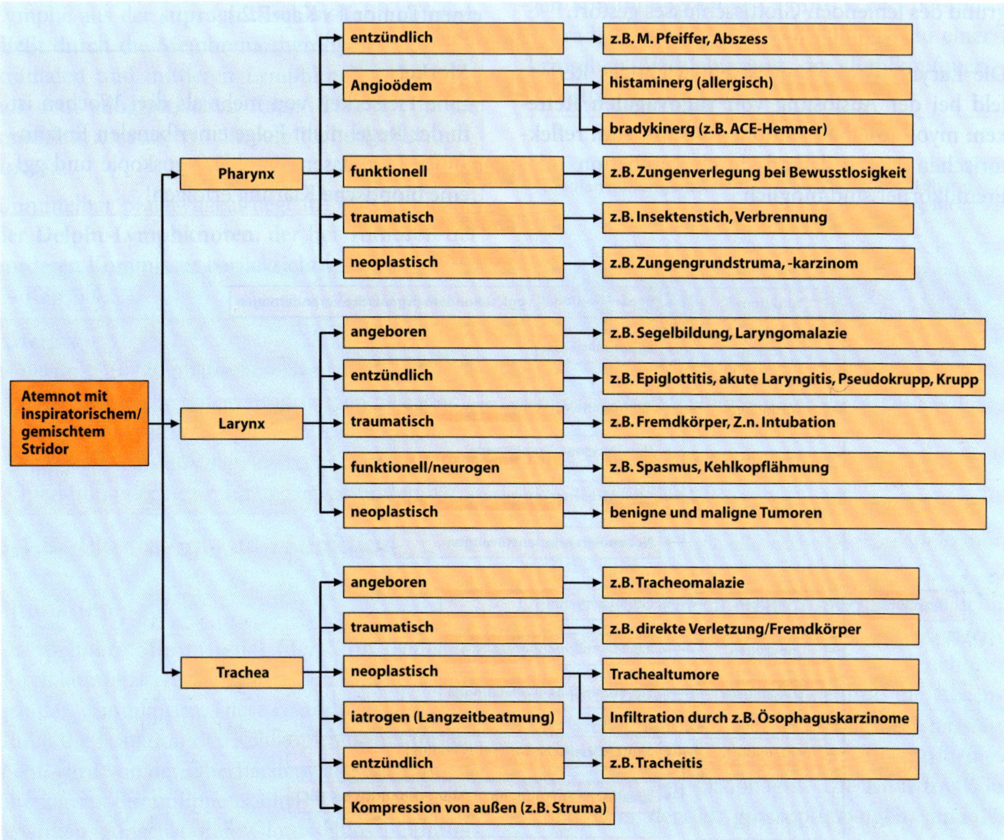

Abb. 5.7: Flussdiagramm Atemnot mit inspiratorischem/gemischtem Stridor.

5.2.3. Hustenreiz

„Husten" ist ein Symptom und kann vielfältige Ursachen haben: Erkrankungen des Kehlkopfes haben differentialdiagnostische Bedeutung.

- **Trockener Reizhusten** begleitet unterschiedliche entzündliche Kehlkopferkrankungen (→ Kap. 5.4.4.);
- **Hüsteln und Räusperzwang** sind Symptome funktioneller Stimmstörungen (→ Kap. 7.2.5.);
- **Hustenanfälle bei der Nahrungsaufnahme** sind durch Verschlucken bedingt und können ihre Ursache in neurologischen und onkologischen Krankheitsbildern haben;
- **Stärkste Hustenanfälle**, die von Erstickungszeichen begleitet sind, weisen auf eine Fremdkörperaspiration hin (→ Kap. 6.4.3.);

- **Husten mit Auswurf**, begleitet von einem exspiratorischen Stridor, ist Ausdruck einer chronisch-obstruktiven Bronchialerkrankung;
- **Hämoptoe** (Husten mit Blutbeimengungen) kann ein Hinweis auf ein Hämangiom oder Karzinom des Larynx sein. Differentialdiagnostisch muss u.a. an eine Aspiration von Blut, z.B. bei Epistaxis, eine Lungenembolie, eine Gerinnungsstörung oder an einen arrodierten intratrachealen oder -bronchialen Tumor gedacht werden (→ Kap. 6.4.6.).

5.2.4. Schmerzen

Schmerzen im Kehlkopfbereich können auftreten als

- Begleitsymptome **entzündlicher** Kehlkopferkrankungen oder **funktioneller** Stimmstörungen (→ Kap. 7.2.5.);
- Starke, teilweise stechende Schmerzen bei einem **Trauma** (→ Kap. 5.4.3.) oder einer **Perichondritis**;
- **Seitenbetonter Schmerz** an der Schildknorpeloberkante oder dem lateralen Zungenbeinabschnitt als Hinweis auf eine Neuralgie des N. laryngeus superior;
- **Einseitige paralaryngeale, in das Ohr ausstrahlende Schmerzen** als Hinweis auf ein Hypopharynxkarzinom!

5.3. Diagnostik

5.3.1. Inspektion und Palpation

- Beurteilung der Kehlkopfbewegung (Schildknorpel) während des **Schluckaktes**;
- Äußere Verletzungen, Crepitatio, Hämatom und Emphysem sind Hinweise auf ein Trauma;
- Eine **Fixierung** des Kehlkopfes in seiner Weichteilumgebung lässt ein infiltrierendes Tumorwachstum vermuten;
- Das **Ligamentum conicum** ist als unmittelbar subkutan gelegene, elastische Membran meist gut tastbar;
- Palpation der regionären **Lymphknotenstationen** und der **Schilddrüse**.

5.3.2. Indirekte Laryngoskopie

Die indirekte Laryngoskopie (→ Abb. 5.8) wird mit dem abgewinkelten, angewärmten Spiegel durchgeführt, mit dem bei herausgestreckter und vom Untersucher gehaltener Zunge das Gaumensegel aufgeladen und der Kehlkopf seitenrichtig betrachtet werden. Der Patient sollte zur Unterdrückung des Würgreizes während der Untersuchung mit erhöhter Frequenz durch den Mund atmen (ggf. Schleimhautanästhesie).

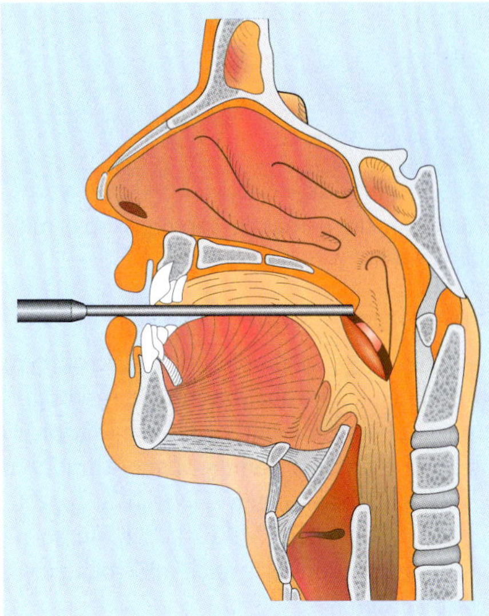

Abb. 5.8: Indirekte Laryngoskopie mit dem Spiegel.

- Die **vordere Kommissur** ist am besten beurteilbar, wenn der Patient den Kopf in den Nacken legt (Türck);
- Zur Beurteilung der **hinteren Kommissur** wird der Kopf auf die Brust gebeugt (Killian);
- Durch **Phonieren** während der Untersuchung wird die **Stimmlippenbeweglichkeit überprüft.**

Das Vorgehen bei der Untersuchung mit dem starren **Lupenlaryngoskop** (90°-Winkeloptik) entspricht der Spiegeluntersuchung.

5.3.3. Direkte Laryngoskopie

Besonders bei erschwerten Untersuchungsbedingungen (Würgereiz) oder schwierigen anatomischen Bedingungen (überhängende Epiglottis) erfolgt eine direkte Laryngoskopie zumeist pernasal mit einem **flexiblen Endoskop** (→ Abb. 5.9), ggf. ebenfalls mit Schleimhautanästhesie.

In Narkose kann die Untersuchung peroral mit einem **Laryngotracheoskop** mit integriertem

Lichtträger durchgeführt werden. Über dieses Instrument kann beatmet und mit Hilfe eines Seldinger-Drahtes auch intubiert werden.

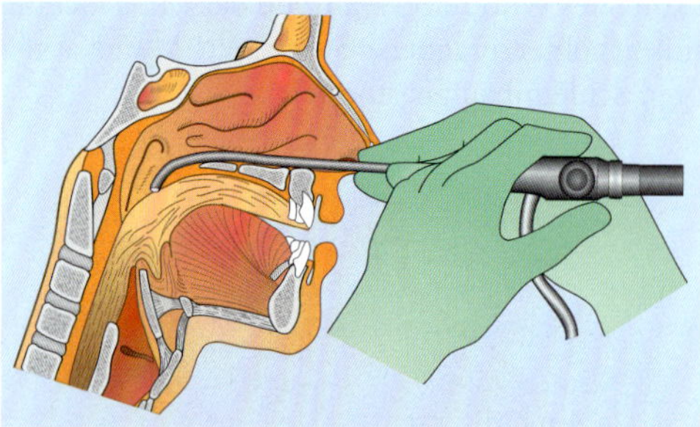

Abb. 5.9: Direkte pernasale Laryngoskopie mit der flexiblen Optik.

Stützlaryngoskopie

Bei der Stützlaryngoskopie oder **Mikrolaryngoskopie** wird nach Intubation mit einem möglichst dünnen Tubus (alternativ: Jet-Ventilation) ein Laryngoskop in den Kehlkopf eingebracht und durch einen abgestützten Hebelarm fixiert (→ Abb. 5.10). Mit einem Mikroskop kann so nicht nur untersucht, sondern auch mikrochirurgisch operiert werden.

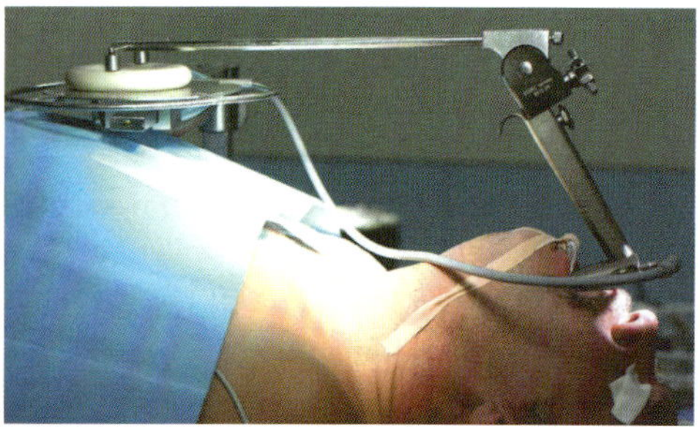

Abb. 5.10: Stützlaryngoskopie nach Kleinsasser.

5.3.4. Stroboskopie

Die Stroboskopie (Videostroboskopie) ist ein Verfahren, bei dem die periodischen Feinschwingungen der Stimmlippen (100-400 Hz) während der Phonation mit Hilfe von **frequenzsynchronisierten Lichtblitzen** dargestellt werden.

Es entsteht ein stehendes Bild, wenn die Schwingungsperiode der Stimmlippen und die Frequenz der Lichtblitze übereinstimmen. Ist die Frequenz der Lichtblitze gering kleiner, "bewegen" sich die Stimmlippen im Zeitlupentempo.

Die Untersuchung wird zur **Diagnose von Stimmstörungen** (→ Kap. 5.4.2. + Kap. 7.2.) eingesetzt. Pathologische Phänomene sind Störungen des Muskeltonus, wechselnde, asymmetrische Amplituden und alternierende Schwingungen mit einem Phasenunterschied (Glottisspalt).

Bei völliger Schwingungsunfähigkeit einer Stimmlippe mit unterbrochenem Randkantenphänomen liegt ein **phoniatrischer Stillstand** vor (→ Kap. 5.4.6.). Ursache kann ein infiltrierend wachsender Tumor sein. Die Stroboskopie ist deshalb auch zur Beurteilung der **Infiltrationstiefe kleiner Stimmlippenkarzinome** und im Rahmen der Verlaufskontrolle nach Therapie bedeutsam.

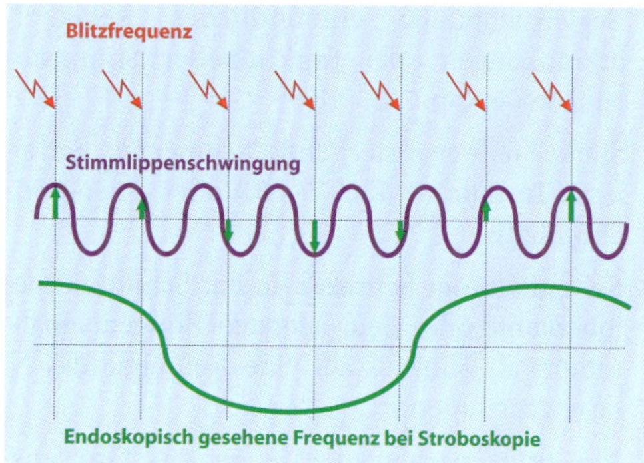

Abb. 5.11: Prinzip der Stroboskopie.

5.3.5. Bildgebende Verfahren

Die **CT** wird zur Untersuchung von Frakturen, Raumforderungen des Larynx und seiner Umgebung sowie zur Bestimmung der Tumorinfiltration verwendet, z.B. die Tumorinfiltration in das Kehlkopfskelett.

Mit der **MRT** kann besonders die Weichteilinfiltration supraglottischer Karzinome in den Zungengrund gut dargestellt werden. Knochen- und Knorpelgewebe ist fast nicht sichtbar.

5.4. Klinik

5.4.1. Kongenitale Anomalien

Ursachen der Larynxanomalien können genetisch (z.B. Cri-du-Chat-Syndrom) oder exogen durch teratogene Noxen in den ersten drei Schwangerschaftsmonaten sein. Unreifezustände (z.B. Laryngomalazie) können durch Störungen des fetomaternalen Stoffaustausches bedingt sein.

Je ausgeprägter die Larynxanomalie ist, desto früher treten die Symptome auf.

Leitsymptome sind Störungen der Respiration, Phonation und Schluckfunktion.

1. knorpliges Stützgerüst	• Laryngomalazie • Epiglottisanomalien – Omegaform – Spaltbildung – Aplasie • Schildknorpelfehlbildungen – Dysplasie – Spaltbildung • Ringknorpelfehlbildungen – Spaltbildung – Subglottische Stenose • Arytenoidfehlbildungen (später Dysphonie)
2. Weichgewebe	• Laryngozelen • Segelbildungen, Stenosen und Atresien (Glottis, Supraglottis, Subglottis) • Cri-du-Chat-Syndrom
3. vaskuläre Missbildungen	• Hämangiom • Lymphangiom
4. neurogene Fehlbildungen	• Stimmlippenparesen (einseitig/beidseitig)

Tab. 5.1: Missbildungen des Larynx.

Laryngomalazie

Definition/Ätiologie

Häufigste Fehlbildung mit **unzureichender Mineralisation** des Kehlkopfskeletts und/oder der Epiglottis. Folge ist eine unzureichende Stabilität und eine besonders inspiratorisch ausgeprägte Kollapsneigung i.S. einer **funktionellen Stenose**. Der Befund kann unmittelbar post partum, aber auch erst nach Wochen manifest werden.

Symptome

Inspiratorischer Stridor mit suprasternalen Einziehungen, meist ohne bedrohliche Dyspnoe. Endoskopisch zeigt sich eine schlaffe, omegaförmige Epiglottis, die gemeinsam mit den tiefer gelegenen Kehlkopfstrukturen während der Inspiration lumenwärts gezogen wird.

Therapie

Meist kann zugewartet werden, da es im Lauf einiger Wochen zur spontanen Stabilisierung kommt. Bei schwereren Fällen sind klinische Kontrolle und Intubationsbereitschaft erforderlich.

Stimmlippenlähmungen

Die ein- oder beidseitige Stimmlippenlähmung ist die **zweithäufigste** kongenitale Larynxanomalie. In 15 % entstehen die Lähmungen durch ein Geburtstrauma; die Mehrzahl der beidseitigen Lähmungen entstehen durch komplexe neurogene Defekte (Arnold-Chiari-Syndrom, Hydrozephalus, intrakranielle Blutung, Enzephalozele).

Bei einseitiger Parese stärkere Obstruktion als bei Erwachsenen (kleineres Lumen). (→ Kap. 5.4.2.)

Subglottische Stenose

Dritthäufigste Fehlbildung, die asymptomatisch (laryngeale Webs) oder auch als komplette Larynxatresie ausgebildet sein kann. Leitsymptom ist ein inspiratorischer Stridor. Endokopische Diagnostik.

Therapie

Bei geringer Beeinträchtigung kann das Larynxwachstum abgewartet werden. Bei ausgeprägten Formen: Tracheotomie, anteriore oder posteriore Ringknorpelspaltung und laryngotracheale Rekonstruktion z.B. mit Rippenknorpel.

Atresien und Membranen

Definition/Ätiologie

Atresien und Membranen entstehen durch fehlende oder unvollständige fetale Rekanalisierung des Kehlkopflumens. Große Variationsbreite der vorgefundenen Veränderungen von Membranen **(Diaphragma laryngis)** bis zu Atresieplatten.

Symptome

Inspiratorischer Stridor, Dyspnoe bis zu Apnoe (Ausmaß der Lumenverlegung). Zyanose.

Bei Atresie frustrane thorakale Atemexkursionen, wenn keine Atmung über eine ösophagotracheale Fistel möglich ist !

Diagnostik/Therapie

Befundsicherung auf dem Wege einer direkten Laryngoskopie

Bei hochgradiger Einengung mit Dyspnoe Aufsprengung eines membranösen Hindernisses, ggf. Einbringen eines Platzhalters (Stent) oder Tracheotomie.

Bei leichtgradigen Missbildungen ohne Dyspnoe möglichst Operation erst im Erwachsenenalter.

Laryngozele

Definition/Ätiologie

In der Regel erst im Erwachsenenalter manifest werdende, hernienartige Aussackung der Kehlkopfweichteile infolge einer **unvollständigen fetalen Rückbildung des Sacculus laryngis** oder erworben (chronischer Husten, Glasbläser). Nach der Lokalisation unterscheidet man zwischen:

- **Inneren** Zelen des Morgagni-Ventrikels mit Vorwölbung in das Larynxlumen;
- **Äußeren** Zelen mit Aussackung durch die Membrana thyrohyoidea nach extralaryngeal.

Symptome/Diagnostik

Innere Laryngozelen verursachen je nach Größe Heiserkeit, Dyspnoe und Schluckbeschwerden. Endoskopisch zeigen sich Auftreibungen im Bereich des Taschenbandes und der aryepiglottischen Falte. Die Abgrenzung gegenüber einer größeren Stimmlippenzyste ist oft schwierig (→ Kap. 5.4.5., Abb. 5.20).

Äußere Zelen können zusätzlich besonders beim Pressen lateral des Kehlkopfes getastet werden (Ultraschall, CT, MRT).

Therapie

Innere Zelen werden entweder endoskopisch (Schwellendurchtrennung) oder in gleicher Weise wie die äußeren durch eine komplette Resektion von außen operiert.

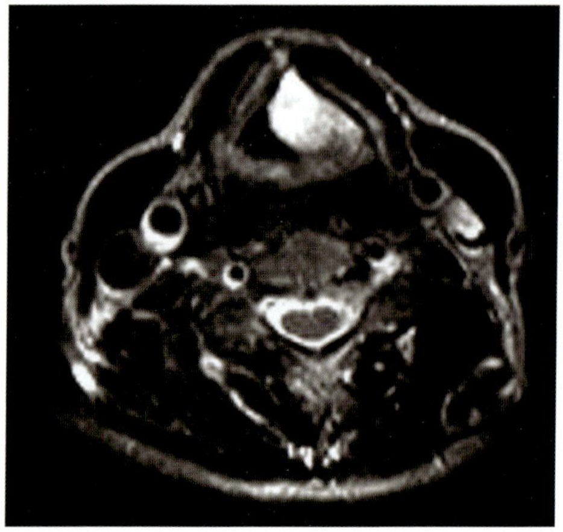

Abb. 5.12: Laryngozele: CT-Bild.

Komplexe Fehlbildungen und kongenitale Tumore

- **Cri-du-chat-Syndrom:** inspiratorischer Stridor durch Kollaps wegen einer schlaffen, U-förmigen Epiglottis und M.-interarytenoideus-Parese;
- **Hämangiome:** wegen hoher spontaner Rückbildungstendenz zuwarten oder temporäre Tracheotomie (→ Kap. 8.4.1.);
- **Lymphangiome:** meist im Rahmen ausgedehnter zervikaler Befunde, Operation erforderlich, alternativ Sklerosierung mti z.B. OK-432 (Picibanil).

5.4.2. Störungen der Stimmlippenfunktion

▶ Fallbeispiel

Bei einer 45-jährigen Patientin wird ein szintigraphisch „kalter Knoten" im rechten Schilddrüsenlappen diagnostiziert und zur Operation geraten. Die Patientin ist gesund und beschwerdefrei. Unmittelbar nach der Operation ist die Stimme aphon, am Folgetag stark heiser. Die Patientin verschluckt sich zunächst mehrfach beim Trinken. Atemnot stellt die Patientin bei längerem Sprechen fest. Bei der Lupenlaryngoskopie wird eine rechtsseitige Kehlkopflähmung mit Stillstand der Stimmlippe in Paramedianstellung festgestellt. Es werden Corticosteroide verabreicht und eine logopädische Übungsbehandlung eingeleitet. Bei fortbestehender Parese bessert sich die (Sprech-)Stimme in den nächsten Wochen, der Glottisschluss bei Phonation ist komplett. Bei einer laryngoskopischen Kontrolle nach 4 Monaten zeigt sich eine Funktionserholung.

Stimmlippenparesen (Kehlkopflähmung)

Einteilung

Bei der Kehlkopflähmung liegt eine Parese von Kehlkopfmuskeln und dadurch eine Funktionsstörung der Stimmlippen vor. Paresen können

- **Ein**- oder **beidseitig** auftreten;
- **Komplett** oder **inkomplett** sein;
- Die **Stellung** der paretischen Stimmlippe (→ Abb. 5.13) wird beschrieben als:
  - Intermediärstellung;
  - Paramedianstellung;
  - Medianstellung.

Nach dem **Ort der Schädigung** werden unterschieden:

Periphere Läsionen

liegen im Vaguskern oder distal davon. Ursachen sind:

- **Iatrogene Schädigungen** des N. laryngeus recurrens (häufigste), seltener auch der N. laryngeus superior, vor allem bei **Schilddrüsenoperationen**, seltener bei Hals- oder Thoraxeingriffen, Mediastinoskopien oder Thorakotomien;
- **Benigne und maligne Tumore** des Halses und des Thorax, z.B. Glomustumor, Schilddrüsen-, Larynx- oder Hypopharynxkarzinom, maligne Lymphome, periphere Bronchialkarzinome, mediastinale Metastasen, Ösophaguskarzinom;
- **Gefäßkompression** (z.B. Aortenaneurysma) oder **Verletzungen** des Halses und Thorakalraums sowie Frakturen der Schädelbasis und der oberen Thoraxapertur;
- **Entzündliche** und **neurologische Erkrankungen** mit Schädigung der peripheren Nerven sind: virale Neuritiden, Polyneuritiden (Guillain-Barré-Syndrom), Polyneuropathien (bei Diabetes mellitus, Alkoholismus).

Zentrale Läsionen

Supranukleäre Schädigungen des Vaguskerngebietes, motorischen Kortex oder zentraler Bahnen im Rahmen von:

- Bulbär- oder Pseudobulbärparalyse (Dysphagie durch Läsion der Hirnnerven V, IX, XI, XII);
- Multipler Sklerose;
- Amyotropher Lateralsklerose;
- Intrakraniellen infektiösen, vaskulären und tumorösen Erkrankungen (z.B. Wallenberg-Syndrom).

Merke!
Hinweis auf die zentrale Genese einer Störung der Stimmlippenfunktion sind **Spastik oder Tremor der Kehlkopfmuskulatur** und **weitere neurologische Ausfälle** (z.B. Hirnnervenausfälle).

Klinische Bilder

- **Schädigung des N. laryngeus superior**: M.-cricothyroideus-Störung und Spannungsverlust der Stimmlippe; Dysphonie mit Störung der hohen Töne (verhauchte, schwache Stimme)
  - durch die Störung der supraglottischen **Schleimhautinnervation** Koordinationsstörungen des Schluckaktes mit **Verschlucken**;
- **Einseitige Vagus-/Rekurrensparese:** je nach Breite der Rima glottidis bei der Phonation (Stimmlippenstellung median bis intermediär) unterschiedlich ausgeprägte **Heiserkeit**. Eine leichtgradige Dyspnoe tritt bei einseitiger Lähmung ggf. bei körperlicher Belastung und beim Sprechen auf. Ggf. Schluckstörungen durch den fehlenden Glottisschluss
  - durch eine logopädische Behandlung kann die Sprechstimme bei guter Kompensation normal sein, lediglich größere Anforderungen an die Stimme wie Schreien oder Singen sind nicht möglich;
- **Beidseitige Lähmung:** je nach Stellung der Stimmlippen (Paramedian-/Medianstellung) (hochgradige) **Dyspnoe mit inspiratorischem Stridor**. Die Stimme ist meist wenig eingeschränkt, soweit angesichts der im Vordergrund stehenden Luftnot überhaupt beurteilbar.

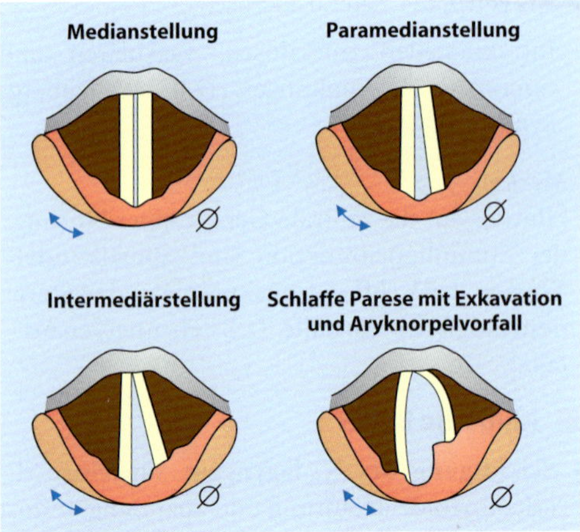

Abb. 5.13: Stimmlippenlähmungen. Laryngoskopische Bilder der Stellung der gelähmten rechten Stimmlippe bei Phonation. Die Funktion der linken Stimmlippe ist erhalten.

Diagnostik

- **Anamnese:** Dauer der Symptome, Umstände und Zeitraum der Entstehung, Begleitsymptome?
- **Analyse des Stimmklangs;**
- indirekte und ggf. direkte **Laryngoskopie** und **Stroboskopie**.

Liegt die Ursache nicht auf der Hand (z.B. postoperativ), erfolgt eine **bildgebende Diagnostik** entsprechend den möglichen anatomischen Schädigungsorten im Verlauf der Kehlkopfnerven: CT des Halses, des Thorax, CCT und Schilddrüsendiagnostik.

Darüber hinaus ggf. **serologische Diagnostik** (z.B. Virusserologie, Rheumafaktoren) oder **neurologische Zusatzuntersuchungen** zum Ausschluss weiterer neurologischer Ausfälle oder intrakranieller Veränderungen.

Therapie/Prognose

Die Therapie erfolgt wenn möglich **ursachenspezifisch** (z.B. Therapie eines Schilddrüsenkarzinoms etc.). Das therapeutische Vorgehen darüber hinausgehend zielt auf die **Verbesserung der Stimme** und umfasst unterschiedliche Modalitäten.

▶ Einseitige Stimmlippenlähmungen

- Bei akut auftretenden einseitigen neurogenen Lähmungen (häufigster Fall) **medikamentöse** Behandlung mit Cortison;
- Ziele einer frühzeitig einsetzenden **logopädischen** Übungsbehandlung (Reizstrombehandlung?) sind:
  - Vermeidung einer neurogenen Muskelatrophie und einer Ankylose des Aryknorpels;
  - Training der intakten Stimmlippe mit dem Ziel eines Glottisschlusses durch Kompensation;
- Eine Funktionswiederkehr ist bis zu einem Jahr nach der Lähmung möglich. **Stimmverbessernde Operationen** sollten erst danach durchgeführt werden.

▶ Bilaterale Stimmlippenlähmungen

- Bei iatrogener Schädigung sollte eine operative Neurolyse erwogen werden;
- **Temporäre Tracheotomie;**
- Einleitung einer logopädischen Therapie;
- Erholt sich nicht mindestens eine Stimmlippe innerhalb eines Jahres, muss eine **glottiserweiternde Operation** als Alternative zur Tracheotomie erwogen werden:
  - **Laterofixation**: Aryknorpel wird von dorsal mit einer Naht an der ipsilateralen Schildknorpelhinterkante (lateral) fixiert;
  - **Querschnittserweiterung der Glottisebene** durch partielle Resektion des hinteren Drittels der Stimmlippe und evtl. eines Teils des Aryknorpels.

> **Merke!**
> Sämtliche Glottis-erweiternde Operationen stellen einen Kompromiss zwischen Stimmqualität und Atmung dar! Je besser die Atmung, desto schlechter die Stimme!

Weitere Funktionsstörungen der Stimmlippen

Arthrogene Funktionsstörungen

Ursache sind **Bewegungseinschränkung des Aryknorpels** im Krikoarytenoidgelenk durch:

- Luxation (z.B. nach Intubation, s.u.);
- Arthritis (rheumatische Erkrankungen);
- Ankylose nach Infektion, Vernarbung (Strahlentherapie) oder länger bestehenden neurogenen Läsionen.

Therapie

Soweit möglich, Therapie der Grundkrankheit. Cortison.

Myogene Funktionsstörungen

Erkrankungen der Kehlkopfmuskulatur bei:

- **Systemerkrankungen,** z.B. Myastenia gravis;
- **Muskelatrophien** (Altersinvolution, Langzeitintubation oder nach länger bestehenden neurogenen Läsionen).

Meist besteht eine isolierte M.-vocalis-Atrophie mit einer schlaffen, exkavierten Stimmlippe und ovalärer Spaltbildung bei Phonation.

Logopädische Therapie.

5.4.3. Traumatologie

Innere Kehlkopftraumen

Pathogenese

Innere Verletzungen werden hervorgerufen durch:

- **Mechanische** Schädigung;
- **Chemische** Schädigung (Inhalation von Reizgasen oder ätzenden Substanzen);
- **Thermische** Schädigung (Verbrühungen, Tubusbrand).

Die Mehrzahl der **mechanischen Läsionen** ist iatrogen und Folge von **Intubationen** oder **Endoskopien**. Meist handelt es sich um bedeutungslose Schleimhautläsionen, Spätfolgen sind **Intubationsgranulome** und narbige Defektheilungen mit Stenosebildungen (s.u.). Schwerwiegendere Verletzungen, Stimmlippenabrisse oder Aryknorpelluxationen sind selten.

Diagnostik

Laryngoskopie: Abschürfung der Schleimhaut, evtl. mit Fibrinauflagerungen, Hämatombildung oder Ödem. Bevorzugte Lokalisation sind der Processus vocalis, der Aryknorpel und der subglottische Bereich.

Therapie

Bei frischen Schädigungen antibiotisch-antiphlogistische (Corticosteroide) Therapie.

Ein luxierter Aryknorpel muss sofort reponiert werden.

> **Merke!**
> Bei ausgedehnten mechanischen (vor allem thermischen und chemischen) Traumen des Endolarynx sollte wegen der zeitlich versetzt eintretenden Ödembildung eine **stationäre Überwachung** erfolgen.

Larynxstenose

Definition/Pathogenese

Eine Larynxstenose liegt **meist unmittelbar subglottisch** im Ringknorpelbereich und dem angrenzenden Trachealabschnitt (→ Kap. 6.4.5.). Hauptursache sind **Langzeitintubationen**. Durch den Druck der Tubusmanschette entstehende trophische Schleimhautläsionen und in der Folge **narbige Defektheilungen** sind bereits nach einer Intubationsdauer von 48-72 Stunden bei Erwachsenen und 7-14 Tagen bei Kindern möglich. Folgen der Langzeitintubation können darüber hinaus Brückensynechien der vorderen und hinteren Kommissur sowie Aryknorpelankylosierungen sein. Aufgrund der geringeren Tubusbewegungen treten Schädigungen nach nasotrachealer Intubation seltener auf.

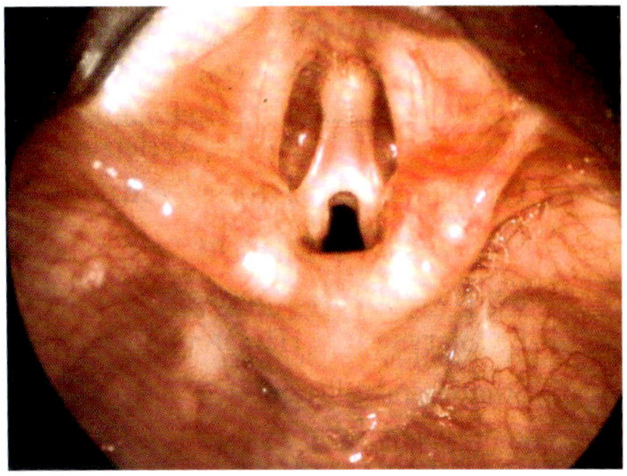

Abb. 5.14: Narbige Synnechie der vorderen 2/3 der Stimmlippen.

- Betroffen sind besonders **Frühgeborene** mit einem Geburtsgewicht unter 1500 g und wegen **Pseudokrupp** (→ Kap. 5.4.4.) intubierte Kinder;

Therapie/Verlauf

Antibiose und Sekretolyse. Von vorrangiger Bedeutung ist es, **schwere Verlaufsformen**, die eine Tracheobronchialtoilette nach Intubation erforderlich machen, frühzeitig zu identifizieren.

Kehlkopfperichondritis

Definition/Pathogenese

Infektion des Kehlkopfperiosts, heute zumeist als Folgeprozess nach vorangegangener Schleimhautentzündung oder nach Trauma. Von besonderer ätiologischer Bedeutung sind eine

- **Langzeitintubation** (→ Kap. 5.4.2.);
- Zu hohe **Tracheotomie** (→ Kap. 6.5.4.);
- **Bestrahlungsbehandlung**.

Klinik/Diagnostik

- Anhaltende Heiserkeit mit Schluckstörungen, zunehmende Dyspnoe;
- Starke **Schmerzen;**
- **Allgemeinsymptome** (Fieber, Schüttelfrost);
- **Laryngoskopisch** besteht zunächst kein Unterschied zur akuten Laryngitis (Rötung, Ödem);
- Schwellung/Abszessbildung der prälaryngealen Halshaut als sicherer Hinweis.

> **Merke!**
> Typisch für eine Kehlkopfperichondritis ist die zögerliche Befundbesserung unter konservativer Therapie.

Therapie

Hochdosierte **Antibiose** und Corticosteroidgabe. Bei Versagen der konservativen Therapie (Knorpeleinschmelzung) operative Entfernung des nekrotischen Materials.

Ggf. werden eine **Tracheotomie** und besonders bei radiogener Perichondritis eine Laryngektomie erforderlich.

Komplikationen: Larynxphlegmone/ Larynxabszess

Alle Formen von Kehlkopfentzündungen können zu einer Phlegmone oder einem Abszess führen. Meist plötzlicher Beginn mit **Fieber** und Schüttelfrost und Entwicklung eines schweren Krankheitsbildes mit **Dysphagie, kloßiger Sprache** und bei zunehmender Verlegung des Larynxeingangs **Dyspnoe** und Stridor.

Klinik

Kehlkopf und Zungenbein sind druckdolent. Endoskopisch hochrote Schwellung der Kehlkopfschleimhaut, insbesondere der lingualen Epiglottisfläche, ggf. gelblich durchschimmernde Einschmelzungszone (Larynxabszess).

Therapie

- Sicherung der Atemwege!
- Hochdosierte antibiotisch-antiphlogistische Behandlung;
- Vorübergehend parenterale Ernährung (ggf. Magensonde);
- Bei Abszessbildung chirurgische Spaltung.

Bei diffuser Phlegmone Gefahr einer absteigenden Infektion mit vital bedrohlicher Mediastinitis.

> **Merke!**
> Bei Erwachsenen muss ggf. ein Karzinom histologisch ausgeschlossen werden (Superinfektion)!

Diphtherie (echter Krupp)

Pathogenese

Durch das **Corynebacterium diphtheriae** verursachte Infektion des oberen Aerodigestivtraktes, vornehmlich des Oropharynx. Von der **lokalen, benignen Rachendiphtherie** ist die unmittelbar **lebensbedrohliche toxische Verlaufsform** zu unterscheiden! Aufgrund der Imfpung heute in Deutschland sehr seltenes Krankheitsbild.

Klinik

Die **diphterische Laryngitis** tritt in 25 % isoliert und in 75 % zusammen mit einem Nasen-Rachen-Befall auf. Leitsymptome sind

- **Membranöse Schleimhautveränderungen;**
- **Süßlicher Mundgeruch;**
- Heiserkeit, Husten;
- Dyspnoe.

Bei der **toxischen Verlaufsform** entwickelt sich nach kurzer Zeit ein schwerstes Krankheitsbild mit hohem Fieber, Schüttelfrost und Bewusstseinseintrübung. Akute Verlegung der Atemwege durch

- Schleimhautschwellung und Membranablösungen;
- Toxische Neuropathie mit ggf. beidseitiger Kehlkopflähmung.

Therapie

> **Merke!**
> Schon bei Krankheitsverdacht muss das **Diphtherie-Antitoxin** (200-1.000 IE/kg KG) gegeben werden!

Zur Sicherung der Atemwege ggf. **Tracheotomie** erforderlich.

Mund-Rachen-Diphtherie → Kap. 3.5.8.

Angioödem

Definition

Aufgrund des durch fehlende anatomische Grenzen Organ-übergreifend klinisch relevanten Krankheitsbildes werden die Angioödeme von Zunge und Larynx zusammengefasst. Hinsichtlich der Ätiologie werden **histaminerge Angioödeme (Urtikaria)** und **bradykinerge Angioödeme** unterschieden.

Angioödeme treten bei nahezu der Hälfte aller anaphylaktischen Reaktionen auf. Die Inzidenz hochgradiger Anaphylaxien ist mit 1-3 Fällen/10.000 Allgemeinbevölkerung durchaus relevant. Stationär behandelte Angioödeme werden in 93 % durch **Medikamente**, vorwiegend ACE-Hemmer, Sartane, Thiazide und NSAR ausgelöst. Von Bedeutung ist weiterhin der zur Lyse von Schlaganfällen eingesetzte rtPA (recombinant tissue plasminogen activator), vor allem, wenn auch ein ACE-Hemmer gegeben wird. Die Inzidenz des hereditären Angioödems (HAE) ist deutlich seltener (1:50.000).

> **Merke!**
> Das Angioödem der Zunge (Schockorgan) kann sich zu einem dramatischen Krankheitsbild mit Verlegung der oberen Atemwege entwickeln.

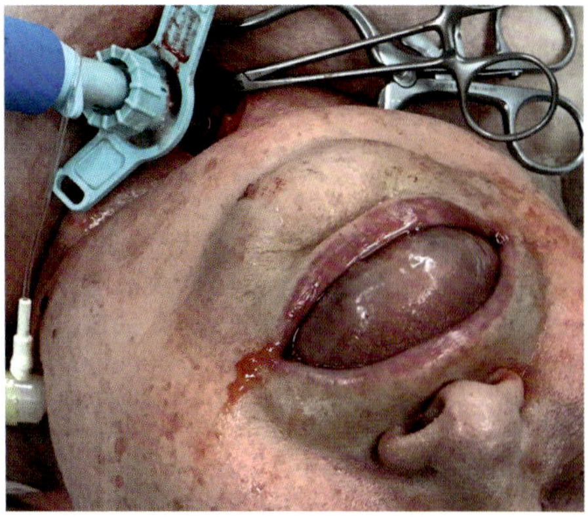

Abb. 5.17: ACE-Hemmer-induziertes Angioödem. Z.n. Notfalltracheotomie.

Akut-Diagnostik

- Anamnese:
  - Medikamente?
  - Familienanamnese?
  - Alter bei erster Manifestation?
  - Abdominalattacken in der Anamnese?
  - Quaddeln in der Anamnese?
- Untersuchung des Integuments, HNO-Untersuchung (Atemwege!).

Diagnostik im Intervall

- Bestimmung von C1-Esterase-Inhibitor-Konzentration und -Funktion sowie der Komplementfaktoren C4 und C1q;
- Allergennachweis.

Therapie

- **Sicherung der Atemwege!** Bei schweren Fällen Intubationsbereitschaft, ggf. auch Tracheotomie!
- Hochdosierte **antiphlogistisch-antiallergische** Therapie (Corticosteroide, Antihistaminika, Adrenalin) – Prüfung des Effekts!
- Bei fehlendem Ansprechen auf Antihistaminika und Cortison erfolgt die Gabe des **Bradykinin-Rezeptor-Antagonisten** (Firazyr®);
- Direkte Gabe eines **C1-INH**-Konzentrats bei entsprechender Genese, ggf. Gabe von **gerinnungsaktivem (Frisch-)Plasma;**
- Bei HAE mit häufigen Attacken: **Langzeitprophylaxe** mit C1-INH-Konzentrat, Bradykinin-Rezeptor-Antagonist (Firazyr®), Kallikreinin-

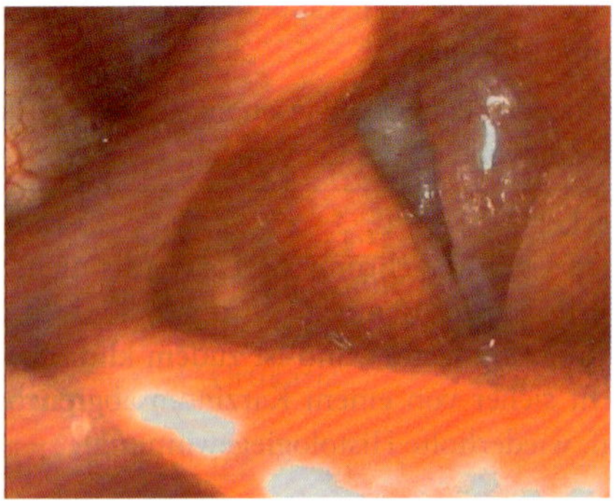

Abb. 5.18: Reinke-Ödem.

Therapie

Konservativer Therapieversuch mit Nikotinkarenz. Sonst mikrochirurgische Abtragung als **Stimmlippenstripping** unter Schonung des Ligamentum vocale und des M. vocalis. Sind beide Stimmlippen betroffen, droht insbesondere im Bereich der vorderen Kommissur postoperativ eine **Synechiebildung**. Deshalb Operation in zwei Sitzungen.

Postoperativ Stimmschonung und Rauchverbot, ggf. logopädische Nachbehandlung. Vermeidung der Risikofaktoren, sonst hohe **Rezidivquote**.

Spezifische Sonderformen

Als spezifische Sonderformen der chronischen Laryngitis liegen meist unter dem klinischen Bild einer **Monochondritis** (einseitige Stimmlippenentzündung) unterschiedliche Grundkrankheiten vor:

- **Kehlkopftuberkulose** – granulomatöse Monochondritis;
- **Kehlkopfsarkoidose** – granulomatöse Monochondritis;
- **Laryngitis syphilitica** – bei Lues III auch Knorpeldestruktion.

Diagnostik

Biopsie. Abgrenzung gegenüber einem Karzinom.

Therapie

Erfolgt entsprechend der Grunderkrankung.

Die Kehlkopftuberkulose wird als **offene Tuberkulose** aufgefasst!

Systemische Erkrankungen mit Kehlkopfmanifestation

Unterschiedliche Systemerkrankungen manifestieren sich im Kehlkopf:

- **Larynxamyloidose:** gelb-rötliche Tumore;
- **Wegener-Granulomatose:** nekrotische Granulome, besonders subglottisch (→ Kap. 2.5.6.);
- **Dermatomyositis/Sklerodermie:** muskuläre Funktionsstörung.

Die tumorartigen Veränderungen bei einer Amyloidose und dem M. Wegener werden mikrochirurgisch abgetragen.

5.4.5. Benigne Tumore

„Pseudotumore"

Stimmlippenpolyen

Häufigste gutartige, i.d.R. solitär auftretende **Schleimhautneubildung**, die sich nur am membranösen Teil der Stimmlippe ausbildet. Überwiegend sind Männer im mittleren Alter betroffen.

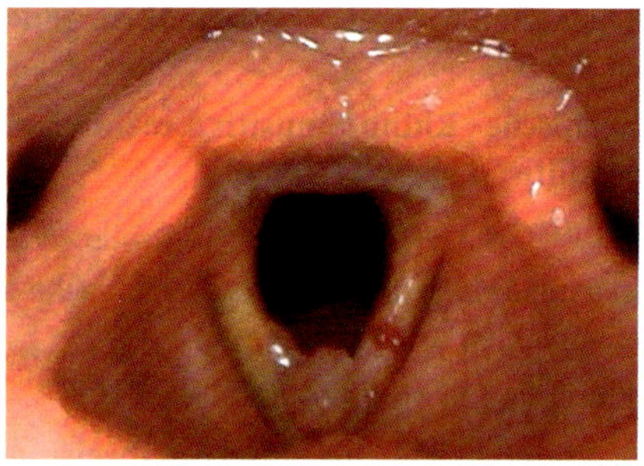

Abb. 5.19: Stimmlippenpolyp in der vorderen Kommissur.

Pathogenetisch meist **Phonationstrauma** bei hyperkinetischer Stimmstörung (→ Kap. 7.2.5.). Außerdem werden eine entzündlich-allergische Genese und Inhalationsrauchen als Ursachen diskutiert.

Klinik/Diagnostik

- **Stimmstörungen** mit Heiserkeit, **Hustenreiz**, selten Dyspnoe bei ausgedehnten Befunden;
- **Laryngoskopie:** breitbasig aufsitzende oder gestielte Tumore meist im Übergangsbereich vom vorderen zum mittleren Stimmlippendrittel.

Therapie

Mikrochirurgische Abtragung und histologische Untersuchung. Vorübergehend Stimmruhe. Logopädische Vor- und Nachbehandlung bei einer Stimmstörung.

Stimmlippenknötchen

Symmetrisch im Übergangsbereich vom vorderen zum mittleren Stimmlippendrittel gelegene, zunächst weiche Schleimhauthyperplasie, die dann bindegewebig organisiert wird. Ätiologisch liegt meist eine **hyperfunktionelle Stimmstörung** vor, die gehäuft junge Frauen mit hoher Stimmbelastung betrifft.

Bei Kindern sind diese **„Schreiknötchen"** oft mit Adenoiden und Hörstörungen vergesellschaftet (→ Kap. 7.2.5.).

Symptome

Heiserkeit, bei Kindern dunkle Stimme, Räusperzwang bei Fremdkörpergefühl.

Therapie

- **Erwachsene:** Zunächst logopädische Übungstherapie. Organisierte Knoten werden mikrochirurgisch abgetragen und logopädisch vor- und nachbehandelt;
- **Kinder:** eine ursachenbezogene logopädische Behandlung gelingt meist nicht; die Schreiknötchen werden i.d.R. belassen. Ggf. Adenotomie und Therapie einer Hörstörung.

Kehlkopfzysten

Stimmlippenzysten sind **Retentionszysten** der Schleimhautdrüsen und liegen i.d.R. im Reinke-Raum. Bei größeren Befunden ist die Abgrenzung gegenüber einer inneren Laryngozele oft schwierig (→ Kap. 5.4.1.) Klinisch steht **Heiserkeit** unterschiedlicher Ausprägung im Vordergrund. Laryngoskopisch findet man wenige Millimeter große gelbliche Raumforderungen unter der intakten Schleimhaut. Mikrochirurgische Abtragung.

Epiglottiszysten entstehen an der lingualen Epiglottisfläche, große Befunde greifen auf den Zungengrund über. Meist handelt es sich um Zufallsbefunde, nur große Zysten führen zu einem Globusgefühl und ggf. auch zur Dysphagie. Chirurgische Abtragung.

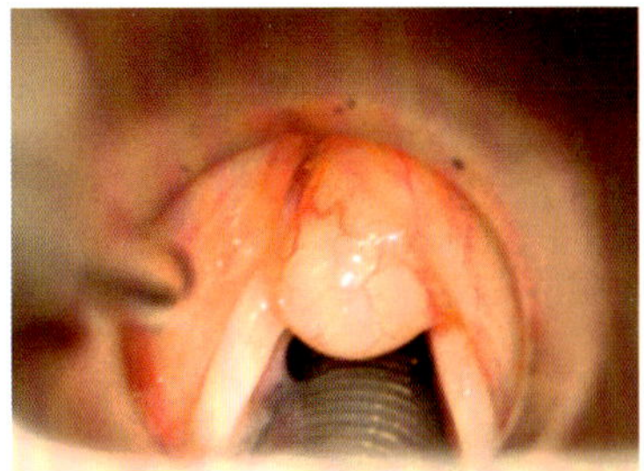

Abb. 5.20: Zyste Sinus Morgagni - innere Laryngozele.

Kontaktulkus/Kontaktgranulom

Das **Kontaktulkus** ist eine Schleimhautläsion im Sinne einer Pachydermie über dem Processus vocalis infolge einer chronischen Stimmüberlastung durch **„harten Stimmeinsatz"** mit Aneinanderschlagen der Processus vocales. Betroffen sind insbesondere Männer. Rauchen und chronische Infekte der oberen Luftwege wirken fördernd (→ Abb. 5.21).

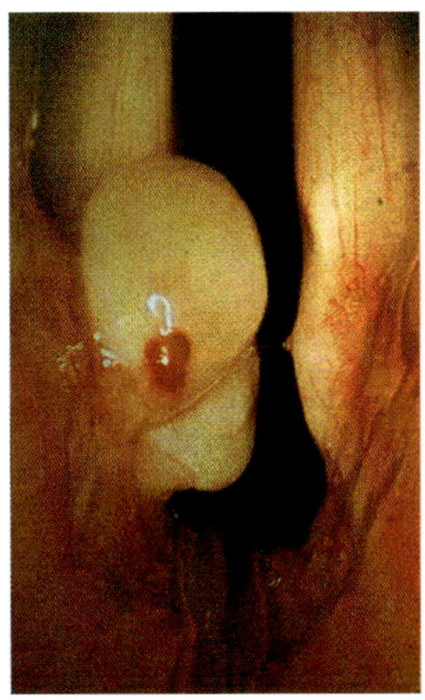

Abb. 5.21: Intubationsgranulom.

Besonders durch **Reflux** entsteht als Ausdruck einer entzündlichen Reaktion im Ulkusbereich ein **Kontaktgranulom.**

Klinik

Zeichen der **hyperfunktionellen Dysphonie** mit vermehrtem Organgefühl, verhauchter-heiserer Stimme, Stimmermüdung, Räusperzwang und Hustenreiz (→ Kap. 7.2.5.). Laryngoskopisch findet sich auf der einen Seite ein Ulkus, auf der anderen ein Granulom.

Intubationsgranulome nach längerer Intubation.

Therapie

Mikrochirurgische Abtragung und histologische Untersuchung, auch zum **Malignomausschluss**. Logopädische Vor- und Nachbehandlung. Bei Refluxkrankheit Therapie mit einem PPI-Hemmer. Hohe **Rezidivrate**.

> **Merke!**
> Bei sämtlichen organischen Stimmlippenveränderungen, die durch eine funktionelle Stimmstörung verursacht oder wesentlich mitbedingt sind (Polypen, Knötchen, Reinke-Ödeme, Kontaktgranulome), ist eine mikrochirurgische Abtragung ohne eine logopädische Vor- und Nachbehandlung sinnlos.

Benigne epitheliale Tumore

Papillome/Papillomatose

Definition/Ätiologie

Solitär im Stimmlippenbereich oder primär multipel auftretende benigne epitheliale Tumore, die oft auch supraglottisch oder subglottisch bis in den Tracheobronchialbaum hinein auftreten. In Analogie zu den Hautwarzen (Verrucae vulgares) ist eine **Virusgenese (Papillomviren Typ 6 und 11)** für die kindliche und die adulte Form gesichert. Wegen des trotz gleicher Pathogenese klinisch und prognostisch deutlich verschiedenen Bildes wird zwischen einem **juvenilen** und einem **adulten** Typ unterschieden.

> **Merke!**
> Bedeutsam für die prognostisch wichtige Kanzerisierungstendenz der Papillome ist das Vorhandensein oder Fehlen einer bedeckenden Verhornungsschicht! Die Tendenz zur Entartung ist bei den solitären, verhornten Papillomen (adulte Form) am größten.

Juvenile Form

Ätiologie

Im Kindesalter (Erkrankungsgipfel vor dem 5. Lebensjahr) auftretende Papillome sind nicht verhornt; eine Kanzerisierung ist sehr selten, vor allem bei HPV11-induzierten Papillomen aber möglich.

Klinik

Primär multilokulär auftretende, flächenhafte, glasige und weiche Papillomrasen sowie blumenkohlartig gestielte Papillome von roter bis blasser Farbe. Meist ausgedehnter Befall von Glottis und Supraglottis, die subglottische Trachealschleimhaut ist seltener betroffen.

Symptomatik: in Abhängigkeit von der Lokalisation **Heiserkeit** oder ggf. foudroyant auftretende **Dyspnoe** mit **Stridor**.

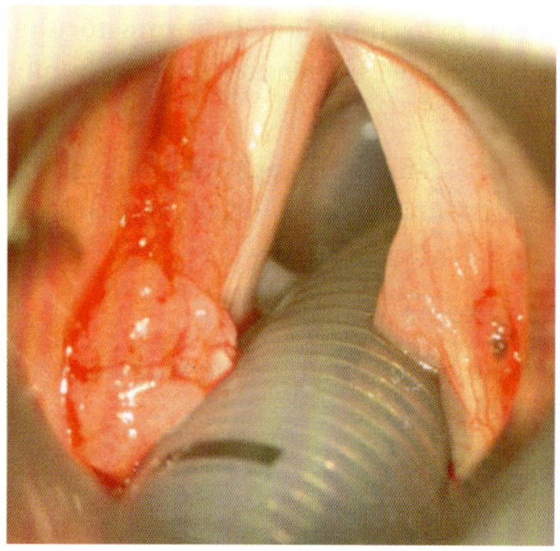

Abb. 5.22: (Juveniles) Papillom des Kehlkopfs.

Therapie/Prophylaxe

- Zur Sicherstellung der Atmung ist bei Lumenverlegenden Befunden ggf. eine sofortige **Intubation** erforderlich!
- Konventionell mikrochirurgische, laserchirurgische oder elektrische **Saugkoagulation**. Bei zu tiefer Resektion mit Verletzung der Submukosa drohen narbige Defektheilungen. Wiederholte Eingriffe in unterschiedlichen Intervallen sind oft unvermeidbar;
- Regelmäßige **laryngoskopische Kontrollen**;
- Prophylaktisch **HPV-Immunisierung** bei Kindern bis 14 Jahren; eine postexpositionelle Immunisierung (off-label) verlängert die Intervalle mikrochirurgischer Interventionen.

Adulte Form

Adulte Larynxpapillome sind **verhornt** und treten meist solitär im Stimmlippenbereich auf. Die Befunde weisen unterschiedliche Grade einer Dysplasie bis hin zum Carcinoma in situ auf: **fakultative Präkanzerose** (20 % Entartung)!

Klinik

Leitsymptom ist die Heiserkeit. Weniger ausgeprägte Rezidivneigung.

Therapie

Mikrochirurgische Abtragung. Regelmäßige laryngoskopische Kontrollen! Ggf. postexpositionelle HPV-Immunisierung (off-label).

5.4.6. Maligne Tumore des Larynx

Larynxkarzinome sind mit abnehmender Frequenz die häufigsten bösartigen Tumore des oberen Aerodigestivtraktes. Eine Frühdiagnostik ist vor allem bei glottischen Primärtumoren möglich. Auf diese Weise ist nicht nur bei vielen Patienten eine funktionserhaltende Therapie durchführbar, sondern auch eine sehr gute Prognose erreichbar.

Epidemiologie, Ätiologie und Pathogenese

Das Larynxkarzinom ist mit ca. 30 % der häufigste aller Tumore im HNO-Bereich. Während der letzten Jahrzehnte nahm die Inzidenz vor allem in Nord- und Mitteleuropa und Nordamerika durch den Erfolg von Nichtraucher-Kampagnen stark ab, während in Osteuropa und einigen südostasiatischen Ländern eine gegenteilige Entwicklung beobachtet wird. Der Altersgipfel liegt zwischen dem 55. und 65. Lebensjahr. Mit einem Verhältnis von ca. 5:1 sind Männer deutlich stärker betroffen als Frauen. Die **Geschlechtsdisparität** ist allerdings rückläufig, da der Anteil von Frauen unter den Inhalationsrauchern ansteigt. Familiäre Häufungen sind beschrieben.

Risikofaktoren

Inhalationsrauchen ist der **wichtigste Risikofaktor** für die Entstehung eines Larynxkarzinoms (Anteil der Raucher 88-98 %). Zumindest als „promoting factor“ ist **Alkohol** wirksam: 50 % der Patienten mit supraglottischen Larynxkarzinome sind Alkohol-krank, und 85 % trinken regelmäßig Alkohol. Von weit geringerer Bedeutung sind ionisierende Strahlen und die Exposition gegenüber **Kokereigasen, Nickel und Asbest (Berufskrankheit!)**

Ebenfalls als „promoting factor“ anzusehen ist die chronische Laryngitis, insbesondere wenn bioptisch bereits Epitheldysplasien nachgewiesen wurden (Papillome, → Kap. 5.4.5.).

Pathologische Anatomie und Histologie

Wie bei allen HNO-Tumoren sind mehr als 90 % der Kehlkopfkrebse verhornende und nicht verhornende **Plattenepithelkarzinome**. Zu den seltenen Sonderformen gehören Adenokarzinome, adenoidzystische Karzinome, kleinzellige Karzinome, Non-Hodgkin-Lymphome, mesenchymale Tumore und Metastasen.

Prädilektionsstellen für die Tumorentstehung sind die **Übergangszonen zwischen Plattenepithel und respiratorischem Epithel** (→ Kap. 5.1.3.), insbesondere die Linea arcuata.

	Histologie	Therapie
Grad I	Einfache Epitheldysplasie ohne Atypien, unterschiedlich ausgeprägte Akanthose, seltene Mitosen	Möglichst vollständige Exzision, ggf. laryngoskopische Kontrolle
Grad II	Epithelhyperplasie mit einzelnen Atypien, erschwerte Zuordnung	Möglichst vollständige Exzision, ggf. kurzfristige mikrolaryngoskopische und histologische Kontrolle
Grad III	Carcinoma in situ, schwere Dysplasie ohne Durchbruch durch die Basalmembran	Vollständige chirurgische Resektion, kurzfristige mikrolaryngoskopische und histologische Kontrolle

Tab. 5.5: Grading der Epitheldysplasien nach Kleinsasser.

Die meisten Karzinome entwickeln sich nicht unmittelbar aus gesunder Schleimhaut, sondern in stark verdickter Schleimhaut und haben **Vorstufen** (Dysplasie, Carcinoma in situ) durchlaufen (→ Tab. 5.5). Manifeste Karzinome haben häufig (40-50 %) keine glatte Begrenzung zu gesunder Schleimhaut, sondern einen sog. **„karzinomatösen Randsaum“** (Carcinoma in situ) und peripher davon eine **„parakanzeröse Epidermisierungszone“** mit abnehmenden Atypien.

> **Merke!**
> Ein insuffizient behandeltes Carcinoma in situ geht mit hoher Wahrscheinlichkeit in ein infiltrierend wachsendes Karzinom über.

Tumorlokalisation und Klassifikation

Glottische Larynxkarzinome

Die meisten Larynxkarzinome sind Stimmlippenkarzinome (> 65 %) und entstehen im Bereich der **Linea arcuata des vorderen Drittels**.

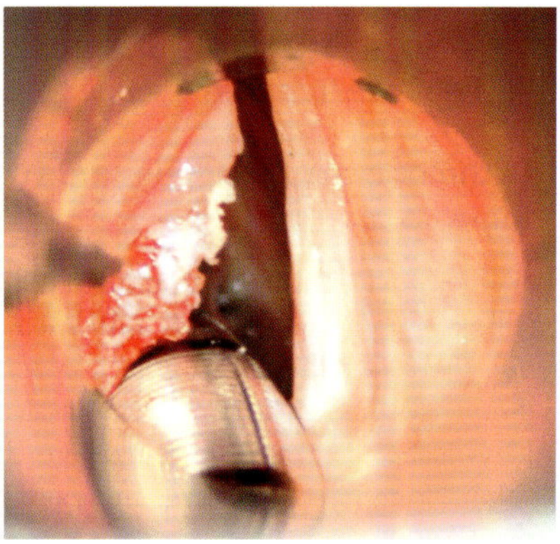

Abb. 5.23: Verhornendes Stimmlippenkarzinom links. Mikrolaryngoskopie.

Von besonderer Bedeutung für die Stadieneinteilung (→ Tab. 5.6) ist die Beurteilung der **Stimmlippenbeweglichkeit** als Hinweis auf eine Infiltration des Musculus vocalis oder des Aryknorpels.

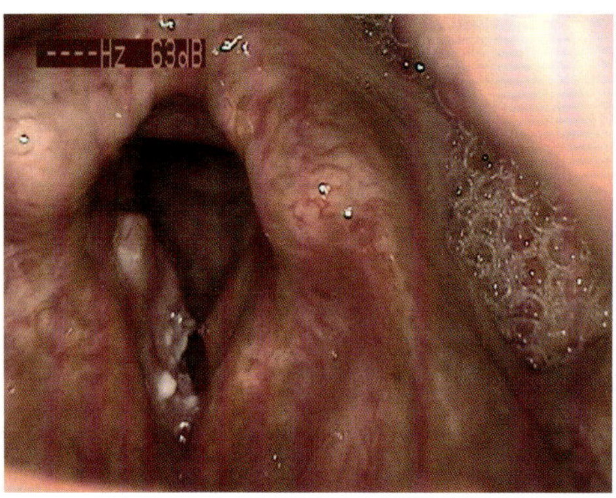

Abb. 5.24: Glottisches Karzinom unter Einschluss der vorderen Kommissur.

Tumore der vorderen Kommissur haben aus funktioneller und chirurgischer Sicht wegen ihrer topographischen **Beziehung zur Broyle-Sehne** und damit zur prälaryngealen Region eine besondere Bedeutung (→ Kap. 5.1.1.).

Karzinome im Bereich der hinteren Kommissur sind selten.

Tumorstadieneinteilung

T1	kleine Karzinome mit erhaltener Stimmlippenbeweglichkeit
T1a	bei Befall einer Stimmlippe
T1b	bei Befall beider Stimmlippen
T2	größere intralaryngeale Tumore mit allenfalls eingeschränkter Stimmlippenbeweglichkeit
T3	auf den Larynx beschränkter Tumor mit fixierter Stimmlippe
T4	großer Tumor, der die Organgrenzen überschreitet

Tab. 5.6: Tumorstadieneinteilung der Stimmlippenkarzinome.

Subglottisches Larynxkarzinom

Primär subglottische Karzinome sind sehr selten. In den meisten Fällen subglottischen Tumorwachstums handelt es sich um **„transglottische“ Karzinome**. Die Stadieneinteilung entspricht der der Stimmlippentumore (→ Tab. 5.6).

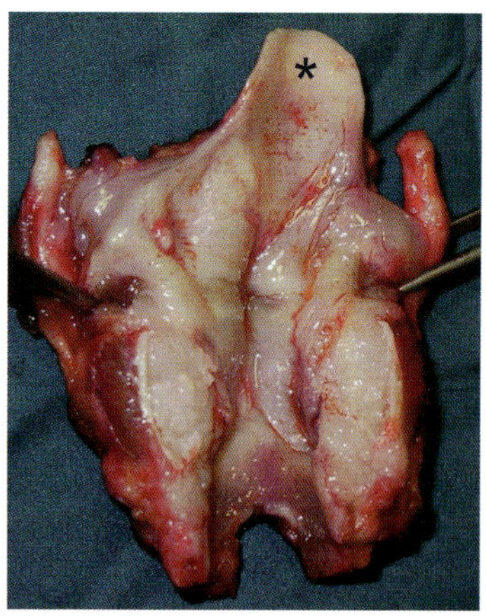

Abb. 5.25: Laryngektomiepräparat eines transglottischen Karzinoms bds., von dorsal eröffnet (Tiefeninfiltration des Tumors!). * = Epiglottis.

Supraglottisches Larynxkarzinom

Der Anteil supraglottischer Karzinome liegt bei > **35 %**. Sie werden entsprechend der Zugehörigkeit zu den Regionen suprahyoidale Epiglottis, laryngealer Anteil der aryepiglottischen Falte, Arytenoidregion, infrahyoidale Epiglottis und Taschenfalten eingeteilt (→ Tab. 5.7).

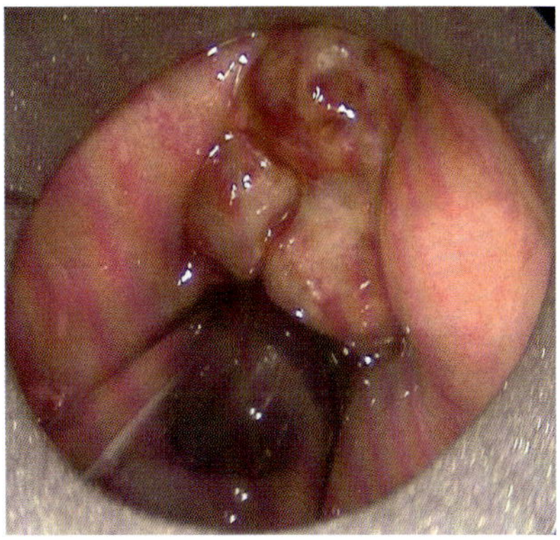

Abb. 5.26: Larynxkarzinom der vorderen Kommissur, supraglottischer Anteil.

T1	Der Tumor ist auf eine supraglottische Region beschränkt.
T2	Der Tumor infiltriert mehr als einen Unterbezirk der Supraglottis oder Glottis. Keine Einschränkung der Stimmlippenbeweglichkeit.
T3	Der Tumor ist auf den Larynx begrenzt oder infiltriert die Postkrikoidregion oder die mediale Wand des Sinus piriformis. Die Stimmlippenbeweglichkeit ist eingeschränkt.
T4	Der Tumor hat die Organgrenzen überschritten und infiltriert beispielsweise die Zunge.

Tab. 5.7: Tumorstadieneinteilung des supraglottischen Karzinoms.

Metastasen

Merke!
Die Metastasierungsfrequenz eines Kehlkopfkarzinoms hängt von der Lokalisation und Größe des Primärtumors ab. Lymphoregionäre Metastasen verschlechtern die Prognose um 50 %.

Regionäre Lymphknotenmetastasen

Der Kehlkopf drainiert in die tiefen jugulären Lymphknotenstationen (Level II und III; → Kap. 5.1.7. + 8.1.3.). Typisch ist eine große Metastase im Bereich des sog. oberen Venenwinkels, der mehrere kleinere besiedelte Lymphknoten kaudal anliegen.

Zur **Klassifikation** (TNM) der regionären Lymphknotenmetastasen → Kap. 8.4.3. + Tab. 8.2.

Glottische Larynxkarzinome

Kleine Stimmlippenkarzinome (T1) metastasieren äußerst selten, so dass bei einer Metastasierung unbedingt ein okkultes Zweitkarzinom ausgeschlossen werden muss. Mit wachsender Größe des Primärtumors steigt die Metastasenfrequenz. Bei Bewegungseinschränkung einer Stimmlippe sind in ca. 20 % und bei T3-Tumoren in 40 % der Fälle Metastasen nachweisbar. Tumore, die die **vordere Kommissur** erreichen, können in den prälaryngealen „delphischen" Lymphknoten metastasieren.

Handelt es sich um **sub- oder transglottische Larynxkarzinome** mit einer Ausdehnung von mehr als 20 mm subglottisch, finden sich in 30-40 % Metastasen in den paratrachealen Lymphknoten der Rekurrenskette.

Supraglottische Larynxkarzinome

Supraglottische Karzinome metastasieren häufiger als glottische. Die Frequenz liegt für alle Stadien bei 35-40 %. Besonders im Bereich der Mittellinie gelegene Karzinome metastasieren auch bilateral.

Fernmetastasen

Fernmetastasen werden bei klinischen Staginguntersuchungen in ca. 10 % der Fälle nachgewiesen. Meist handelt es sich um **Lungenmetastasen**, selten um **Lebermetastasen**. Die Fernmetastasenfrequenz bei Autopsien fortgeschrittener Larynxkarzinome liegt bei 25 %.

Werden zum Zeitpunkt der Primärtumordiagnose Fernmetastasen diagnostiziert, stellt dies i.d.R. eine **Kontraindikation für eine Operation** dar, vor allem für eine totale Laryngektomie.

Wird die Metastase später gefunden, kann nach Ausschluss eines Lokalrezidivs und eines zweiten Primärtumors eine chirurgische Entfernung, z.B.

einer Lungenmetastase, erwogen werden (Verlängerung der Überlebenszeit).

Knochenmetastasen sind bei der Erstdiagnose eines Larynxkarzinoms sehr selten, sollten aber bei einem Rezidivtumor ausgeschlossen werden (Knochenszintigramm).

Multiple Primärtumore

Bei allen malignen Tumoren des oberen Aerodigestivtraktes treten in ca. **10 % der Fälle synchrone Zweittumore** auf. Auch **metachrone Zweitkarzinome** treten gehäuft auf, sie betreffen sowohl die oberen Atem- und Speisewege als auch die Lunge, den Ösophagus oder – seltener – die ableitenden Harnwege. Drittkarzinome werden in 1 % der Fälle diagnostiziert.

Diese Zusammenhänge sind durch die pathogenetischen Faktoren Tabak und Alkohol begründet **(Feldkanzerisierung)**. Die Wahrscheinlichkeit eines Zweitkarzinoms steigt bei fortgesetzter Exposition gegenüber Risikofaktoren auf 40 %.

Klinik

▶ Fallbeispiel

Ein 50-jähriger Patient wurde im Zuge eines Erkältungsinfektes vor gut einem Monat heiser. Der Schnupfen klang nach 10 Tagen ab. Die Heiserkeit blieb bestehen, obwohl er eine Antibiotikabehandlung erhielt und sogar das Rauchen eingestellt habe. Bei der Laryngoskopie fällt eine leicht erhabene Schleimhautveränderung im Bereich des vorderen/mittleren Stimmlippendrittels rechts auf. Die Schleimhautoberfläche ist unruhig und belegt. Der Befund gibt Anlass zur Stützautoskopie, bei der der umschriebene Tumor komplett durch Exzisionsbiopsie entfernt wurde. Histologisch handelte es sich um ein gut differenziertes Plattenepithelkarzinom. Die Nachresektate sind tumorfrei, Panendoskopie und Ausbreitungsdiagnostik (Sono Hals bei pT1cN0cM0) ebenfalls unauffällig.

Die klinische Symptomatik ist je nach **Tumorlokalisation** unterschiedlich. Typisch sind:

- **Heiserkeit**, bei Glottiskarzinomen schon im Frühstadium;
- **Dyspnoe** – bei großen, lumenverlegenden Tumoren sämtlicher Lokalisationen (→ Abb. 5.27);
- **Dysphagie** bei supraglottischen Tumoren;
- **Halslymphknotenmetastasen** insbesondere bei supraglottischen oder Hypopharynxkarzinomen.

Manche Patienten mit Stimmlippenkarzinomen berichten von akut einsetzender Heiserkeit bei einer Erkältung, die nach Abklingen der Erkältung andauert (→ Fallbeispiel).

Merke!
Heiserkeit ist bei glottischen Tumoren ein Frühsymptom, bei primär supra- oder subglottischen und Hypopharynxkarzinomen ein Spätsymptom.

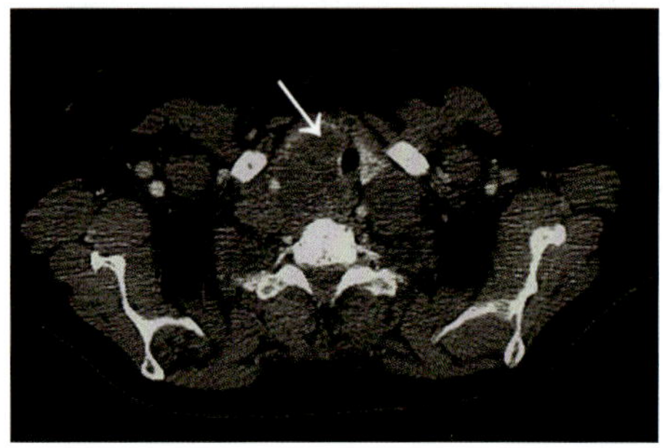

Abb. 5.27: CT eines lumenverlegend wachsenden Larynxkarzinoms (Pfeil).

Diagnostik

- **Laryngoskopie** indirekt, direkt flexibel;
- Die **histologische** Diagnosesicherung und Operationsplanung erfolgen auf dem Wege einer **Panendoskopie (Stützautoskopie)**. Kleine Tumore können primär vollständig entfernt werden. Wichtig ist immer auch der **Ausschluss eines Zweittumors!**
- Zur Beurteilung der Stimmlippenbeweglichkeit wird auch die **Stroboskopie** eingesetzt;
- Im Rahmen eines präoperativen **Stagings** (Ausbreitungsdiagnostik) erfolgen:
  - **Sonographie der Halsweichteile** (bei T1 Stimmlippenkarzinomen ausreichend);
  - CT-Untersuchung der **Halsweichteile** und der **Lunge;**
  - Sonographie oder CT der **Oberbauchorgane;**
  - Ggf. **MRT** zur Beurteilung der Weichteilinfiltration organüberschreitender Tumore und der Gefäßwandinfiltration von Metastasen.

Therapie

Therapeutische Prinzipien/Therapieplanung

Die Therapie eines Kopf-Halskarzinoms ist immer eine individuelle; bei der Planung spielen sowohl Onkologie als auch Funktion (Atmung, Schlucken, Sprechen) und posttherapeutische Lebensqualität eine Rolle. Die Therapiewünsche und der Allgemeinzustand des Patienten müssen berücksichtigt werden. Jeder Patient wird im Rahmen eines multidisziplinären/-professionellen Tumorboards besprochen.

Zur **multimodalen Therapie** der Larynxkarzinome gehören wie auch zur Therapie anderer Kopf-Hals-Tumore:

- **Primärtumoroperation;**
- **Metastasenchirurgie** (Neck dissection);
- **Strahlentherapie** (adjuvant oder primär, ggf. als Radio-Chemotherapie);
- **Chemotherapie**, vor allem mit Cisplatin und 5-Fluoro-Uracil und **Antikörpertherapie**.

Operation

Eine Operation zielt immer auf die **vollständige Entfernung des Tumors** (R0-Resektion). Dabei sollten funktionserhaltende Gesichtspunkte, wenn dies ohne onkologischen Nachteil möglich ist, berücksichtigt werden (→ Kehlkopfteilresektionen). In Zweifelsfällen ist die Methode zu bevorzugen, durch die der Tumor am sichersten entfernt wird, auch wenn sie die radikalere ist!

Operationsmodalitäten

- **Konventionell**- oder **Laser-mikrochirurgische** endoskopische Operationen (→ Kap. 5.3.3.);
- Offen-chirurgische horizontale und vertikale **Kehlkopfteilresektionen;**
- Totale **Laryngektomien.**

Aufklärung des Patienten

Vor jeder Kehlkopf-/Tumoroperation ist eine intensive Aufklärung des Patienten wichtig, insbesondere die **Auswirkungen auf das Sprech- und Schluckvermögen** sowie die möglichen **rehabilitativen Maßnahmen** müssen detailliert besprochen werden. Oft ist es günstig, bereits vor einer totalen Laryngektomie einen Logopäden und einen bereits operierten Patienten (Selbsthilfegruppe: Kehlkopflosenverband) hinzuzuziehen.

Primärtumoroperation

Operation der Stimmlippenkarzinome

Kleine Stimmlippenkarzinome (Stadium T1a) können meist peroral mikrochirurgisch mit guten onkologischen und funktionellen Ergebnissen operiert werden. Ist die intraoperative Übersicht über den Tumor mikrolaryngoskopisch schwierig, sollte eine Spaltung des Schildknorpels in der Sagittallinie **(Laryngofissur)** erfolgen (→ Kap. 5.3.3.).

Auch bei **größeren Stimmlippenkarzinomen** mit noch erhaltener oder allenfalls eingeschränkter Stimmbandbeweglichkeit (Stadium T2) sollte eine **Kehlkopfteilresektion** angestrebt werden.

- Endolaryngeale (z.B. laserchirurgische) Resektion;
- Klassische Kehlkopfteilresektion ist die **frontolaterale Teilresektion (Leroux-Robert):** bei einseitig betonten Stimmlippenkarzinomen, die über die vordere Kommissur auf die Gegenseite übergreifen (→ Abb. 5.24);
- **Vertikale Hemilaryngektomie** (z.B. nach Gluck, Soerensen) oder sogar Dreiviertelresektion: für ausgedehntere Tumore, die den Aryknorpel befallen;
- **Operationsfolgen** sind eine bleibend heisere, teilweise aphone Stimme, bei Resektion eines Aryknorpels können Schluckstörungen (Fehlschlucken/Aspiration) auftreten.

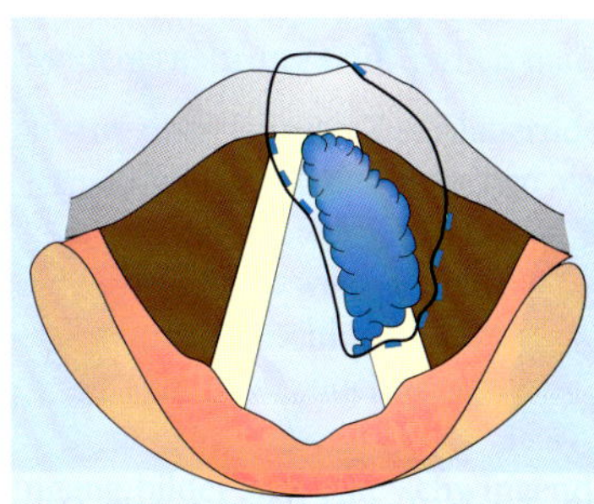

Abb. 5.28: Frontolaterale Kehlkopfteilresektion: Resektionsgrenzen.

Die **totale Laryngektomie** (→ Abb. 5.25) wird bei großen intralaryngealen Larynxkarzinomen gung mit Schleimhautverdickung, Hypersekretion und Schleimhautmetaplasie sind die Folge.

Blutversorgung

Die **arterielle Versorgung** der Trachea bis zur Bifurkation erfolgt über die A. thyroidea inferior aus der A. subclavia, die tieferen Anteile werden aus den Aa. bronchiales direkt aus der Aorta versorgt. Es bestehen zahlreiche Anastomosen mit den Pulmonalgefäßen.

Lymphknoten

Die regionären **Lymphknoten** der Trachea liegen paratracheal und mediastinal. Zwischen den intrathorakalen Lymphknoten bestehen zahlreiche Querverbindungen, so dass z.B. für eine Metastasierung keine Gesetzmäßigkeiten aufgestellt werden können.

Nerven

Die Innervation erfolgt über **N. vagus** und **Truncus sympathicus**; auf den besonderen Verlauf des N. laryngeus recurrens zwischen Trachea und Ösophagus wird im Kapitel Larynx hingewiesen (→ Kap. 5.1.5.). Afferente Vagusbahnen sind auch für die Triggerung des Hustenreflexes verantwortlich.

6.2. Leitsymptome

6.2.1. Schmerzen

Schmerzen werden **meist retrosternal** lokalisiert und sind atemabhängig. Langsam zunehmende Schmerzen mit Husten und Auswurf sowie begleitende Entzündungen des Nasen- und Rachenraumes weisen auf eine Schleimhautentzündung hin. **Ringförmig in den Rücken ausstrahlende Schmerzen** sind Ausdruck von Entzündungen, Fremdkörpern oder Tumoren, die in den Mediastinalraum durchgebrochen sind (Interkostalnerven).

6.2.2. Hustenreiz

Trockener Reizhusten ist ein Hinweis auf eine entzündliche Ursache im glottischen und subglottischen Bereich, **produktiver Husten** wird meist in den tieferen Abschnitten des Respirationstraktes verursacht (Bronchitis).

Stärkster Hustenreiz wird durch aspirierte Fremdkörper ausgelöst. Ein begleitendes Hautemphysem ist Hinweis auf eine Perforation.

6.2.3. Stridor und Dyspnoe

Definition/Ätiologie

Stridor ist ein Geräusch, das während der Atmung im Bereich von Stenosen und dadurch bedingten Luftturbulenzen zustande kommt. Es besteht ein Zusammenhang zwischen dem Ort der Stenose und der Art des Stridor (→ Abb. 5.7):

- Inspiratorischer Stridor: Pharynx, Larynx;
- In- und exspiratorischer Stridor: Larynx, Trachea;
- Exspiratorischer Stridor: (periphere) Bronchien.

6.2.4. Hämoptoe

Blutungen aus der Trachea resultieren meist aus Tumorarrosionsblutungen oder Verletzungen (Trachealkanüle).

Bronchiale Blutungen sind vor allem Folge eines Bronchialkarzinoms oder einer tuberkulösen Kavernenblutung.

Ausgehustetes Blut ist in nicht wenigen Fällen aspiriert und stammt aus einer proximal gelegenen Blutungsquelle, oft der Nase.

6.3. Diagnostik

Historisch betrachtet besteht aufgrund der Entwicklung der starren endoskopischen Verfahren durch den HNO-Arzt Killian Ende des 19.Jahrhunderts eine enge Beziehung zwischen HNO-Heilkunde und den unteren Atemwegen. Diese Technik wurde zwar durch die Entwicklung der Fiberoptik in den Hintergrund gedrängt, hat aber immer noch ihre Bedeutung (z.B. Fremdkörperentfernung, Stentplatzierung).

6.3.1. Tracheobronchoskopie

Flexible Tracheobronchoskopie: in Sedierung pernasal oder in Vollnarkose durch den liegenden Atemtubus. Durch Zusatzkanäle in der Optik können Biopsien, Fremdkörperentfernungen oder Spülungen sowie **fieberoptische Intubationen** vorgenommen werden.

Endobronchialer Ultraschall: Kombination aus Ultraschall und flexibler Bronchoskopie zur Untersuchung von Bronchialwand und angrenzenden Strukturen (z.B. Lymphknoten). Transbronchiale Biopsien.

Starre Beatmungsbronchoskopie: in Vollnarkose (Jetventilation) zur Untersuchung von Trachea und Hauptbronchien und der Segmentbronchienabgänge (Winkeloptiken). Die Reichweite ist gegenüber dem flexiblen Bronchoskop begrenzt. Vorteile durch die Option zur **Fremdkörperentfernung** und **endoskopischen Operation** (z.B. Stenteinlage).

6.3.2. Bildgebende Untersuchungsverfahren

Tracheazielaufnahmen und **konventionelle Röntgenaufnahmen** werden heute lediglich zur Beurteilung von Fremdkörpern eingesetzt.

Bei Einengungen des Tracheallumens durch narbige oder fremdkörperbedingte Stenosen sowie intra- und extraluminale Tumore werden **CT** oder **MRT** verwendet. Sie dienen auch der Beurteilung der Umgebungsstrukturen der Trachea und der Beziehung zu anderen Organen (→ Abb. 6.2). (Lungenfunktionsprüfungen → Lehrbücher der Inneren Medizin)

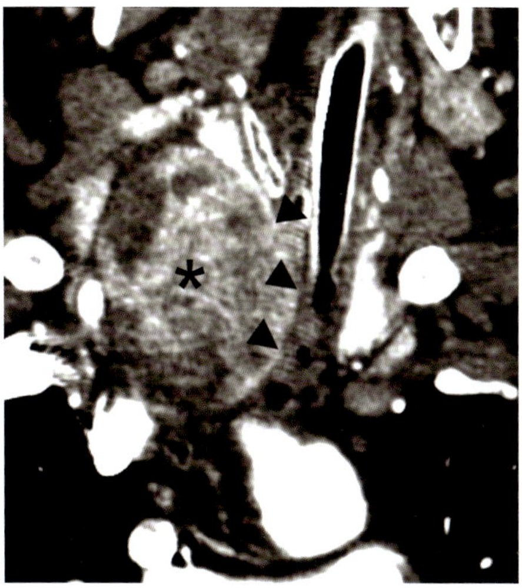

Abb. 6.2: Tracheaverlagerung und -kompression (Pfeile) durch einen Schilddrüsentumor (*).

6.3.3. Mediastinoskopie

Die Mediastinoskopie wurde zur Biopsie der paratrachealen Lymphknoten eingeführt, wird aber auch im Rahmen der Diagnostik zystischer Veränderungen, von Thymomen, Teratomen, retrosternalen Strumen und Pneumokoniosen eingesetzt.

Ausgehend von einem Hautschnitt oberhalb des Manubrium sterni kann das Mediastinoskop in das obere Mediastinum bis zu den Abgängen der Oberlappenbronchien, teilweise über den Bifurkationsbereich hinaus bis zum Perikard vorgeschoben werden.

6.4. Klinik

Für den HNO-Arzt von klinischer Bedeutung sind zum einen entzündliche Erkrankungen, die oft in engem ätiologischem Zusammenhang mit Infekten der oberen Atemwege gesehen werden müssen. Zum anderen werden Operationen an der Trachea wie z.B. Tracheotomien oder Stenoseoperationen vom Halschirurgen durchgeführt. Oft ist hier die Zusammenarbeit mit anderen Fachdisziplinen (Pulmologie und Thoraxchirurgie) von großer Bedeutung.

6.4.1. Kongenitale Anomalien

Definition

Unterschieden werden:

- **Trachealagenesie:** (meist vollständiges) Fehlen der Trachea aufgrund einer Störung der Embryogenese;
- **Trachealatresie/ösophagotracheale Fistel:** die Trachealatresie ist eine seltene Urdarmfehlbildung infolge einer fehlerhaften Ausbildung des tracheoösophagealen Septums. Meist besteht eine ösophagotracheale Fistel. Der häufigste Typ dieser kongenitalen Anomalie (1 : 2.000 bis 1 : 3.000 Lebendgeburten) ist die Kombination eines blind endenden proximalen Ösophagusanteils und einer Fistel zwischen Trachea und dem distalen Ösophagusanteil (90 %). Auch **ösophagobronchiale Fisteln** sind möglich;
- **Membranen/Segel der Trachea;**
- **Kongenitale Tracheomalazie:** Trachealkollaps bei instabilem Knorpel (→ Laryngomalazie Kap. 5.4.1.). Inzidenz bei Frühgeborenen ca. 15 %.

Merke!
5 Risikofaktoren für eine **schwierige Intubation** (nach Wilson):

- Erhöhtes Körpergewicht;
- Verminderte Beweglichkeit der HWS;
- Verminderte Beweglichkeit des Kiefergelenks;
- Fliehendes Kinn;
- Vorstehende Zähne .

6.5.2. Intubation

Endotracheale Intubation

Bei der endotrachealen Intubation wird über Mund oder Nase ein **Tubus in der Luftröhre** des Patienten platziert. **Ziele** der Intubation sind:

- Beatmung des Patienten;
- Freihalten der oberen Atemwege;
- Aspirationsschutz.

Indikationen

- Nicht ausreichende Spontanatmung/fehlende Schutzreflexe;
- Allgemeinnarkose (Intubationsnarkose);
- Akute obstruktive respiratorische Insuffizienz.

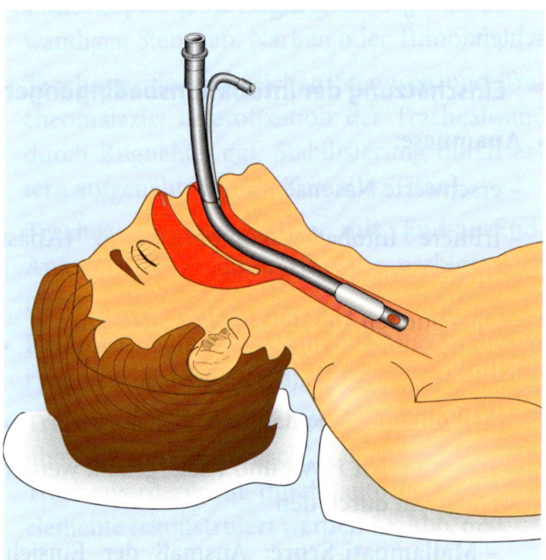

Abb. 6.8: Orotracheale Intubation.

Supraglottische Atemwegshilfe

Supraglottische Atemwegshilfen werden ohne Hilfsmittel oral entlang des weichen Gaumens eingeführt und stellen keinen sicheren Aspirationsschutz dar!

- **Larynxmaske:** wird über dem Kehlkopf platziert. Verwendung bei kurzen Operationen ohne größere Manipulationen (z.B. Adenotomie);
- **Larynxtubus:** wird im Ösophagus platziert. Ein distaler Cuff blockt den Ösophagus, der proximale, größere Cuff dichtet den Hypopharynx ab. Atemluft strömt zwischen den Cuffs aus und gelangt über den Larynx in die Lunge. Anwendung v.a. präklinisch zur Atemwegssicherung, wenn die Intubation nicht gelingt.

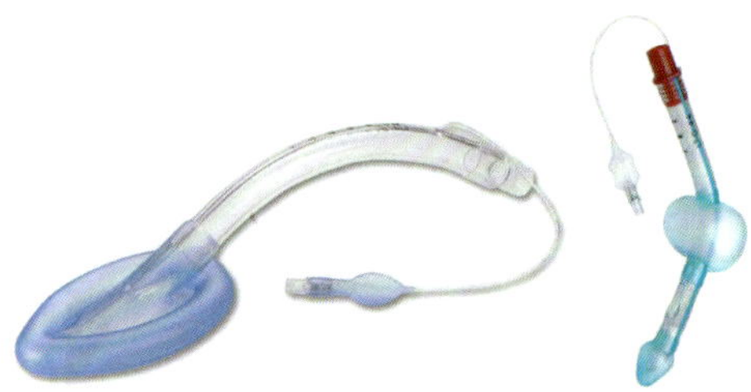

Abb. 6.9: Larynxmaske (links) und Larynxtubus (rechts).

6.5.3. Notfall-Koniotomie

Die Notfall-Koniotomie wird heute sehr selten (präklinisch) bei Patienten mit supraglottischer und glottischer Atemwegsobstruktion durchgeführt, wenn eine Intubation oder eine reguläre Tracheotomie nicht gelingen.

Bei der **Koniotomie nach Denker** wird ein spitzer Trokar in einer Kanüle durch das von außen gut tastbare Ligamentum cricothyreoideum (Lig. conicum) in den subglottischen Raum eingeführt.

Merke!
Jede Koniotomie muss so bald wie möglich in eine Tracheotomie umgewandelt werden, da eine subglottische Larynxstenose vorprogrammiert ist!

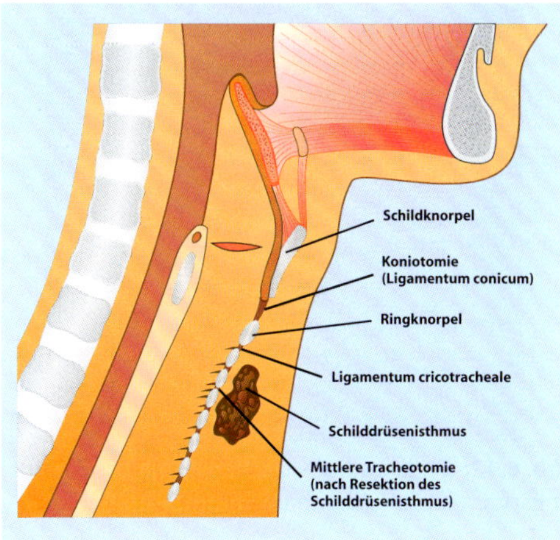

Abb. 6.10: Anatomische Bedingungen bei der Koniotomie und Tracheotomie.

6.5.4. Tracheotomie/Tracheostomie

Die Tracheotomie ist ein chirurgischer Eingriff, bei dem eine Verbindung zwischen der Luftröhre über die Halsweichteile zur vorderen Halshaut geschaffen wird (Tracheostoma).

Das **Ziel** ist:

- Schleimhautkomplikationen mit Stenosebildung durch einen Intubationstubus zu vermeiden (→ Kap. 6.4.5.);
- Totraumvolumenverminderung (gegenüber einer oro- oder nasotrachealen Intubation um 70-100 ml; Weaning!);
- Aspirationen zu verhindern;
- Verbesserung der Bronchialtoilette.

Indikationen

- **Langzeitbeatmung** (häufigste Indikation);
- **Obstruktion** der oberen Atemwege bei:
  - Stenosierenden Tumoren oder nach Operationen eines Kopf-Hals-Tumors;
  - Schwellungen (posttraumatisch, unter Strahlentherapie);
  - Bilateraler Stimmlippenlähmung;
  - Trachealstenosen;
- **Schluckstörungen/Aspirationsrisiko;**
- Pulmonale Erkrankungen.

Der **Zeitpunkt**, zu dem ein Patient insbesondere **im intensivmedizinischen Kontext** tracheotomiert werden sollte, ist oft schwierig bestimmbar. Das Risiko einer subglottischen Trachealstenose ist bei einer Langzeitintubation trotz der verwendeten Niederdruckcuffs gegeben und manifestiert sich bei Erwachsenen zumeist deutlich früher als bei Kindern.

Eine Tracheotomie sollte bei einem intubierten Patienten zeitnah erfolgen, wenn:

- Nach 7-10 Tagen keine Extubation möglich ist;
- Die Beatmung absehbar länger als 7-10 Tage andauern wird;
- Eine schwergradige Dysphagie wahrscheinlich ist (z.B. nach Apoplex);

In unklaren Situationen ist die tägliche Prüfung, ob eine Extubation möglich ist oder eine Tracheotomie durchgeführt werden sollte, unter Berücksichtigung der Dauer der Intubation erforderlich.

Durchführung

Zur Durchführung der Tracheotomie stehen heute die **perkutane Dilatationstracheotomie** und die **offene chirurgische Tracheotomie** zur Verfügung; bei Beachtung der (Kontra-) Indikationen handelt es sich um **komplementäre Verfahren**. Bei der Auswahl des geeigneten Verfahrens spielen in der Praxis folgende Aspekte eine Rolle:

- Voraussetzungen des Patienten (z.B. Anatomie);
- Anforderungen an das Tracheostoma (Dauer, Pflege, ambulante Versorgung);
- Welche Methoden stehen zur Verfügung?

Kontraindikationen der Dilatationstracheotomie sind:

- Notfallsituationen („der ungesicherte Atemweg");
- Nicht (sicher) intubationsfähige Patienten;
- Kinder;
- Gerinnungsstörungen (Quick< 50 %);
- ungünstige anatomische Verhältnisse (dicker Hals, Struma, Voroperation, Trauma);
- Hohes O_2 und PEEP erforderlich;
- Entlassung in Pflegeheim, Häuslichkeit etc..

Indikationen und Vorteile der Dilatationstracheotomie

- Absehbar kurzzeitige Tracheostomaindikation;

- Eingriff auf Intensivstationen bedside durchführbar;
- Geringere Infektionsgefahr;
- Kein chirurgischer Verschluss erforderlich.

Chirurgische Tracheotomie

Operationsdurchführung: Ausgehend von einem horizontalen Hautschnitt oberhalb des Jugulums werden die infrahyoidale Muskulatur gespalten, der Schilddrüsenisthmus reseziert und die Tracheavorderfläche dargestellt. Die Eröffnung der Trachea erfolgt in Höhe des 2.-4. Trachealknorpels. Zur Vermeidung einer sekundären Stenose im Niveau des Ringknorpels **muss mindestens-der 1. Trachealknorpel unberührt bleiben**; zur Vermeidung einer tieferen Stenose sollten keine Anteile der Trachealknorpel reseziert oder umschnitten werden. (→ Abb. 6.10).

Die eigentliche Eröffnung der Trachea erfolgt als

- **Tracheotomie** durch horizontale oder vertikale Spaltung der Tracheavorderwand;
- **Tracheostomie** durch Fixierung der eröffneten Trachea an der vorderen Halshaut (epithelialisiertes Stoma).

Das chirurgische Tracheostoma fällt bei Entfernung der Kanüle nicht zu – so wird der **Kanülenwechsel** einfacher und risikoärmer. Ein **endständiges Tracheostoma** wird nach einer totalen Laryngektomie nach horizontaler Absetzung der Trachea und Fixierung an der Halshaut gebildet (→ Abb. 6.11.).

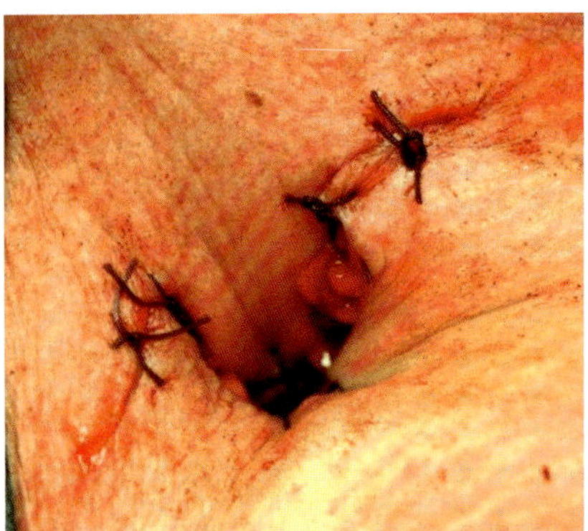

Abb. 6.11: Chirurgische Trachestomie mit epithelialisertem Tracheostoma.

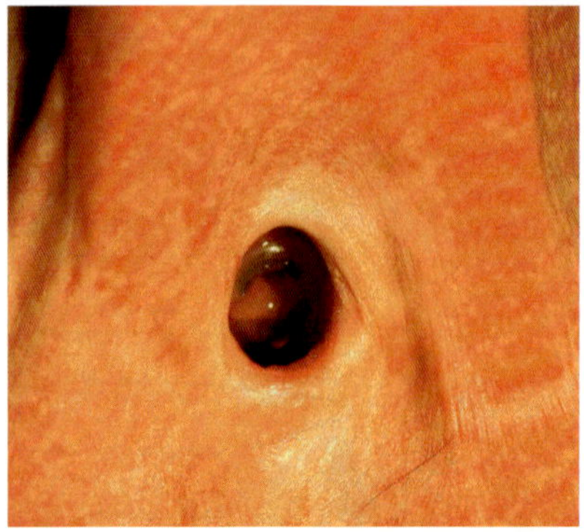

Abb. 6.12: Endständiges Tracheostoma bei Z.n. totaler Laryngektomie (sichtbare Stimmprothese).

Perkutane Dilatationstracheotomie

Unter bronchoskopischer und sonographischer Kontrolle wird nach Punktion der Tracheavorderwand die Punktionsstelle über einen eingeführten Draht (Seldinger-Technik) aufbougiert und eine Trachealkanüle eingesetzt.

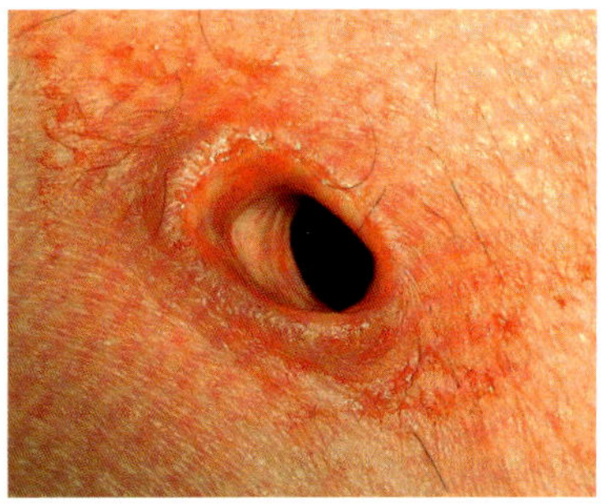

Abb. 6.13: Tracheastoma bei Z.n. Dilatationstracheotomie.

Bei intraoperativen Problemen (z.B. Blutungen) muss die Möglichkeit eines Umstiegs auf ein offen-chirurgisches Verfahren gegeben sein. Bei Verlegung des Patienten aus der Klinik sollte zur Vermeidung von Problemen beim Kanülenwechsel die Umwandlung in ein epithelialisiertes Tracheostoma erfolgen.

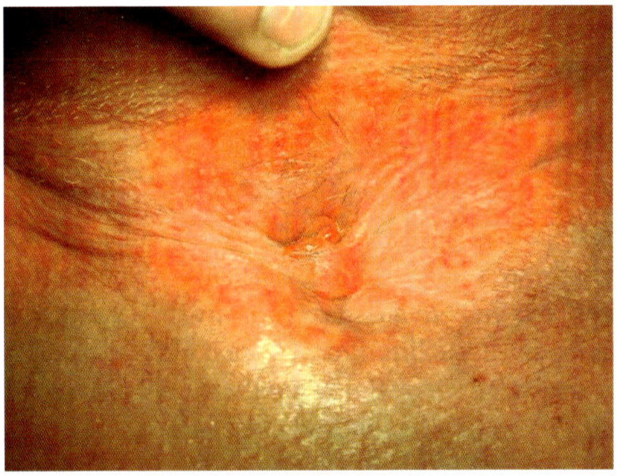

Abb. 6.14: Tracheastoma bei Z.n. Dilatationstracheotomie und wenige Minuten nach Entfernung der Trachealkanüle: Durch die Rückverlagerung der prätrachealen Weichteile ist das Tracheostomalumen verschlossen!

Kindliche Tracheotomie: strenge Indikationsstellung! Es erfolgt die vertikale Spaltung der Tracheavorderseite, die Ränder werden subkutan fixiert.

Tracheostomapflege/Kanülenmanagement

Patienten, die langfristig auf ein Tracheostoma angewiesen sind, bedürfen einer spezialisierten pflegerischen Betreuung und der Versorgung mit angemessenen Heil- und Hilfsmitteln („Erstausstattungskoffer", individuell ausgewählte Trachealkanülen).

Andererseits bleiben grundsätzliche Defizite gegenüber den physiologischen Bedingungen bestehen:

- Durch die fehlende nasale Anfeuchtung der Atemluft wird Schleim-/Borkenbildung provoziert – dies ist durch eine „feuchte Nase" etc. nur partiell auszugleichen;
- Eine Aspiration kann durch eine geblockte Kanüle nur kurzfristig (ca. 15 Minuten!) verhindert werden.

Patienten-seitige Voraussetzungen für die **Kanülenwahl**:

- Spontanatmung vs. maschinelle Beatmung;
- Schlucken (zumindest für Speichel) möglich oder nicht;
- Anatomische Bedingungen.

Den Voraussetzungen angepasst muss die **Trachealkanüle** gewählt werden:

- **Geblockte Kanülen** zur maschinellen Beatmung oder bei Aspirationsgefahr;
- **Sprechkanülen** (Ventilmechanismus) bei wachen, sprechfähigen Patienten;
- Größe, Form, Material, Cuff, Sprechmechanismus müssen an die anatomischen Bedingungen angepasst werden (→ Abb. 6.15).

Vor der Entlassung eines tracheotomierten Patienten in eine **Pflegeeinrichtung** (Häuslichkeit) muss eine adäquate Versorgung sichergestellt werden! Von Bedeutung sind u.a.:

- Regelmäßiges **Absaugen** von Schleim und Borkenbildungen
  - Ggf. zusätzliche **subglottische** Absaugung bei starker Dysphagie;
  - Feuchte Nase/Luftbefeuchtereinsatz;
- **Kanülenwechsel** (Innen-/komplette Kanüle);
- Verhinderung von Zug/Bewegung an der Kanüle;
- Hautpflege;
- Ggf. logopädisches Training (Sprechen, Schlucken).

Merke!
Vor einem **Tracheostomaverschluss** muss eine ausreichende Atmung und das aspirationsfreie Schlucken durch das probatorische Abkleben des Tracheostoma für 48 Stunden sichergestellt werden.

7.3. Sprach- und Sprechstörungen

Sprache ist Ausdruck einer äußerst komplexen hirnorganischen Leistung, die von Konstitution, sensorischen Leistungen und Umfeld (Sprachmilieu, Lernprozess) beeinflusst wird. Die Entwicklung der menschlichen Sprache verläuft zeitlich eng begrenzt und ist mit dem vierten Lebensjahr weitgehend abgeschlossen. Eine gestörte Sprachentwicklung zieht teilweise weitgehende Störungen der psychosozialen Integration nach sich und kann zu einer Retardierung der geistigen Fähigkeiten führen. Um frühzeitig diagnostische Maßnahmen und eine Therapie einleiten zu können, sind die genaue Kenntnis der normalen Sprachentwicklung und die Ursachen einer Abweichung Voraussetzung.

7.3.1. Sprachentwicklungsstörungen

Definition

Bei Sprachentwicklungsverzögerungen („Late-Talker") liegt eine zeitliche oder inhaltliche **Abweichung vom normalen Spracherwerb** vor (→ Tab. 7.2). Vermutlich sind 10-15 % der Kinder bis zum 6. Lebensjahr betroffen.

bis 2. Monat	Schreiperiode
ab 2. Monat	Lallperiode
ab 8. Monat	Echolalie, beginnendes Sprachverständnis
ab 9. Monat	Selbstständiges Sprechen, Einwortsätze
12-18 Monate	Einwortsätze, gesicherte Symbolfunktion
18-24 Monate	Zweiwortsätze, Wortaggregate ohne grammatikalischen Bezug; „Vokabelspurt": 200 Wörter mit 24 Monaten
36 Monate	Mehrwortsätze, grammatikalisch geformt
48 Monate	Nebensätze
60 Monate	Erweiterung des Wortschatzes, zunehmender Denk-Sprach-Bezug

Tab. 7.2: Normale Sprachentwicklung (Tabelle nach Wendler/Seidler).

Bei den Sprachentwicklungsverzögerungen unterscheidet man weiterhin spezifische (primäre) Sprachentwicklungsverzögerungen, die sich nur auf die Sprache beziehen, von sekundären, die mit Komorbiditäten in Zusammenhang stehen.

Symptomatik

Die Abweichungen von der normalen Sprachentwicklung betreffen:

- Die Laut- oder Wortebene, die Satzebene und die Textebene (rezeptiv und/oder produktiv);
- Lauterkennung und Lautbildung (Phonetik/Phonologie, **Dyslalien**);
- **Semantik/Lexikon** (Wortschatz);
- Grammatik: Syntax/Morphologie **(Dysgrammatismus);**
- Verstehen und Formulieren von Texten **(satz- und textsemantische Ebene**);
- **Pragmatik** (an Situation und Person angepasster korrekter Einsatz/Verständnis von verbaler und non-verbaler Sprache);
- **Prosodie** (Gesamtheit der lautlichen Strukturen von Sprache wie Betonung, Rhythmus, Sprachmelodie und Pausen).

Ursachen

- Familiäre Sprachgestaltungsschwäche;
- Frühkindliche Hirnschädigungen (prä-, peri- oder postnatal);
- Minimale zerebrale Dysfunktionen;
- Intelligenzminderungen (Dyslogien);
- Periphere Anomalien (z.B. Gaumenspalten);
- Umgebungsfaktoren, mangelnde und inkorrekte Sprachanregung oder mehrsprachige Erziehung vor dem 4. Lebensjahr;
- Periphere Hörstörungen, in 50 % der Fälle zumindest als Co-Faktor.

Die **Funktionsfähigkeit des Hör-Sprach-Kreises** ist für den normalen Sprech- und Spracherwerb Voraussetzung, obwohl die grundsätzliche Fähigkeit zu sprechen beim Menschen angeboren ist. Schon leichtgradige Hörstörungen, etwa durch einen Paukenerguss, können, wenn sie über längere Zeit bestehen, zu einer Sprachentwicklungsverzögerung oder Sprachentwicklungsstörung führen. Weniger bedeutsam sind Sehstörungen.

Diagnostik

Eine Diagnostik wird erforderlich:

- Bei Verdacht auf Schwerhörigkeit unmittelbar post partum;
- Mit dem 18. Lebensmonat, wenn weniger als 10 Wörter sinnbezogen gesprochen werden;
- Nach dem 2. Lebensjahr, wenn der Sprachrückstand mehr als 6, später mehr als 12 Monate beträgt.

Besteht der Verdacht auf eine Sprachentwicklungsverzögerung oder Sprachentwicklungsstörung, wird eine ganzheitliche Diagnostik des Kindes in seinem sozialen Umfeld erforderlich.

Sprachspezifische Aspekte umfassen die Prüfung von:

- Spontansprache und Wortschatz;
- Artikulation;
- Grammatik und Syntax;
- Kommunikationsverhalten;
- Hör-Merk-Spanne, Lernfähigkeit.

Sprachunabhängige Bereiche sind:

- Motorische und myofunktionelle Entwicklung;
- Intellektuell-kognitive Entwicklung;
- Soziale Beziehungen.

Therapie

Nach Abschluss bzw. noch während der Diagnostik beginnt die Therapie, die bis zum 3. Lebensjahr vor allem in einer Anleitung der Eltern, danach zunehmend in der Arbeit mit dem Kind selbst besteht und dem Ablauf der normalen Sprachentwicklung folgt. Ziel ist es, den Entwicklungsrückstand bis zur Einschulung auszugleichen.

Dyslalie

Definition

Bei einer Dyslalie (früher: **Stammeln)** liegt eine **Störung des Lauterwerbs oder -gebrauchs** vor, bei der man Lautverwendungs- von Lautbildungsstörungen unterscheidet.

Einzelne Laute (Phoneme) können vollständig fehlen, durch einen anderen Laut ersetzt werden oder bisher gar nicht gebildet werden. Es handelt sich um zentrale phonetische und phonologische Musterstörungen. Zerebrale Bewegungsstörungen oder defekte Sprechorgane liegen nicht vor. Physiologische Formen treten in der Phase des zeitgerechten Spracherwerbs bis zum 4. Lebensjahr auf und bedürfen dann in der Regel keiner Therapie.

Formen und Einteilung

Die **Klassifikation** der Dyslalien erfolgt nach quantitativen und qualitativen Kriterien:

- **Konstant** (Fehler tritt immer auf) oder **inkonstant;**
- **Konsequent** (immer gleicher Fehler) oder **inkonsequent;**
- Nach der Zahl der betroffenen Laute unterscheidet man zwischen **isolierter**, **partieller, multipler** oder **universeller Dyslalie.**

Bezeichnet werden die Dyslalien durch Anhängen der Silben „-tismus“ oder „-zismus“ an den griechischen Namen des betroffenen Phonems. Häufigste Formen des Stammelns sind Zischlautstörungen **(Lispeln)** wie **Sigmatismus** (s, z, ß), **Schetismus** (sch) und **Chitismus** (ch). Weitere Beispiele sind **Kappazismus** (k), **Deltazismus** (d) oder **Lambdazismus** (l).

Durch einen Zusatz (z.B. „interdentalis“) wird die Form der Fehlbildung angegeben, also die Hemmstelle oder Überwindungsart.

Ursachen

Von besonderer Bedeutung sind:

- Schlechte **sprachliche Vorbilder** (mundartliche Besonderheiten oder mangelnde Anregung;
- Auch **leichtgradige Hörminderungen** (bes. für Sigmatismus);
- Zahnstellung, -lücken.

Zentrale Störungen verursachen i.d.R. keine isolierten Dyslalien, sondern komplexe Defekte.

Diagnostik/Therapie

Besonders wichtig ist die Prüfung, ob eine isolierte Lautbildungsstörung vorliegt oder die Sprachentwicklung insgesamt betroffen ist. Die Therapie schließt Übungen im nichtsprachlichen Bereich zum Training der Artikulationsorgane ein und ggf. die Behandlung von Hörstörungen. Gute Prognose. Die Störung sollte bis zur Einschulung ausgeglichen sein.

Dysgrammatismus

Definition

Unfähigkeit zur morphologischen und syntaktischen Umsetzung der Gedanken in Sprache oder dem gestörten Verständnis grammatischer Konstrukte. Bis zum 3. Lebensjahr sind dysgrammatische Elemente physiologisch, danach weitestgehend pathologisch und meist kombiniert mit anderen Sprachentwicklungsstörungen. Ein Sonderfall stellt der Erwerb der Kasusverwendungen dar – dieser wird meist erst im Grundschulalter vollständig abgeschlossen.

Diagnostik

Prüfung der Spontansprache, Erzählen einer Bildgeschichte: hinweisgebend ist eine deutlich verkürzte Hör-Merk-Spanne (Nachsprechaufgaben), Verständnisprüfung verschiedener grammatischer Konstrukte.

Die Prognose ist abhängig von der Gesamtstörung, meist aber gut.

Eingeschränkter Wortschatz

Der Erwerb des Wortschatzes **spiegelt die geistige Entwicklung des Kindes** wider. Im Normalfall beginnt das Kind im Alter von ungefähr einem Jahr zu sprechen. Wenn mit 18 Monaten noch keine Wörter gesprochen werden, sollte eine intensive audiologische Diagnostik durchgeführt werden. Andererseits kann bei Normalhörigkeit und fehlenden weiteren Entwicklungsstörungen eine Verzögerung bis zu einem Alter von 24-32 Monaten noch physiologisch sein. Eine intensive Beobachtung ist jedoch erforderlich oder ggf. bereits eine Diagnostik (Elternfragebogen). Bei der Beurteilung des Wortschatzes ist zwischen Substantiven, Verben und Adjektiven sowie aktivem und passivem Wortschatz zu unterscheiden. Der passive Wortschatz sollte mit 2 Jahren ca. 300, mit 3 Jahren ca. 1200 und mit 5 Jahren ca. 2100 Wörter umfassen.

7.3.2. Balbuties (Stottern)

Definition

Störung des Redeflusses mit plötzlichen, unwillkürlichen Unterbrechungen, die oft situationsabhängig in der mitteilenden Rede und in stark wechselnder Stärke auftreten. Die Häufigkeit liegt in der Bevölkerung insgesamt bei 1 %, unter Kindern bei 4 %. Das männliche Geschlecht ist stärker betroffen. Physiologisch sind eindeutig vom Stottern abgrenzbare **Sprechunflüssigkeiten** in der Phase des Spracherwerbs **(Entwicklungsstottern)**.

Klinik

- **Klonische** Form mit lockeren Wiederholungen (**Iterationen**) von Silben und Wörtern;
- **Tonische** Form mit krampfartigen, stummen Pausen (**Blockierungen**) des Redeflusses vor allem am Satz- oder Wortanfang und Dehnungen von Lauten (**Prolongationen**);
- **Gemischte** Formen.

Dazu treten Störungen der Sprechatmung, der Stimme und Artikulation, der Mimik und Gesamtmotorik, des Vegetativums und der Psyche (vermindertes Selbstwertgefühl, häufig hoher Leidensdruck) als **Sekundärsymptome** auf. Die Intelligenz ist nicht betroffen.

Ätiologie

Als Ursache wird ein Zusammenwirken von genetischen (30 % Stotterer in der Verwandtschaft), organischen (Übererregbarkeit zentralnervöser Strukturen), neuromorphologischen sowie -funktionellen und Umweltfaktoren diskutiert. Am häufigsten (80 % der Fälle) beginnt das Stottern in der Phase des Spracherwerbs um das 4. Lebensjahr. Die Entwicklung dieser Redeflussstörung kann kontinuierlich oder aber auch plötzlich akut auftreten. Das Symptom kann auch noch bei Erwachsenen nach Hirntraumen, Hirnoperationen oder in der Rückbildungsphase nach Aphasien entstehen.

Diagnostik

Diagnostisch ist eine umfassende Beurteilung von organischen, psychischen und psychosozialen Details von großer Bedeutung:

- Ursache und soziales Umfeld;
- Grund- und Begleitsymptome nach Vorkommen und Schweregrad;
- Störungsbewusstsein und Motivation zur Therapie.

Therapie/Prognose

Für die Therapie ist es unbedeutend, welche Form des Stotterns vorliegt.

Grundlegendes Ziel der logopädischen Therapie ist die Symptom- bzw. Beschwerdebesserung und ein möglichst flüssiges Sprechen im Alltag.

Die Behandlung von **Kindern** erfolgt meist in Zusammenhang mit einer häufig begleitenden allgemeinen Sprachentwicklungsstörung. Bei Kindern zwischen dem 2. und 4. Lebensjahr ohne Störungsbewusstsein ist ein Elterntraining indiziert.

Bei **Erwachsenen** steht eine Psychotherapie im Vordergrund, eine begleitende symptomorientierte logopädische Behandlung ist empfehlenswert.

Während die **Prognose** bei Kindern durch eine hohe Spontanremissionsrate bis zum frühen Schulalter gut ist, können beim Erwachsenen auch durch eine umfassende Therapie nur 1/3 der Fälle gebessert und 1/3 der Fälle nahezu zur Rückbildung gebracht werden.

7.3.3. Poltern

Definition

Angeborene **Redeflussstörung**, die den Sprechvorgang und die Sprachgestaltung in Rede und Schrift, Wahrnehmung und Aufmerksamkeit betrifft. Meist verknüpft mit **Persönlichkeitsmerkmalen** wie Zerfahrenheit, Ideenflucht und einem fehlenden Problembewusstsein. Die Ursache ist unklar. Physiologisch ist der Befund bis zum dritten Lebensjahr. Poltern kann im Rahmen von allgemeinen Sprachentwicklungsdefiziten, in Kombination mit einer Stottersymptomatik oder als isolierte Redeflussstörung auftreten.

Klinik/Diagnostik

Überhasteter, undeutlicher Redefluss durch Weglassen, Hinzufügen oder Umstellen von Silben oder Wörtern, Formulierungs- und Aussprachefehler. Oft erhöhtes Sprechtempo sowie weitere kommunikative Auffälligkeiten. Auszuschließen sind psychologische oder organische Ursachen und eine Sprachentwicklungsverzögerung.

Therapie

Die logopädische Behandlung ist aufgrund des geringen-fehlenden Problembewusstseins schwierig Die Symptomatik bessert sich bei Verlangsamung des Sprechtempos und einer adäquaten Motivation.

7.3.4. Orofaziale Dysfunktion

Orofaziale Dysfunktionen sind **angeborene oder erworbene Störungen der Muskelfunktionen und/oder der Bewegungsmuster** des orofazialen Komplexes (Zunge, Lippen, Unterkiefer, Velum etc.) im Kindes- oder Erwachsenenalter.

Es besteht eine Wechselbeziehung mit **Fehlentwicklungen der Kieferbildung**. Neben seltenen konnatalen Kieferfehlbildungen (Pierre-Robin-Syndrom) sind prolongierte kindliche Saug- und Nuckelgewohnheiten und eine Tonsillenhyperplasie ätiologische Faktoren (→ Abb. 3.16).

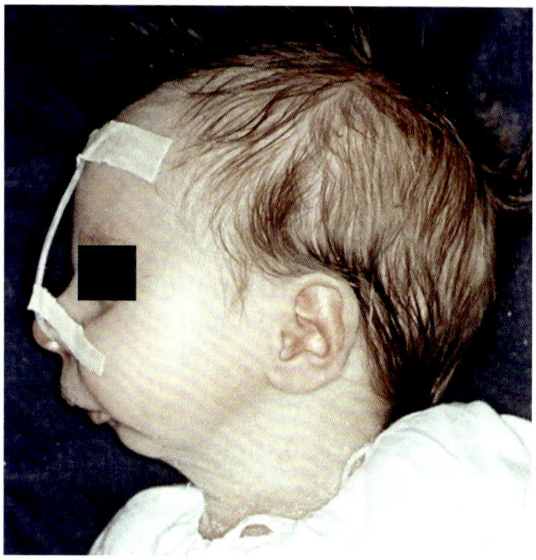

Abb. 7.4: Pierre-Robin-Syndrom.

Klinische Zeichen sind je nach Ätiologie ein fehlender Lippenschluss oder ein offener Biss mit Zungenprotrusion, Zusammenpressen der Lippen beim Schlucken und ein hoher Gaumen wegen ständiger Mundatmung. Sekundär ist oft die Artikulation betroffen.

Logopädische und kieferorthopädische Therapie.

7.3.5. Dysglossie

Definition/Ätiologie

Periphere Artikulationsstörung durch direkte Schädigung an peripheren Nerven, Muskeln oder Artikulationsorganen. Unterschieden werden unter anderem:

- **Labiale** Dysglossie (bei Spalten → Abb. 3.12, Lippentumoren oder -operationen, Fazialisparese);

- **Dentale** Dysglossie (breite kindliche Zahnlücken);
- **Linguale** Dysglossie (verkürztes Zungenbändchen, Makroglossie, → Abb. 3.13).

Diagnostik

Eine anatomisch-funktionelle Störung ist durch die klinische Untersuchung nachweisbar. Schädigungen von (Hirn-)Nerven werden durch eine neurologische Untersuchung (Schichtbilddiagnostik!) nachgewiesen. Wichtig ist, dass die Parese auch außersprachlich auftritt.

Die **Therapie** erfolgt chirurgisch und logopädisch.

7.3.6. Rhinophonie/Rhinolalie (Näseln)

Definition

Störung des Stimmklangs und der Artikulation durch eine fehlerhafte Nasenresonanz infolge neurologischer oder anatomischer und damit funktioneller Defekte. Die Begriffe Rhinophonie (Störung des Stimmklangs) und Rhinolalie (Störung der Lautbildung) werden meist synonym verwandt.

Klinische Formen/Ätiologie

- **Offenes Näseln** (Rhinophonia aperta): die Nasenresonanz ist zu stark. Durch den **mangelhaften Abschluss des Nasenrachen** kommt es bei der Bildung von Orallauten zu einem Luftaustritt aus der Nase. Bei einem ausgeprägten Befund ist besonders die Bildung von Plosiven und Frikativen (P, T, K, Ch, S, Z) erheblich erschwert. Ursächlich können neurologische Störungen mit Paresen der Gaumenmuskulatur, Spalten, Z.n. Weichgaumentumoren, aber auch funktionelle Gründe wie Schonhaltungen nach Adenotonsillektomien sein (→ Abb. 3.12);
- **Geschlossenes Näseln** (Rhinophonia clausa): fehlende Nasenresonanz. Durch eine **Verlegung der Nasenhaupthöhlen** (z.B. Nasenhaupthöhlentumor, Infekt) werden Nasallaute (m, n, ng), bei deren Bildung normalerweise Luft durch die Nase entweicht, durch Plosive ersetzt (→ Abb. 2.30);
- **Gemischtes Näseln** (Rhinophonia mixta): beide Komponenten des Näselns treten auf. Ursache ist zumeist eine Tonsillenhyperplasie.

Diagnostik

Differenzierung der unterschiedlichen Form durch Nachweis der fehlerhaften nasalen Luftführung mit einem Wattebausch oder Spiegel (Nicht angewärmt!). Prüfung der Lautbildung (s.o.), ggf. neurologische Untersuchung und Hörprüfung.

Therapie

HNO-/kieferchirurgische Therapie bei organischer Ursache; bei Spaltenbehandlungen auch (aufwändige) logopädische Therapie.

7.3.7. Dysarthrophonie (Dysarthrie)

Definition/Symptomatik

Komplexes Störungsbild einer **sensomotorischen Bewegungsstörung** der Stimme, der Artikulation und der Sprechatmung durch eine Schädigung des zentralen oder peripheren Nervensystems. Die Störung der Bewegungsausführung kann sowohl durch eine Hyperkinesie als auch durch einen herabgesetzten Muskeltonus, Verlangsamung und Koordinatonsstörungen gekennzeichnet sein.

Die Dysarthrophonie ist weiterhin von der **Sprechapraxie** abzugrenzen, bei der nicht die Bewegungsausführung, sondern die Bewegungsplanung gestört ist.

Klinische Krankheitsbilder

▶ Spastische Form (suprabulbär)

- Definition: pyramidale Schädigung meist infolge eines SHT mit beschleunigungsabhängigem Muskeltonus und Verminderung von Kraft und Feinmotorik;
- Klinik: gepresster, rauer Stimmklang, monotone, verlangsamte Sprechweise. Diskrete Bilder bei einseitigen Läsionen.

▶ Rigid-hypokinetische Form (z.B. Basalganglien)

- Ätiologie: meist M. Parkinson, die Dysarthrophonie gehört zu den Frühsymptomen;
- Klinik: leise, behauchte und wenig modulationsfähige Stimme mit reduzierter Artikulationsschärfe und normalem bis beschleunigtem Sprechtempo.

▶ Ataxie (cerebellär)

- Ätiologie: zerebelläre Funktionsstörung;
- Klinik: wechselnd ausgeprägte Koordinationsstörungen von Artikulation, Tonhöhe und

Lautstärke. Die Stimme ist alternierend rau, gepresst und behaucht, stockender Redefluss mit paradoxem Atemmuster.

▶ **Schlaffe Form (bulbäre/pseudobulbäre Form)**

- Ätiologie: Hirnstammschädigung mit Ausbildung einer schlaffen Parese, z.B. bei einer amyotrophen Lateralsklerose;
- Klinik: Muskelhypotonie mit leiser, behauchter, unpräziser, hypernasaler, verlangsamter Stimme. Auch andere motorische Funktionen können gestört sein (z.B. Schluckstörung).

Darüber hinaus werden weitere **hyperkinetische** und **dystone** Störungsformen mit zum Teil sehr heterogener Symptomatik bei unterschiedlichen neurologischen Krankheitsbildern, z.B. Hirnstammläsionen, unterschieden.

Diagnostik

Besonders wichtig sind die neurologische Funktionsdiagnostik und Schnittbilduntersuchungen. Die phoniatrischen Untersuchungen betreffen Stimm- und Sprachfunktion, aber auch das Lesen und Schreiben. Nicht-sprachliche Bewegungsfunktionen wie Kauen oder Lachen können, müssen aber nicht unbedingt mit betroffen sein.

Therapie/Prognose

Im Vordergrund steht die neurologische Grunderkrankung, meist ist aber keine Heilung möglich. Die logopädische Therapie zielt auf eine Besserung der Symptomatik ab.

7.4. Aphasie

Definition

Als Aphasie bezeichnet man eine erworbene **zentrale Sprachstörung** mit teilweisem oder komplettem Verlust der Sprache nach Abschluss des Spracherwerbs. Betroffen können Lautbildung, Wortschatz, Syntax und Semantik sowie Sprachmelodie sowohl beim Sprechen als auch beim Verstehen sein. Die **Inzidenz** ist mit derzeit 60:100.000 Neuerkrankungen pro Jahr steigend und unterstreicht die Bedeutung.

Ätiologie

In mehr als 80 % liegt eine **zerebrovaskuläre Genese** vor, die die Sprachzentren der dominanten Hemisphäre (präfrontale Rinde, Sulcus lateralis und Anteile des Frontal- und Temporallappens) betrifft. Ursachen sind vor allem Gefäßverschlüsse, seltener Blutungen. Prädisponierend sind arterielle Hypertonie und Arteriosklerose, Fettstoffwechselstörungen und Diabetes mellitus.

Eine internationale Klassifikation existiert nicht. Die im deutschen Sprachraum gebräuchliche Klassifikation unterscheidet nach dem Störungsschwerpunkt und kann als Orientierung dienen. Fast immer zeigen die Patienten ein sehr heterogenes Störungsprofil.

▶ **Broca-Aphasie**

Vornehmlich **expressive Sprachstörung** mit deutlich **erhöhter Sprechanstrengung, Artikulationsstörungen** und einer stark vereinfachten syntaktischen Satzstruktur mit oft fehlenden Funktionswörtern und Flexionsformen (**Agrammatismus**). Es bestehen aber auch Verständnisschwierigkeiten, deshalb wurde die Bezeichnung „motorische Aphasie" verlassen. **Ätiologie:** Schädigung des motorischen Sprachkortex im Frontalhirn (Gebiet der A. praerolandica).

▶ **Wernicke-Aphasie**

Perzeptive und expressive Sprachstörung, der alte Begriff sensorische Aphasie ist missverständlich! Leitsymptome sind eine starke Verständnisstörung und normale oder überschießende Sprachproduktion. Die Wörter sind lautlich verändert (**phonematische Paraphasie**), teilweise wird das gemeinte Wort durch ein bedeutungsähnliches ersetzt (**semantische Paraphasie**). Wird durch eine Vielzahl von Paraphasien die Sprache vollkommen unverständlich, spricht man von einem **„Jargon"**. Darüber hinaus treten viele grammatikalische Fehler auf (**Paragrammatismus**). Das Benennen von Gegenständen und das Sprachverständnis sind gestört. Diese Patienten zeigen in der Akutphase ein oft nur wenig ausgeprägtes Störungsbewusstsein. **Ätiologie:** Schädigungsort ist das Wernicke-Zentrum im Temporallappen im Versorgungsgebiet der A. temporalis posterior.

▶ **Globale Aphasie**

Häufigste und schwerste vaskulär bedingte Aphasie, die **alle sprachlichen Leistungen** betrifft. Die spontane Sprachproduktion kann auf **Stereotypien** (oft Floskeln) und **Sprachautomatismen** mit aneinandergereihten, wiederkehrenden Wörtern oder Einzelsilben (recurring utterances) reduziert sein, Wortneuschöpfungen **(Neologismen)** sind vermehrt nachweisbar. Das Sprachverständnis ist erheblich beeinträchtigt, Lesen und Schreiben sind oft unmöglich. Weitere neurologische Ausfälle sind üblich. **Ätiologie:** Die Störung ist Folge einer ausgedehnten Schädigung im gesamten Ausbreitungsgebiet der A. cerebri media.

Amnestische Aphasie

Dezenteste und in der Diagnostik schwierigste aphasische Störung, Leitsymptom sind **Wortfindungsstörungen** bei Aussagewörtern, Satzabbrüche sind die Folge. Die fehlenden Wörter werden durch semantische Paraphasien, die jedoch oft aus demselben Bedeutungsfeld stammen, oder durch allgemeine Floskeln („das Ding") ersetzt. Zur Diagnosefindung wird das Benennen überprüft. Die Prognose ist vergleichsweise gut – wenn die Grundkrankheit nicht fortschreitet. **Ätiologie:** In 50 % der Fälle nicht ischämisch, sondern durch einen hirnorganischen (Tumor) oder atrophischen Prozess in der Temperoparietalregion bedingt.

Sonderformen

Sonderformen der Aphasie sind die **Leitungsaphasie** mit einer Schädigung der Bahnen zwischen Broca- und Wernicke-Zentrum und die **transkortikale Aphasie** mit einer Schädigung der Bahnen zwischen den Sprachregionen und dem sensorischen Assoziationskortex.

Diagnostik

Die Diagnose einer Aphasie ist meist bereits durch ein **Interview** möglich, da ein Patient in allen sprachlichen Ebenen in allerdings unterschiedlichem Umfang beeinträchtigt ist. Die Differenzierung erfolgt durch besondere Testverfahren, wie z.B. den Aachener Aphasietest oder den Token-Test.

Neurologische Diagnostik einschließlich zerebralen Schnittbilduntersuchungen.

Differentialdiagnostisch müssen Dysarthrophonien, Sprechapraxien, eine Dysglossie, Sprachstörungen im Rahmen von neurologischen oder psychiatrischen Erkrankungen und ggf. auch eine Sprachentwicklungsverzögerung abgegrenzt werden.

Therapie

Neurologische Therapie der zerebrovaskulären Grunderkrankung.

Die **logopädische Behandlung** zielt auf die Wiederherstellung der Kommunikationsfähigkeit und wird in 3 Phasen unterschieden:

- **Aktivierungsphase**: Allgemeine Anregung des Patienten in der Akutphase, intakte Fähigkeiten werden zur Aktivierung gestörter Funktionen genutzt;
- **Übungsphase:** Nach ca. 6 Wochen und Stabilisierung der Diagnose störungsspezifische Arbeit, ggf. auch Vermittlung von Kompensationsstrategien bei irreversiblen Ausfällen;
- **Konsolidierungsphase:** Abschluss der störungsspezifischen Arbeit und Reintegration in die Alltagswelt mit ggf. neuem störungsspezifischen und patientenorientierten Therapieziel.

8. Hals

8.1. Anatomische und physiologische Grundlagen

8.1.1. Topographie

Topographische Grenzen sind **kranial** eine schräg verlaufende Ebene zwischen dem horizontalen Ast der Mandibula, der Mastoidspitze und der Protuberantia occipitalis externa sowie **kaudal** die obere Thoraxapertur.

▶ Kompartimente

- **Osteomuskuläres Stützgerüst:** liegt dorsal der tiefen Halsfaszie und besteht aus der Halswirbelsäule und der geraden Halsmuskulatur;
- **Viszeraler Raum:** ist der für den HNO-Arzt bedeutsamere Teil des Halses. Seine Strukturen werden von **drei Faszienblättern** umhüllt, es entstehen **interfasziale Räume** (Spatien), die gegeneinander verschieblich und für die Richtung, in der sich ein Krankheitsprozess ausbreitet, verantwortlich sind;
- **Fascia colli superficialis**: liegt unter der Haut und dem unterschiedlich entwickelten Platysma (Hautmuskel). Sie scheidet den M. sternocleidomastoideus und den M. trapezius ein;
- **Fascia colli media:** umhüllt die infrahyoidale Muskulatur und alle Halsorgane (Schilddrüse, Kehlkopf, Trachea, Pharynxschlauch und Ösophagus);
  - In einer separaten Faszienaussackung liegen die Strukturen der **Gefäß-Nerven-Straße**: A. carotis, V. jugularis interna und N. vagus;
- **Fascia colli profunda**: prävertebrale Faszie.

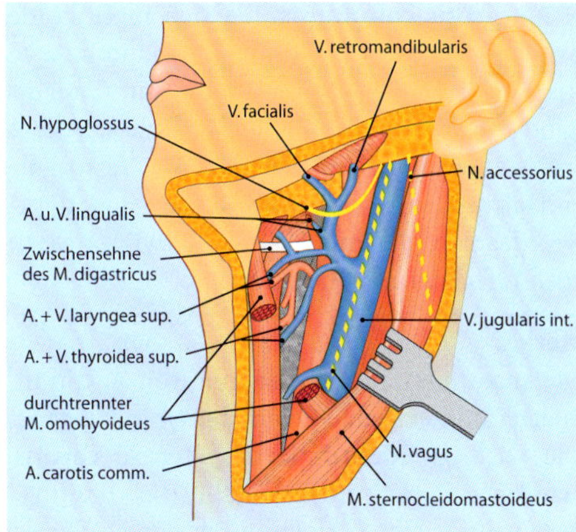

Abb. 8.1: Topographie des seitlichen Halses ohne Fett-Bindegewebe und Lymphknoten.

Die für den Viszeralraum des Halses relevanten **Muskeln/Muskelgruppen** sind der M. sternocleidomastoideus, die von kranial am Zungenbein (Os hyoideum) ansetzende Mundboden- (Zungenskelett-) Muskulatur (→ Kap. 3.1.1. + 2.) und die zwischen Zungenbein, Kehlkopf und Sternum verlaufende infrahyoidale Muskulatur (→ Kap. 5.1.1.). Lateral wird die Region durch den M. trapezius und nach dorsal durch die gerade Halsmuskulatur begrenzt (Pharynxmuskulatur → Kap. 3.1.2.).

Durch die **Muskeln des Halses** werden folgende teilweise auch von Faszienausläufern eingescheidete **topographische Regionen** gebildet (→ Abb. 8.1):

Trigonum caroticum: liegt beidseits zwischen dem Vorderrand des M. sternocleidomastoideus, dem hinteren Bauch des M. digastricus und dem M. omohyoideus:

Regio colli mediana: zwischen rechtem und linkem Trigonum caroticum:

Trigonum submandibulare: zwischen M. digastricus und horizontalem Unterkieferast beiderseits gelegen, dazwischen die **Submentalregion:**

Laterales Halsdreieck: lateral des M. sternocleidomastoideus und kranial des M. omohyoideus:

Supraklavikulargrube: kaudal des M. omohyoideus:

Nuchalregion: dorsal des lateralen Halsfeldes:

8.1.2. Gefäßversorgung

Das wichtigste arterielle Blutgefäß des Halses ist die **A. carotis communis**, die sich in Höhe des Zungenbeins in die A. carotis interna und A. carotis externa teilt. Halseingeweide und Gesichtsregion werden durch zahlreiche Gefäße aus der **A. carotis externa** versorgt. Ihre für die Versorgung der Halsweichteile wichtigsten Äste sind die A. thyroidea sup., A. lingualis, A. pharyngea ascendens, A. facialis und A. occipitalis.

> **Merke!**
> Die anatomische Lagebeziehung von A. carotis interna und externa zueinander ist inkonstant. Die wichtige **Identifizierung der A. carotis externa** z.B. vor einer Ligatur (bei Blutung, Tumorinfiltration) erfolgt durch den Nachweis von mindestens zwei Gefäßabgängen.

In der Karotisgabel liegt das **Glomus caroticum** ("Karotissinus"), ein ca. 5 mm großer Chemorezeptor mit chromaffinen Zellen zur Messung und Regulation von wesentlichen Kreislaufparametern.

> **Merke!**
> Der Druck auf den Karotissinus kann zu einem reflektorischen Kreislaufstillstand führen!

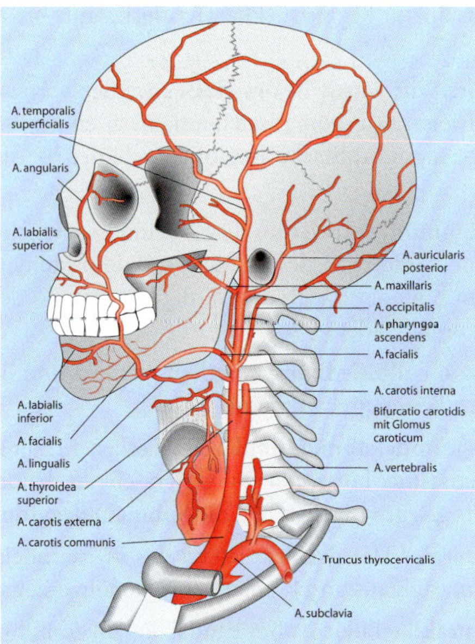

Abb. 8.2: Arterielle Versorgung des Halses aus der A. carotis externa.

Die arterielle Versorgung wird durch die **Trunci thyrocervicales** und die **Vertebralarterien** komplettiert.

Der größte Teil des venösen Rücktransports erfolgt über die **V. jugularis interna** und deren große, unregelmäßig angelegte Zuflüsse. Das übrige Blut fließt über venöse Geflechte der Halswirbelsäule **(Plexus cervicalis)**.

> **Klinik**
> Nach dem Verschluss der V. jugularis interna, z.B. bei einer Neck dissection, wird der venöse Plexus cervicalis kompensatorisch stark erweitert.

8.1.3. Lymphgefäße und Lymphknotenstationen

Die 200-300 Halslymphknoten werden in oberflächliche und tiefe unterschieden. Die **oberflächlichen** Lymphknoten liegen auf dem M. sternocleidomastoideus und im Bereich der V. jugularis externa und sind z.B. bei metastasierenden Hautkarzinomen relevant.

Die für den Kliniker wichtigeren **tiefen** Halslymphknoten werden topographisch in **7 Gruppen** (Level I-VII, → Abb. 8.5) eingeteilt. Die Lymphknoten **drainieren relativ konstant** die Lymphe der Kopf-Hals-Region. Abgesehen von spontanen Abweichungen von diesen bevorzugten Drainagerichtungen müssen Änderungen des Lymphflusses nach einer Therapie (Operation, Bestrahlung) berücksichtigt werden.

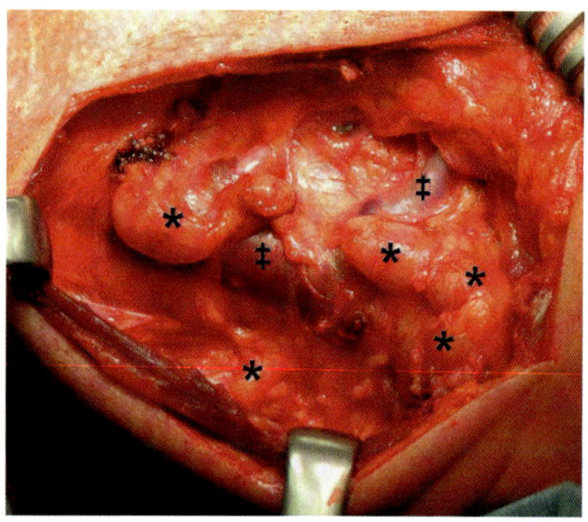

Abb. 8.3: Lymphknoten (*) auf und lateral der Gefäßnervenstraße. M. sternocleidomastoideus im Haken, Vv. jugularis interna et facialis (‡).

Lokalisation des Fokus	Drainierende Lymphknoten
Lippen, Mundhöhle (Zähne), Nase, Nasenneben-höhlen	Submandibulär-submental
Mundhöhle, Oropharynxkarzinom, Parotis	Kraniale Gefäßnervenstraße
Hypopharxnx, Larynx, Schilddrüse	Mittlere und kaudale Gefäßnervenstraße
Epipharynx	Laterales Halsfeld
Kopfhaut, Gehörgang, Pharynx	Intra- und periparotideale Lymphknoten
Brustraum, Mamma, Bauchraum, Retroperitoneal-raum, Geschlechtsorgane	Supraklavikulär

Tab. 8.1: Lokalisation von Infektionen/Malignomen (Fokus) und typischerweise involvierten zervikalen Lymphknotenstationen:

Die **supraklavikulären** Lymphknoten erhalten nicht nur zuführende Lymphgefäße der vorderen und lateralen Halsregion, sondern auch infraklavikulär, z.B. von den Weichteilen der Brustwand und gelegentlich dem Oberarm sowie über den Ductus thoracicus aus dem Bauchraum („Virchow-Drüse", **Daniel-Biopsie**).

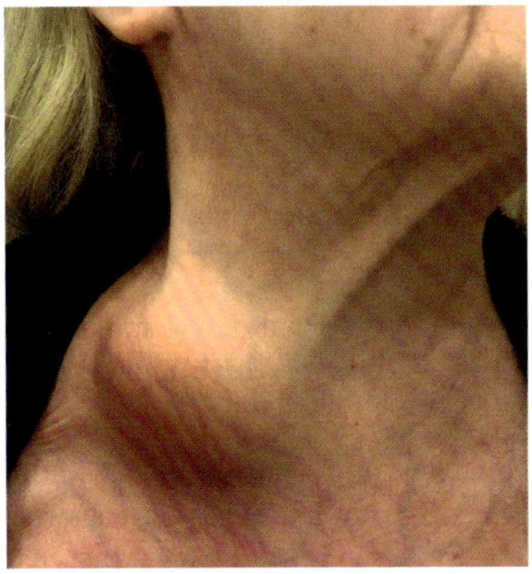

Abb. 8.4: Supraklavikuläre Metastase bei einem Ösophaguskarzinom.

Zwischen Venen und Lymphgefäßen existieren zahlreiche Anastomosen, so dass eine Unterscheidung zwischen lymphogenen und hämatogenen Metastasen aufgegeben wurde. Trotz typischer Drainagerichtungen kann von einer Mittellinienschranke nicht gesprochen werden. Mittellinienüberschreitende Tumore (z.B. von Epipharynx oder Zungengrund) haben darüber hinaus eine besondere Bedeutung.

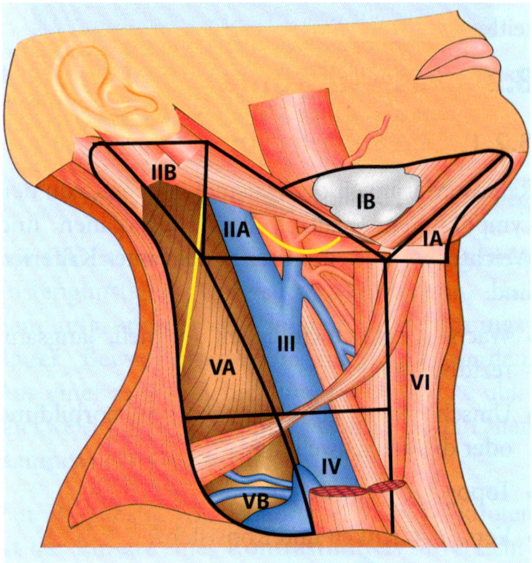

Abb. 8.5: Einteilung der zervikalen Lymphknoten-Kompartimente nach dem American Joint Commitee of Cancer (AJCC).

8.1.4. Nerven

Die **sensible Versorgung** der Halshaut erfolgt durch die Endäste des **Plexus cervicalis (C1–5),** die im Erb-Punkt am Hinterrand des M. sternocleidomastoideus an die Oberfläche treten.

> **Klinik**
> Äste des Plexus cervicalis werden gerne als autologe Transplantate zur Rekonstruktion z.B. von Hirnnerven (N. facialis) eingesetzt.

Für die **motorische Innervation** relevante Nerven sind:

- N. accessorius (M. sternocleidomastoideus und M. trapezius);
- N. hypoglossus (Zunge und Mundboden);

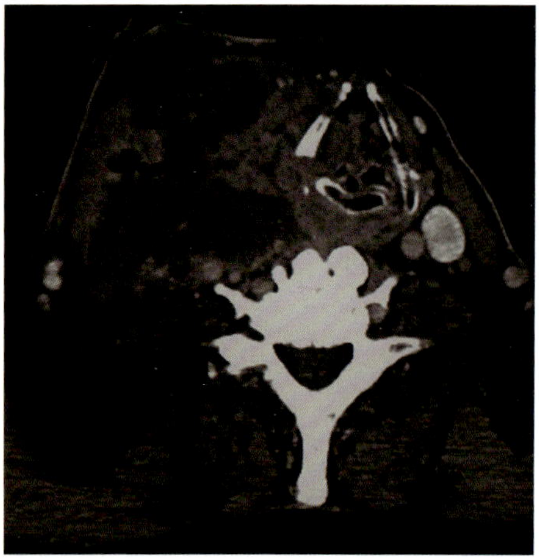

Abb. 8.7: CT Maximalbefund eines tiefen Halsabszesses (Luft durch Gas-bildende Bakterien).

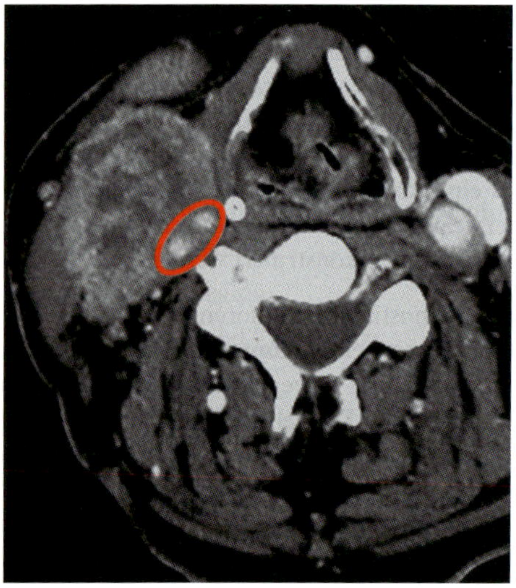

Abb. 8.8: Große Halslymphknotenmetastase mit Umbau von A. carotis externa und interna.

Magnetresonanztomographie (MRT)

In der MRT entsteht das Bildsignal durch die Ablenkung von Wasserstoffprotonen in einem Magnetfeld (keine Strahlenbelastung). Zur Diagnostik in der Kopf-Halsregion werden unterschiedliche Untersuchungsprotolle verwendet: T1-, T2-gewichtete Bilder, zumeist unter Einsatz eines Kontrastmittels, und eine Fettsuppression.

Die Darstellung von cervikalem **Weichteilgewebe** ist bei einer Schichtdicke von 1-5 mm durch die MRT besser möglich als durch die CT; bei Gefäßprozessen (z.B. Glomustumore, Nasenrachenfibrome) besteht darüber hinaus die Möglichkeit einer nicht invasiven **MR-Angiographie**.

Nachteile sind u.a. Bewegungsartefakte während einer Untersuchung von mindestens 20 Minuten Dauer und Kontraindikationen durch ferromagnetische Implantate (Mittelohr- und Augenimplantate sind unproblematisch).

Angiographie, digitale Subtraktionsangiographie (DSA)

Über die Möglichkeiten von MR-Angiographie und dynamischer Sonographie hinaus liefert die Angiographie zusätzliche diagnostische Hinweise bei **Aneurysmen** der Carotisgefäße und über die Ausbildung von **Kollateralen** im Falle von Gefäßinfiltrierenden Tumoren. Außerdem besteht die Möglichkeit einer **Embolisation** (z.B. Glomustumore).

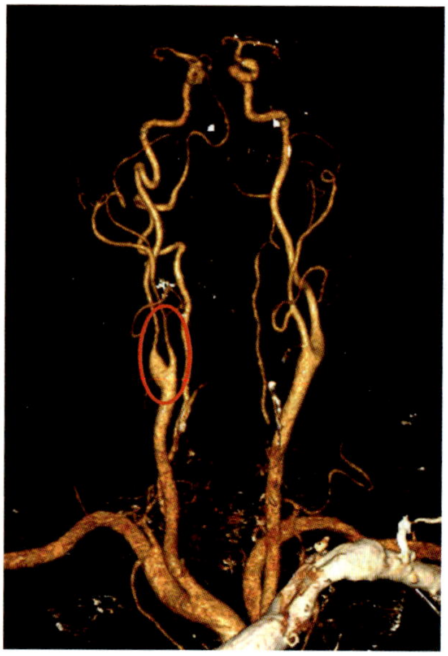

Abb. 8.9: CT-Angiographie der Karotiden mit Kalibersprung kranial der Bifurkation durch Metastasen.

Positronenemissionstomographie (PET)

Die PET ist ein Untersuchungsverfahren mit dem Radionuklid und Glucoseanalogon Fluor-Desoxyglucose (FDG), das in Kombination mit der Computertomographie (**PET-CT**) eingesetzt wird. So können **Zellen mit hoher Stoffwechselaktivität** (z.B. Tumorzellen) mit großer Genauigkeit lokalisiert werden.

Die PET dient der **Lokalisation** von klinisch **nicht identifizierbaren Primärtumoren** und Metastasen (→ CUP-Syndrom, Kap. 8.4.3., Staging, Restaging). Die Darstellung eines Malignom-suspekten Befundes per PET ersetzt allerdings nicht die bioptische Sicherung!

Probleme betreffen die Verfügbarkeit der Geräte und die Frage der Kostenübernahme der Untersuchungen.

Die **Sentinel-node-Biopsie** zur Identifizierung von metastatisch befallenen Lymphknoten spielt im HNO-Bereich zumeist keine Rolle.

8.4. Klinik

Täglich stellen sich Patienten aufgrund einer neu aufgetretenen Tumorbildung im Halsbereich dem HNO-Arzt vor. Oft handelt es sich um vergrößerte Lymphknoten, weitere Ursachen sind angeborene Fehlbildungen, Infektionen oder die Folgen von Infektionen, benigne oder maligne Tumore oder Metastasen maligner Tumore. In einigen Fällen ist eine Ursache nicht (mehr) ermittelbar.

Die Mehrzahl zervikaler Raumforderungen entsteht letztendlich in einer typischen Altersgruppe und in einer typischen Lokalisation. Tabelle 8.1 soll unter Berücksichtigung dieser Parameter eine Hilfestellung für das differentialdiagnostische Herangehen an das Problem geben.

	Kinder, Jugendliche	Erwachsene < 40 J.	Erwachsene > 40 J.
	überwiegend kongenitale oder entzündliche Ursachen	seltener kongenitale, selten maligne Erkrankungen	zunehmend maligne Tumore als Ursache
Ursachen (nach der Häufigkeit)	1. Lymphadenitis 2. angeborene Fehlbildungen 3. Malignome (sehr selten)	1. Lymphadenitis 2. angeborene Fehlbildungen 3. benigne Tumore 4. Malignome (selten)	1. Metastasen 2. maligne Lymphome 3. benigne Tumore (Parotis, Struma) 4. Lymphadenitis (selten)
Lokalisationen	1. okzipital, retroaurikulär (< 6 J.), submandibulär, kraniojugulär (> 6 J.) 2. median, jugulär (Halszysten) 3. maligne Lymphome – alle LK-Gruppen	1. submandibulär, kraniojugulär 2. median, jugulär (Halszysten) 3. median (Schilddrüse), nuchal (Lipom, Atherom), Ohrregion (Parotis, Atherome), submandibulär (Gl. submand.) 4. maligne Lymphome – alle LK-Gruppen	1. submandibulär-submental (Mundhöhle, Oropharynx, Haut) 2. obere Gefäßscheide (Mundhöhle, Oropharynxkarzinom) 3. mittlere, untere Gefäßscheide (Hypopharxnx, Larynx) 4. laterales Halsfeld (Epipharynx) 5. Parotisregion (Kopfhaut) 6. supraklavikulär (infraklavikuläre Primärtumore)

Tab. 8.2: Differentialdiagnose zervikaler Raumforderungen.

8.4.1. Fehlbildungen

Mediane Halszysten und Fisteln, ektopische Schilddrüsenknoten, Zungengrundstruma

Definition/Ätiologie

Mediane Halszysten und -fisteln sind **Relikte des Ductus thyreoglossus**, der sich normalerweise nach dem Deszensus der Schilddrüse während der 6.-10. Embryonalwoche vom Zungengrund (Foramen caecum) in ihre endgültige Position vollständig zurückbildet. Er verbleibt bei 30 % aller Erwachsenen. Aus verbliebenen Gangepithelien kann sich eine **mediane Halszyste** bilden, die sich im Bereich des mittleren oberen Halses als elastischer Tumor meist in kurzer Zeit entwickelt. Es besteht zumeist eine enge topographische Beziehung zum Zungenbein. Die Manifestation erfolgt in 75 % bis zum 6. Lebensjahr. **Mediane Halsfisteln** entstehen spontan oder z.B. nach einer Punktion oder Operation einer medianen Halzyste.

Schilddrüsengewebe kann im gesamten Verlauf des embryonalen Ganges als **ektopische Schilddrüsenknoten** proliferieren oder bei **ausbleibendem Deszensus** eine **Zungengrundstruma** bilden.

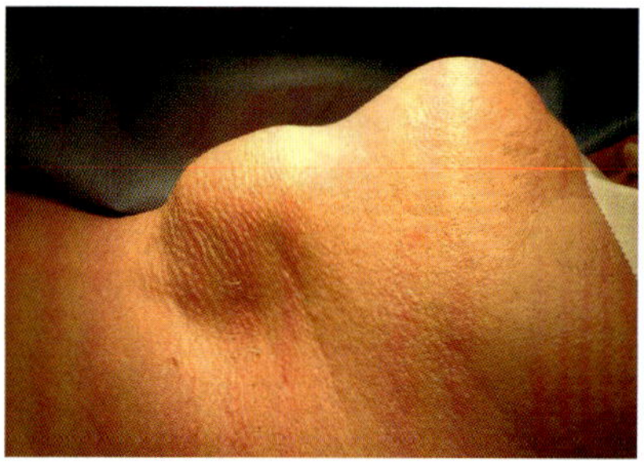

Abb. 8.10: Mediane Halszyste.

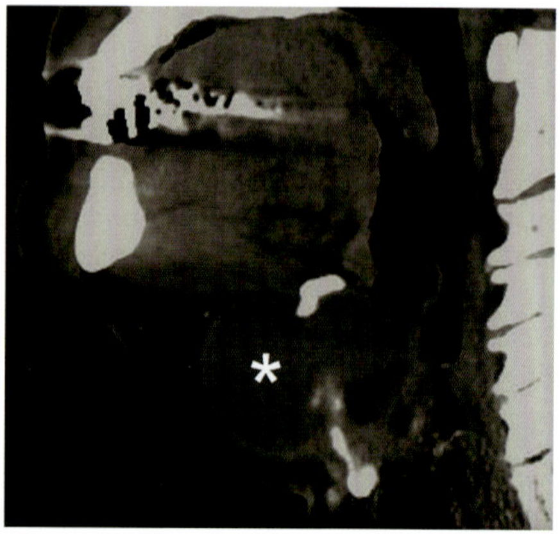

Abb. 8.11: CT einer ausgedehnten medianen Halszyste (*), die zwischen Zungenbein und Schildknorpel bis in den Zungengrund reicht (Epiglottiskontakt).

Klinik

- **Mediane Halszyste**: selten mehr als 2-3 cm großer, schluckverschieblicher Tumor, meist unterhalb des Zungenbeins in der Medianlinie oder bis zu 2 cm paramedian;
- **Mediane Halsfistel**: Fistelöffnung mit Sekretion meist im Bereich der Incisura thyreoidea (Schildknorpel), Entzündungen sind möglich;
- **Zungengrundstruma**: verursacht seltener infolge der Raumforderung Beschwerden im Sinne einer Dysphagie oder Dyspnoe, meist handelt sich um einen Zufallsbefund im Rahmen einer Schilddrüsendiagnostik (→ Kap. 8.4.5.).

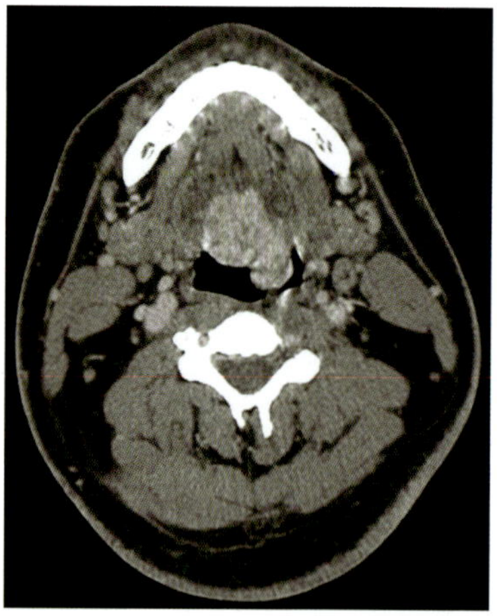

Abb. 8.12: Zungengrundstruma.

Diagnostik

Sonographie: echoarme bis -leere Raumforderung mit dorsaler Schallverstärkung (Halszyste). Die Zungengrundstruma ist wie normales Schilddrüsengewebe echoreich – soll eine Operation erfolgen, muss präoperativ untersucht werden, ob funktionstüchtiges Schilddrüsengewebe an anderer Stelle vorhanden ist (Funktionsdiagnostik, Szintigraphie).

Therapie

Die **mediane Halszyste** sollte möglichst frühzeitig unter Resektion des Ductus thyreoglossus und des zentralen Zungenbeinkörpers (Epithelverklebungen) operiert werden. Verbleiben Gangreste, entsteht ein Rezidiv. **Fisteln** werden nach Umschneidung der Hautöffnung komplett reseziert (Anfärbung).

Die Indikation zur Operation einer **Zungengrundstruma** sollte wegen der nicht unerheblichen und teilweise bedrohlichen Nachblutungsgefahr streng gestellt werden. Nicht selten besteht aber die Indikation zur Substitutions- oder Suppressionstherapie (→ Kap. 8.4.5.).

Laterale Halszysten und -Fisteln

Definition/Klinik

Eine laterale **Halszyste** entsteht aus **heterotopem Epithelgewebe** in einem Halslymphknoten und wird typischerweise im 2. oder 3. Lebensjahrzehnt klinisch manifest, nicht selten im Rahmen eines Infektes der oberen Atemwege („tonsillogene Zyste"). Eine **branchiogene** Entstehung (s.u.) ist allenfalls in seltenen Fällen anzunehmen.

Klinisch sind die rundlichen/ovalären, elastischen, verschieblichen, bei Superinfektion druckdolenten Tumore im Bereich des oberen Drittels des M. sternocleidomastoideus sichtbar oder palpabel. Schluckprobleme durch sehr große Befunde. **Sonographisch** glatt begrenzte, echoarme, mit dem Schallkopf kompressible Raumforderungen mit dorsaler Schallverstärkung.

Eine laterale **Halsfistel** ist selten und Ausdruck der gestörten Rückbildung des **Kiemenbogensystems** („branchiogen"). Bereits bei Geburt findet sich eine Fistelöffnung in unterschiedlicher Höhe, meist in der kaudalen Hälfte, am Vorderrand des M. sternocleidomastoideus. Die innere Fistelöffnung liegt meist in der Tonsillenregion; in Abhängigkeit vom betroffenen Kiemenbogengang kann die Öffnung aber auch tiefer im Bereich der Oro-Hypopharynxseitenwand liegen. Eine Sekretion und rezidivierende Infektionen sind häufig.

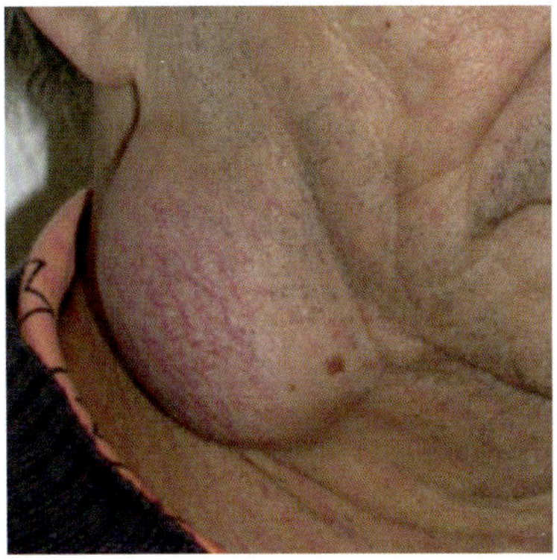

Abb. 8.13: Laterale Halszyste.

Therapie

Vollständige operative Entfernung. Bei akuter (abszedierender) Entzündung zunächst Drainage und Antibiose.

> **Merke!**
> Zystische Raumforderungen des seitlichen Halses bei Erwachsenen jenseits des 40. Lebensjahres sind nicht selten maligner Genese, am häufigsten **zystisch umgebaute Lymhknotenmetastasen**. Dies sollte bei der präoperativen Diagnostik und intraoperativ berücksichtigt werden!

Blut- und Lymphgefäßanomalien (→ Kap. 3.5.12.)

8.4.2. Entzündungen der Halsweichteile

Oberflächliche Entzündung

Infektionen der Hautanhangsgebilde

Die Infektionen betreffen vor allem Haarbälge und Talgdrüsen. Die wichtigsten Erreger sind **Staphylokokken**; abwehrgeschwächte Personen (Diabetiker, Alkoholiker) sind gehäuft betroffen. Unterschieden werden:

- **Follikulitis:** schmerzhaft-gerötete Schwellung;
- **Furunkel:** abszedierende Entzündung;
- **Karbunkel:** konfluierende Furunkel;

- **Furunkulose:** multiple oder rezidivierende Furunkel;
- **Infiziertes Atherom**: Talgdrüsenretentionszyste (→ Abb. 2.22);
- **Radiodermatitis.**

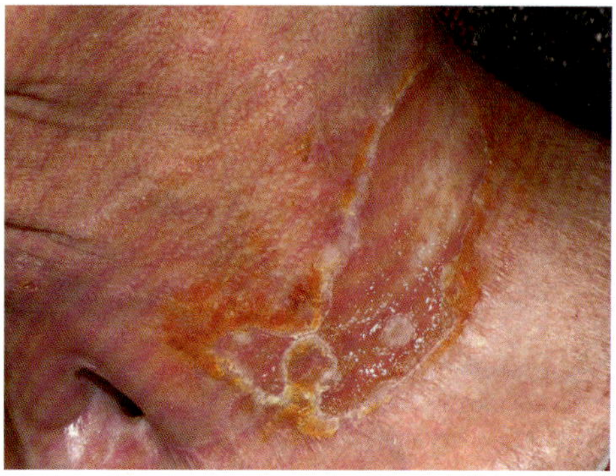

Abb. 8.14: Radiodermatitis.

Infektionen der Haut

▶ Erysipel

Phlegmonöse **Streptokokkeninfektion** der Haut oft nach nur kleinen Verletzungen mit schmerzhafter, diffuser Rötung und Schwellung von Haut und Subkutis. Evtl. Fieber.

▶ Skrofuloderm

Kutane Manifestation einer Tuberkulose, ist heute selten. Klinisch findet man blau-rötliche Knötchen, die häufig einschmelzen und Fisteln ausbilden (→ Abb. 8.20).

Aktinomykose → Kap. 3.5.4.

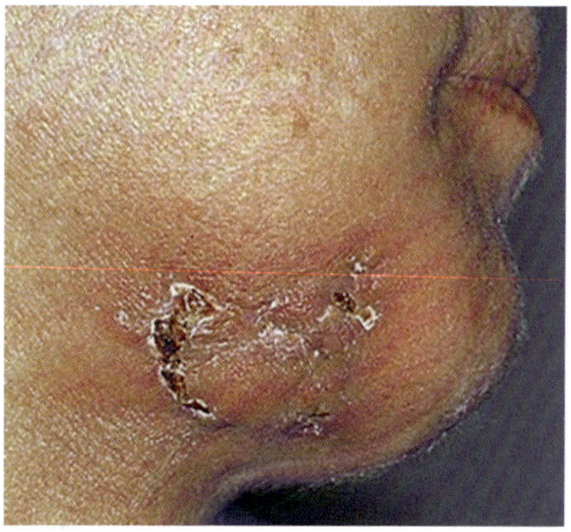

Abb. 8.15: Aktinomykose submandibulär.

> **Merke!**
> Für das therapeutische Procedere ist die klinische, ggf. sonographische Unterscheidung zwischen einer diffusen Weichteilinfektion und einem Abszess wichtig!

Therapie

- Lokale Behandlung mit antiseptischen Umschlägen/Salben;
- Frühzeitig systemische Antibiose: betalactamasestabiles Staphylokokkenpenicillin, Cephalosporine bei Haarbalgentzündungen und infizierten Atheromen, Penicillin oder Cephalosporine beim Erysipel;
- Inzision bei Abszedierung;
- Exzision von Furunkeln, Karbunkeln und Atheromen im entzündungsfreien Intervall.

Tiefe Halsentzündung

Ätiologie/Einteilung

Die Lokalisation und Ausbreitung von Infektionen der Halsweichteile werden durch die Topographie der interfaszialen Räume (Spation) bestimmt, zu denen typische Ausgangsbefunde einer Infektion gehören (→ Kap. 3.5.5.):

- **Parapharyngealraum** (häufigste Lokalisation) Tonsillen, Lymphknoten, Halszysten, selten Mastoid (Bezold-Mastoiditis);
- **Retropharyngealraum** Schleimhautverletzungen durch Fremdkörper und iatrogen, Parotis, abszedierende Lymphknoten;
- **Submandibularloge** Mundboden, Gl. submandibularis und sublingualis, Zähne (Angina ludovici);
- **Parotisloge** Parotis, Parapharyngealraum.

Die wichtigsten Eintrittspforten der Erreger sind Zähne und Tonsillen; in 50 % kann die Ursache nicht identifiziert werden. Häufigste Erreger sind Staphylokokken und Streptokokken, oft liegen jedoch Mischinfektionen vor.

Besonders aggressiv ist eine **nekrotisierende Fasziitis**, die durch Streptokokken, insbesondere aber durch gramnegative und gasbildende Bakterien ausgelöst wird.

Die tiefe Halsinfektion manifestiert sich als **phlegmonöse** (diffuse) oder **abszedierende** (z.B. Parapharyngealabszess) Entzündung.

Von besonderer Bedeutung für den klinischen Verlauf und die Therapie sind Infektionen bei Patienten mit eingeschränkter **Immunkompetenz** (immunsuppressive Therapie, HIV etc.).

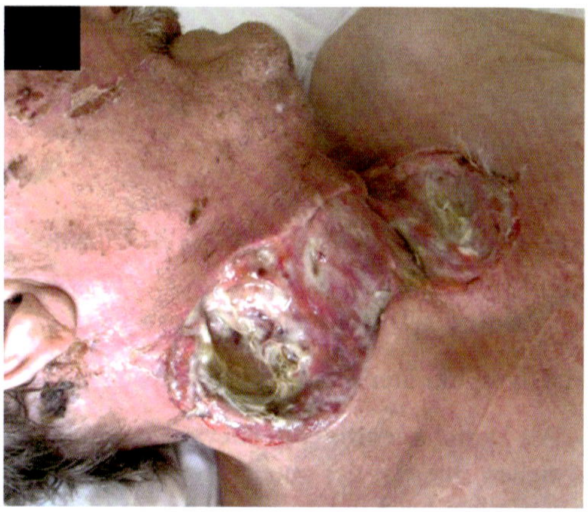

Abb. 8.16: Nekrotisierende Fasziitis.

Klinik

Die Symptomatik wird zum einen durch Allgemeinsymptome, zum anderen durch die betroffene Region (Schmerzlokalisation, Funktionsbeeinträchtigung) bestimmt.

- Fieber (initialer Gipfel, dann konstant; Fieberschübe bei Bakteriämie), reduzierter AZ;
- Ggf. sichtbare/palpable (dolente) äußere Halsschwellung (Lokalisation!) (→ Abb. 8.17);
- **Schmerzhafte Funktionseinschränkungen** beim Schlucken (Dysphagie), bei der Kopfrotation (Torticollis) oder Kieferöffnung, kloßige Sprache, Dyspnoe;
- Besonders bei einer Halsphlegmone droht eine Ausbreitung nach kaudal **(Mediastinitis)**: retrosternale Schmerzen, lebensbedrohliches Krankheitsbild!
- Blutbildveränderungen, Entzündungsparameter erhöht.

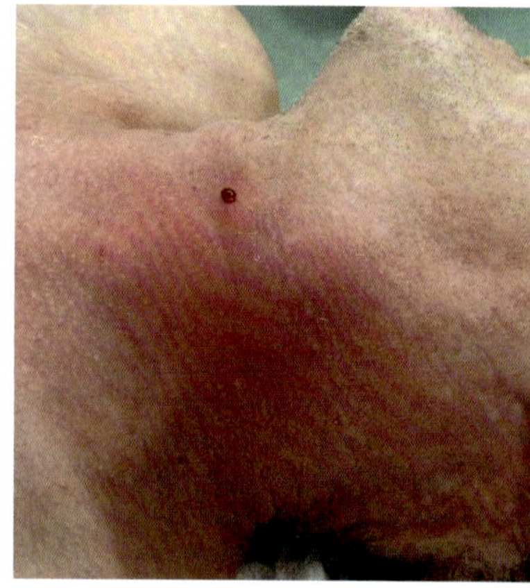

Abb. 8.17: Tiefer Halsabszess.

> **Merke!**
> Bei tiefen Halsabszessen sind oft keine äußerlichen Schwellungen oder Hautveränderungen nachweisbar. Auch die sonographische Darstellung ist i.d.R. schwierig. Aus diesem Grund sollte frühzeitig ein CT oder MRT veranlasst werden.

Diagnostik

- **Inspektion und Palpation** (schmerzhafte Schwellung der Halsweichteile?);
- **Funktionsprüfungen** (Mundöffnung, Kopfdrehung, Schlucken, Stridor bei forcierter Atmung, Schonhaltung?);
- **Spiegeluntersuchung/Endoskopie** (Vorwölbung der Pharynxwände, Speichelsee, Verlegung des Kehlkopfeingangs?);
- **Bildgebende Diagnostik**:
  - Sonographie: inhomogene Echogenität, perifokales Ödem, zumeist kleine Kapseldarstellbarkeit (→ Abb. 8.18). Schmerzen durch den Schallkopf!
  - CT oder MRT: eher frühzeitig indizieren, ggf. unter Einschluss des Mediastinums (→ Abb. 8.7);
- **Labor:** Entzündungsparameter, Blutbild, Gerinnung, Elektrolytbestimmung, Blutkulturen bei Hinweis auf Bakteriämie.

- **Funktionsstörungen:**
  - **Hyperthyreose** (z.B. Tachykardie, feucht-warme Haut, Gewichtsabnahme, Tremor, Unruhe, Schlafstörungen);
  - **Hypothyreose** (z.B. Bradykardie, myxomatöse Hautbeschaffenheit, Verlangsamung, Gewichtszunahme, Stimmstörungen);
  - **Endokrine Orbitopathie** (**M. Basedow**: z.B. Exophthalmus, Augendruck, Doppelbilder).

Die **klinische** Untersuchung umfasst die Palpation (Größe, Schluckverschieblichkeit, Druckscherz, Halslymphknoten) und die Laryngoskopie (Stimmlippenfunktion). Durch die **Sonographie** werden Organgröße, Knoten und deren Merkmale und Lymphknoten erfasst. Ggf. **Feinnadelaspirationszytologie.**

Laborchemische Untersuchungen:

- Funktionsprüfung (TSH, Schilddrüsenhormone);
- Thyreoglobulin (z.B. Tumormarker, M. Basedow, Thyreoiditis);
- Kalzitonin (Medulläres Karzinom);
- Autoantikörperdiagnostik.

Zur Beurteilung von Funktion/Speicherverhalten (autonome Bezirke, nicht speichernde sog. kalte Knoten) ist die **Szintigraphie** mit Technetium 99 erforderlich. Jod wir zur Szintigraphie nur bei der Radiojodtherapie und der Nachsorgediagnostik nach einem Schilddrüsenkarzinom eingesetzt.

Erkrankungen

Struma

Definition/Ätiologie

Die **Vergrößerung** der Schilddrüse wird als Struma bezeichnet und kann auch dystopes Schilddrüsengewebe betreffen (z.B. Zungengrund). **Jodmangel** ist die Ursache von 90 % der Strumen, die pathophysiologisch wiederum als **Anpassungshyperplasie** der Schilddrüse durch vermehrte TSH-Produktion aufgefasst werden können. Nach einer zunächst diffusen Hyperplasie (**Struma diffusa**) kommt es zu einem knotigen Umbau (**Struma nodosa**). In Deutschland sind 50 % der Bevölkerung betroffen, davon ca. 25 % behandlungsbedürftig.

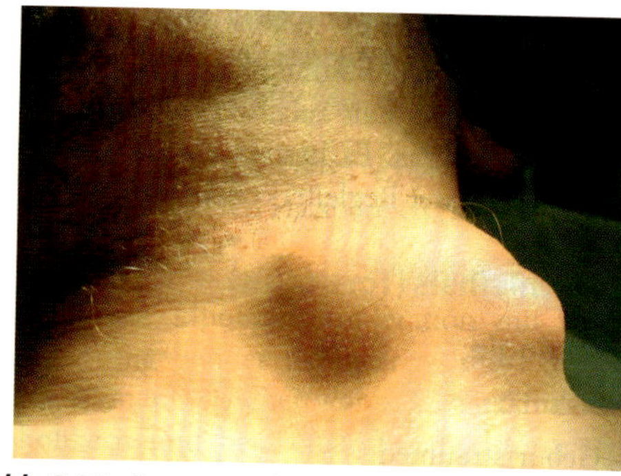

Abb. 8.28: Struma nodosa Grad III.

Einteilung nach funktionellen Aspekten

- **Euthyreote Struma**: die periphere Hormonkonzentration ist normal (häufigster Fall; normales TSH!);
- **Hyperthyreote Struma**: zweithäufigste Situation (5 %) mit erhöhten T3/T4-Werten durch:
  - **Autonomie**: disseminiert, unifokal (heißer Knoten), multifokal (mehrspeichernde, warme Knoten);
  - **M. Basedow**: durch einen Immundefekt (Autoantikörper) bedingte unkontrollierte hypophysäre Stimulation;
- **Hypothyreote Struma**: diverse Ursachen im gesamten Regulationssystem (z.B. Schilddrüsenfunktionsstörungen, verminderte TSH-Stimulation, Resistenzsyndrome);
- **Thyreotoxische Krise:** lebensbedrohlich! Ausgelöst durch inadäquate Jodzufuhr (z.B. Kontrastmittel, Desinfektionsmittel).

Klinik/Diagnostik

Sichtbarer Halsbefund (Kropfbildung): wichtig sind subjektive Beschwerden durch Kompression von Trachea oder Ösophagus, ggf. Zeichen einer peripheren Funktionsstörung. Eine endokrine Orbitopathie tritt bei 60 % der Patienten mit einem M. Basedow auf.

Zeichen infiltrativen Wachstums (z.B. Recurrensparese) oder Lymphknotenvergrößerungen sind Hinweise auf ein Schilddrüsenkarzinom.

Therapie

- **Konservativ** nur bei Funktionsstörungen, z.B. Jodgabe, Schilddrüsenhormone oder Thyreostatika;
- **Radiojodtherapie** (Autonomie, M. Basedow);

- **Operativ** bei konservativ nicht behandelbaren autonomen Adenomen, Malignomverdacht sowie funktionellen Beschwerden, ggf. auch bei einer endokrinen Orbitopathie.

Entzündungen der Schilddrüse

Entzündungen der Schilddrüse werden durch **Viren, Bakterien und Autoimmunprozesse** hervorgerufen. Man unterscheidet akute, subakute und chronische Formen.

Akute und **subakute Entzündungen:** Meist viral, einhergehend mit Fieber, starken Schmerzen, Schwellung und Rötung der vorderen Halshaut sowie erhöhten Infektparametern.
Therapie: mehrwöchig Cortison.

De-Quervain-Thyreoiditis: Subakut verlaufende, nicht eitrige Entzündung mit morphologisch nachzuweisenden Riesenzellen und Granulomen. Hyperthyreose. Meist kein Therapiebedarf.

Chronische Thyreoiditis: Keine klinischen Entzündungszeichen. Manifeste Hypothyreose.
Therapie: Hormonsubstitution, selten Corticoide.

Strumitis lymphomatosa Hashimoto: Lymphozytäre Infiltrate verdrängen das Follikelgewebe. Häufigste Ursache einer primären **Hypothyreose**. Therapie: Hormonsubstitution.

Thyreoiditis Riedel: Chronisch-invasiver, fibröser Umbau („eisenharte Struma“), der die Trachea komprimieren und auch extrathyroidal vorkommen kann. Eine Arteriitis ist manchmal assoziiert. Zur Dekompression der Trachea kann eine Operation erforderlich werden.

Maligne Schilddrüsentumore

Allgemeines/Pathologie

In Deutschland relativ häufige maligne Erkrankung (4.000 Neuerkrankungen/Jahr), die häufiger Frauen betrifft und oft eine gute Prognose hat. Wichtigster Risikofaktor sind ionisierende Strahlen (Tschernobyl, Fukushima).

Das Gros der Karzinome (> 95 %) entsteht aus den Thyreozyten:

- **Papilläre** Karzinome (40 %) → nicht selten als Mikrokarzinome! Lymphknotenmetastasen ab einer Tumorgröße von 2cm vermehrt;
- **Follikuläre** Karzinome (30 %) → Kropfendemiegebiete, Gefäßeinbrüche und hämatogene Metastasierung in 10-20 %;
- **Schlecht-/undifferenzierte** Karzinome;
- **Medulläre** (**C-Zell-**)Karzinome → familiäre Häufung (20 %), Kalzitoninproduktion.

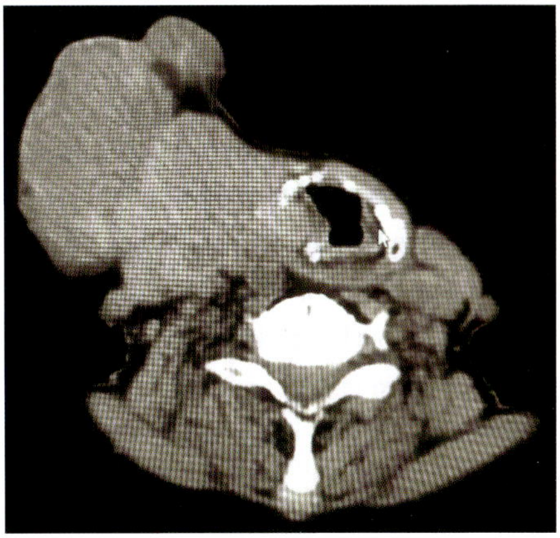

Abb. 8.29: CT eines großen papillären Schilddrüsenkarzinoms, das den Kehlkopf infiltriert.

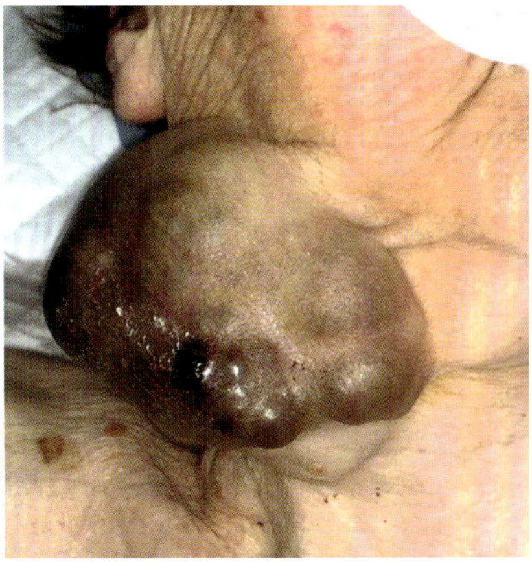

Abb. 8.30: Klinisches Bild zu Abb. 8.29.

Klinik

Meist langsame Strumabildung und Wachstumsschub eines derben Knotens ohne funktionelle Auffälligkeiten (Ausnahme: Kalzitoninwirkung bei C-Zell-Karzinom). **Spätsymptome** als Ausdruck infiltrativen Wachstums sind eine Rekurrensparese, Luftnot und Schluckbeschwerden.

- **Neurologische** Erkrankungen: z.B. Epilepsie, Parkinson-Syndrom, Myasthenia gravis;
- **Tollwut;**
- **Gravidität** v.a. im 2. bis 4. Schwangerschaftsmonat.

9.1.1. Glandula parotis

Der kraniale Anteil der Ohrspeicheldrüse liegt unmittelbar präaurikulär, vor dem aufsteigenden Unterkieferast und auf dem M. masseter. Der Halsteil der Drüse wird begrenzt von Kieferwinkel, Warzenfortsatz, Vorderrand des M. sternocleidomastoideus und hinterem Bauch des M. digastricus. Von klinischer Bedeutung ist die Absenkung der Drüse vor dem Ohr in die Fossa retromandibularis: Hier besteht ein Kontakt sowohl zum knorpligen Gehörgang als auch zum Parapharyngealraum.

Wichtig für die Parotischirurgie ist die **topographische Beziehung zum N. facialis** (→ Abb. 9.13): Der Nerv verlässt die Schädelbasis durch das Foramen stylomastoideum, tritt als kurzer Stamm (ca. 1 cm) in die Drüse ein und teilt sich fächerartig in seine Endäste zur mimischen Muskulatur **(Pes anserinus)**. Sowohl die Lokalisation des Nerveneintritts in die Drüse als auch das Muster, nach dem sich der Nerv in der Drüse aufzweigt, unterliegen einer großen anatomischen Schwankungsbreite. Durch das Niveau des Fazialisfächers wird die Drüse topographisch in einen medialen und einen lateralen Anteil unterteilt (→ Kap. 9.4.). Mit dem Nerv verlaufen auch die **vegetativ-sekretorischen Fasern vom Ganglion oticum** zur Drüse (→ Kap. 1.5.).

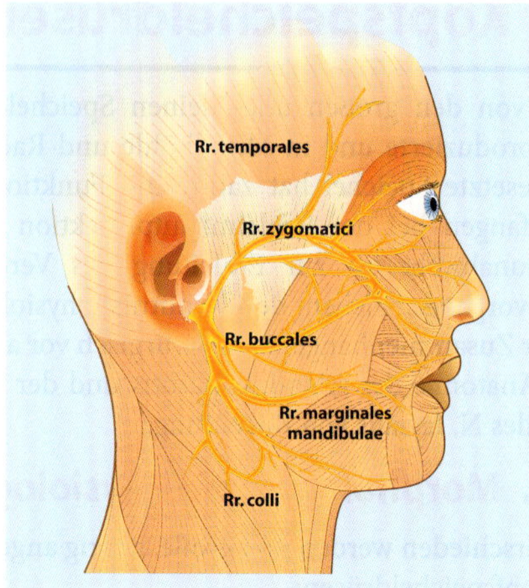

Abb. 9.2: Äste des N. facialis.

> **Merke!**
> Bei der topographischen Unterscheidung eines medialen und eines lateralen Parotislappens handelt es sich um eine willkürliche Einteilung. Anatomische Barrieren zwischen den Lappen bestehen nicht!

Die Glandula parotis wird von Bindegewebe umgeben, das **lateral** so dicht ist, dass der Eindruck einer **Pseudokapsel** entsteht. Nach medial kann von einer kapselähnlichen Struktur nicht gesprochen werden, besonders nicht von einer Barriere (Tumorwachstum).

Der Drüsenausführungsgang **(Ductus parotideus, Stenon-Gang)** hat eine Länge von ca. 6 cm, verlässt die Drüse am Vorderrand, kreuzt den M. masseter und tritt durch den M. buccinator gegenüber dem zweiten oberen Molaren in die Mundhöhle.

Eine zwischen 0,5 und 2,5 cm durchmessende, im Durchschnitt 6 mm vor dem vorderen Parotisrand liegende **akzessorische Ohrspeicheldrüse** ist bei 21 % der Bevölkerung angelegt.

Die parasympathische Versorgung der Drüse erfolgt durch den **N. glossopharyngeus**. Der **Parotisspeichel** ist überwiegend **serös** und macht unter Ruhebedingungen etwa 30 % der Gesamtspeichelmenge aus; während der Nahrungsaufnahme steigt die sezernierte Speichelmenge durch vegetative Stimulation (größte Steigerungsmöglichkeit von allen Drüsen).

9.1.2. Glandula submandibularis

Die Kapsel der Unterkieferspeicheldrüse befindet sich unmittelbar unter der äußeren Halsfaszie zwischen horizontalem Unterkieferast und M. digastricus auf dem M. hyoglossus. Ein **akzessorischer Drüsenanteil** liegt neben dem 5 cm langen Ausführungsgang **(Ductus submandibularis, Wharton)** unmittelbar unter der Mundbodenschleimhaut. Der schräg nach medial aufsteigende Gang mündet in der Caruncula neben dem Zungenbändchen. Direkt unter dem Platysma gelegen, hat der Ramus marginalis mandibulae des N. facialis eine topographische Beziehung zur Drüse. Arteria und Vena faciales kreuzen den lateralen Drüsenanteil.

Sekretorische Fasern (aus der Chorda tympani/N. facialis) werden mit dem N. lingualis transportiert, der unmittelbar medial der Drüse gelegen ist, und im **Ganglion submandibulare** umgeschaltet. Von der Gl. submandibularis wird > 50 % der Ruhespeichelmenge produziert, die Qualität ist **seromukös**.

9.1.3. Glandula sublingualis

Die Unterzungenspeicheldrüse liegt direkt unter der vorderen Mundbodenschleimhaut auf dem M. mylohyoideus. Mehrere kleine Ausführungsgänge münden in den Ductus submandibularis und sofort in die Mundhöhle. Die Drüseninnervation entspricht der der Gl. submandibularis. Der **muköse** Speichel macht ca. 5 % der Gesamtspeichelmenge aus.

9.1.4. Kleine Speicheldrüsen

Kleine Speicheldrüsen liegen in der gesamten **Schleimhaut des oberen Aerodigestivtraktes** einschließlich des Lippenrots. Obwohl sie zusammen nur etwa 5 % der Gesamtspeichelmenge (mukös) produzieren, gewährleisten sie das **feuchte Schleimhautmilieu** zwischen den Mahlzeiten. Werden diese Drüsen beispielsweise infolge einer Strahlentherapie zerstört, ist eine unangenehme Mundtrockenheit **(Xerostomie)** die Folge.

9.1.5. Lymphknoten

Die Drüsenanlagen der **Ohrspeicheldrüse** durchwandert im dritten Gestationsmonat ein lymphozytenreiches Interstitium und wird von diesem kolonisiert. Dies ist der Ausgangspunkt für die Entstehung **intraglandulärer Lymphknoten** und von Lymphozytenansammlungen. Die Lymphknoten sind primäre lymphatische Drainagestation vor allem der frontalen, temporalen und präaurikulären Haut, aber auch der Wangenregion, der Augen, der Oberlippe und des Ohres.

> **Merke!**
> Die intra- und periglandulären Lymphknoten der Ohrspeicheldrüse sind primäre Lymphknotenstationen vor allem von kutanen Malignomen der drainierten Kopf-Halshaut (→ Kap. 9.4.6.).

In der Umgebung der **Gl. submandibularis** befinden sich Lymphknoten der submandibulären und submentalen Lymphknotenstationen, die vor allem Lymphe von Nase, Mundhöhle und Oropharynx drainieren (LK Level I; → Abb. 8.5).

9.2. Leitsymptome

9.2.1. Schwellung, Tumor

Größenzunahme der gesamten Drüse:

- Schmerzhafte, teigige Drüsenvergrößerung mit geröteter und überwärmter Haut bei **akuter Entzündung;**
- Derbe, nicht dolente Vergrößerung bei **chronischer Entzündung;**
- **Rezidivierend** bei Mahlzeiten auftretende, **schmerzhafte Schwellungen** bei Steinen **(Sialolithiasis);**
- **Doppelseitige Schwellungen** treten bei einer **Sialadenose** oder **Mumps** auf.

Umschriebene Tumorbildung:

- Langsame Größenzunahme bei gutartigen Tumoren;
- Primär schnelles Tumorwachstum oder eine plötzliche Änderung der Wachstumsgeschwindigkeit bei bösartigen Tumoren;
- Tumore der kleinen Speicheldrüsen wachsen submukös.

(→ Abbildungen bei den entsprechenden Organerkrankungen)

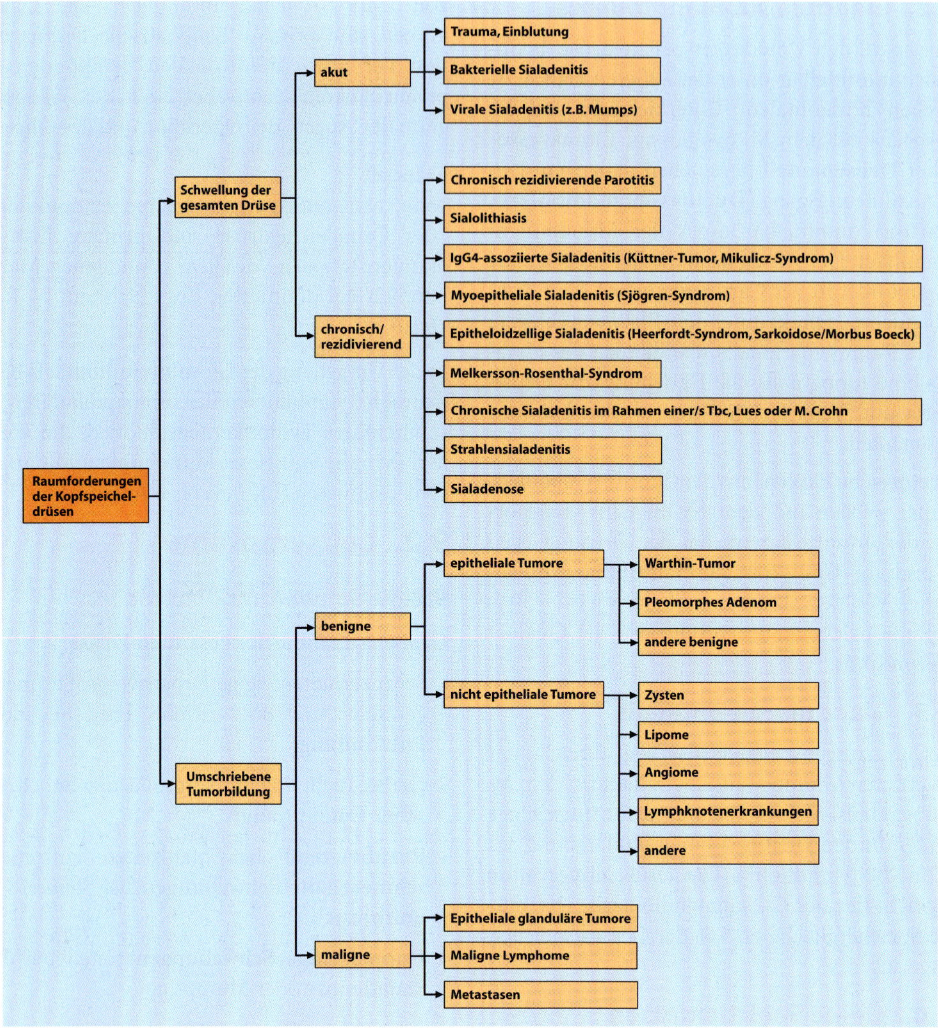

Abb. 9.3: Flussdiagramm Raumforderungen der Kopfspeicheldrüsen.

> **Merke!**
> Eine periphere Fazialisparese in Zusammenhang mit einem Parotistumor ist ein Hinweis auf ein Malignom und spricht gegen eine Entzündung oder einen benignen Tumor!

9.2.2. Schmerzen

- Schmerzen und Drüsenschwellungen bei akuter Entzündung;
- Schmerzen in Zusammenhang mit der Nahrungsaufnahme bei **Steinleiden;**
- Zunehmende Schmerzen in Zusammenhang mit einer Tumorbildung bei **infiltrierend wachsenden Tumoren.**

9.2.3. Hyposalivation/Hypersalivation

Hyposalivation (weniger Speichel))

- Symptome: trockener Mund (Xerostomie), Durstgefühl, Schwierigkeiten beim Essen/ Schlucken/Sprechen;
- Befunde: Mundschleimhaut ohne Glanz, vermehrte Karies, Rissbildung auf dem Zungenrücken, Mundwinkelrhagaden (Cheilitis angularis), Plaque, Candidiasis.

Hypersalivation (mehr Speichel)

- Symptome: Sabbern (Drooling), ggf. Fehlschlucken bei Dysphagie;
- Seltener als Hyposalivation.

Ursachen der Störungen → Kap. 9.1.

9.3. Untersuchungsmethoden

9.3.1. Inspektion und Palpation

- Die **Gl. submandibularis** ist nur bei schlanken Personen gering konturiert sichtbar;
- Eine tastbare oder gar sichtbare **Gl. parotis** ist immer vergrößert (abstehendes Ohrläppchen, z.B. bei Mumps);
- Alle Drüsen werden **bimanuell palpiert**, indem ein Finger in der Mundhöhle, der andere von außen tastet (→ Abb. 9.4);
- Beurteilung der **Fazialis**-Funktion.

Mundinspektion

- Submuköse Tumorbildungen der kleinen Speicheldrüsen;
- Parapharyngeale Raumforderungen bei tiefen Parotistumoren („Eisbergtumoren" → Kap. 9.4.6.);
- Ausführungsgangostien (Steine, Beschaffenheit von ausgestrichenem Speichel).

Inspektion des Gehörgangs (Tumorinfiltration der Gl. parotis)

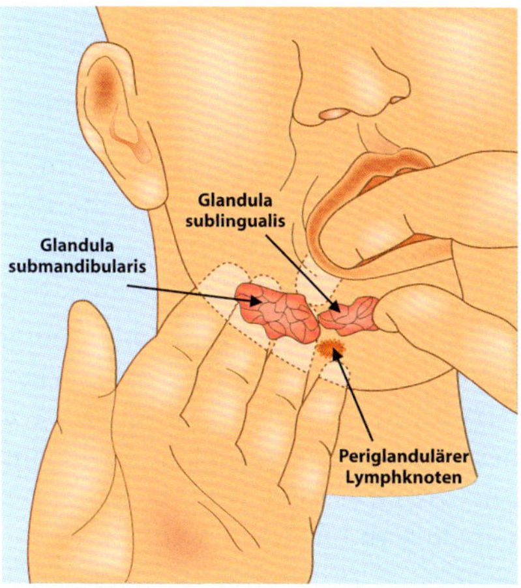

Abb. 9.4: Bimanuelle Palpation von Gl. submandibularis und Gl. sublingualis einschließlich des Ausführungsgangs.

Klinik

Zur manchmal problematischen Abgrenzung eines Parotistumors von einer Hypertrophie des M. masseter sollte man den Patienten während der Untersuchung die Zähne zusammenbeißen lassen. Dann tritt der Muskel hervor.

9.3.2. Speicheluntersuchungen

- **Sialometrie:** Messung der Speichelflussrate mit Kunststoffkathetern vor und nach Stimulation (z.B. durch Ascorbinsäure);
- **Sialochemie:** Untersuchung der Zusammensetzung (Elektrolytgehalt, Albumin);
- **Bakteriologische** und **immunologische** Diagnostik.

9.3.3. Bildgebende Untersuchungsverfahren

- **Ultraschalldiagnostik:** wichtigstes bildgebendes Untersuchungsverfahren zur Beurteilung des Drüsenparenchyms, von Tumoren (→ Abb. 9.14 + 9.16), Lymphknoten, Abszessen. Steine verursachen ein **Auslöschphänomen** (→ Abb. 9.9);
- **Röntgenleeraufnahmen:** Nachweis röntgendichter Konkremente (hat heute geringe Bedeutung); im OPTG Zufallsbefund bei zahnärztlicher Untersuchung;
- **Sialendoskopie**: das Drüsengangsystem wird mit dünnen flexiblen Endoskopen untersucht (→ Abb. 9.5). Die Dilatation von Gangobstruktionen und die Entfernung oder Zertrümmerung von Steinen (Laser) in einem Untersuchungsgang ist möglich;
- **Sialographie:** die Darstellung des Gangsystems durch eine retrograde Kontrastmittelfüllung wird heute kaum noch durchgeführt;
- **Computertomographie (CT)/Magnetresonanztomographie (MRT):** Diagnostik von infiltrierend wachsenden Tumoren, Tumoren der tiefen Parotisportion (→ Abb. 9.12) und bei Verdacht auf M. Sjögren;
- **Szintigraphie:** bei speziellen Fragestellungen (Funktiondiagnostik).

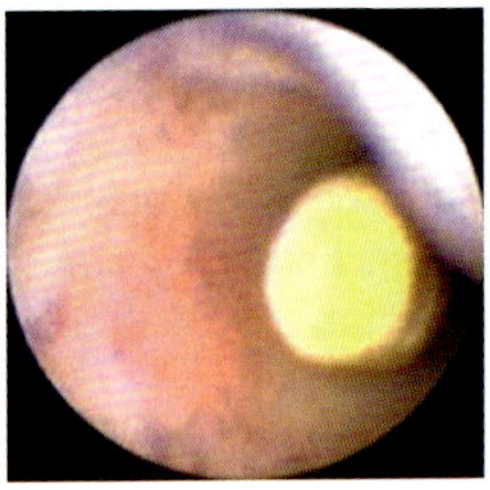

Abb. 9.5: Sialendoskopie mit dem Aspekt des Ausführungsgangs der Glandula submandibularis. Endoskopisches Bild eines Gangsteins.

9.3.4. Histologische Diagnostik – Biopsie

- **Feinnadelaspirationsbiopsie:** zur präoperativen Diagnostik eines (Malignom-verdächtigen) Speicheldrüsentumors wird das sonographisch gesteuert gewonnene Aspirat zytologisch untersucht. Das Verfahren gilt als sicher und aussagekräftig. Diagnostische Probleme bestehen bei polymorphen, undifferenzierten Tumoren und bei Lymphomen. Das Risiko einer Zellverschleppung, z.B. beim pleomorphen Adenom, wird kontrovers diskutiert;
- **Stanzbiopsie:** wegen der Gefahr einer Nervenverletzung komplikationsträchtig und zur Untersuchung eines Parotistumors ungeeignet;
- Alternativen sind **offene Inzisionsbiopsien** und intraoperative **Gefrierschnittuntersuchungen**;
- Meistens wird die Diagnose aus dem Operationspräparat gestellt.

9.4. Klinik

Entzündliche Erkrankungen der Kopfspeicheldrüsen treten akut oder chronisch (rezidivierend) auf und führen zu einer Schwellung der gesamten Drüse. Es können nur eine oder auch mehrere Drüsen betroffen sein. Neben viralen (z.B. Mumps) und bakteriellen Infektionen sind auch immunologische Prozesse zu berücksichtigen.

9.4.1. Akut entzündliche Speicheldrüsenerkrankungen

Akute bakterielle Sialadenitis

Definition/Ätiologie

Meist durch Staphylokokken verursachte, aszendierende Entzündung, die fast immer die Gl. parotis betrifft. Prädisponierend sind verminderter Speichelfluss bei Dehydratation/Exsikkose (alte Menschen), schwere Allgemeinerkrankungen (Z.n. OP) und Abwehrschwäche (z.B. Diabetes mellitus).

Klinik

Akut auftretende, schmerzhafte Schwellung der betroffenen Drüse, gerötete und überwärmte Haut. Fluktuation bei Abszedierung. Aus dem Ausführungsgang lässt sich eitriges Sekret exprimieren. Ggf. Kieferklemme.

Diagnostik

Inspektion und Palpation, Sonographie zum Ausschluss einer Abszedierung, Abstrich.

Therapie

- **Antibiose** mit einem Staphylokokkenpenicillin, Cephalosporin oder Makrolid;
- **Speichelflussfördernde Maßnahmen** (Sialogoga): Flüssigkeitszufuhr, saure Bonbons, Zitrone, Ausstreichen der Drüse in Richtung des Ausführungsgangs;
- Bei **Abszedierung** chirurgische Abszesseröffnung. Cave N. facialis!

Akute virale Sialadenitis/Mumps (Parotitis epidemica)

Ätiologie

Virale Infektionen der Kopfspeicheldrüsen, zumeist der Gl. parotis, werden u.a. durch Paramyxoviren **(Mumps/Parotitis epidemica)** ausgelöst; seltener sind Infektionen durch Coxsackieviren A/B, HIV, Zytomegalie- oder Epstein-Barr-Virus. Das neurotrope Mumpsvirus verursacht eine Nekrose der Azini, es kommt zur diffusen lympho-/plasmozellulären Infiltration der Drüse.

Klinik

Vor der Impfung häufige, heute seltene, meist im Kindesalter auftretende Erkrankung, die nach einer 2- bis 3-wöchigen Inkubationszeit mit uncharakteristischen Prodromi beginnt. Danach zunächst einseitige, in 75 % zeitlich versetzt bilaterale, schmerzhafte Schwellung der Ohrspeicheldrüse mit typischem Abstehen der Ohrläppchen (**„Hamsterbacken"**). Es können (selten) andere Speicheldrüsen, Pankreas, Testes, Ovarien, ZNS und Hirnnerven betroffen sein. Meist Fieber. Lokale Epidemien (Schulen, Kindergärten) waren früher üblich. Wahrscheinlich lebenslange Immunität.

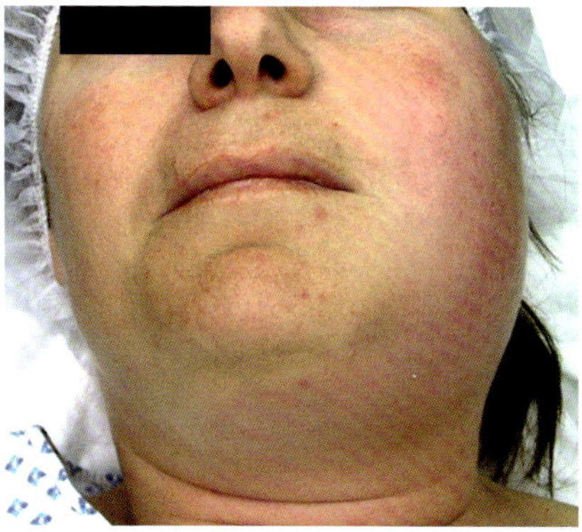

Abb. 9.6: Parotitis.

Diagnostik

Klinisch! Geröteter Drüsenausführungsgang, klares Sekret exprimierbar. Regionäre Lymphknotenschwellungen. Virusnachweis durch Komplementbindungsreaktion möglich. Erhöhung von Amylase und Lipase im Serum.

Therapie/Verlauf

Symptomatisch mit Breikost und feuchtwarmen Umschlägen, Analgetika, Antipyretika. Meist Ausheilung innerhalb einer Woche.

Neben der im Kindesalter üblichen **Impfung** können nicht immunisierte Erwachsene nach Kontakt mit Erkrankten geimpft werden.

Komplikationen (nicht selten!)

- **Einseitige Ertaubung**, die bei Kindern oft unerkannt bleibt. Deshalb sind audiometrische Kontrollen bis drei Monate nach Krankheitsende erforderlich (→ Kap. 1.3.6.)!
- **Meningitis:** meist seröse Begleitmeningitis, selten Meningoenzephalitis mit Hirnnervenausfällen;
- **Orchitis (Sterilität), Pankreatitis.**

9.4.2. Chronische Sialadenitis

Relevant sind hier:

- Chronisch rezidivierende Parotitis;
- Sjögren-Syndrom;
- IgG4-assoziierte Sialadenitis (z.B. Küttner-Tumor und Mikulicz-Syndrom);
- Heerfordt-Syndrom (Sarkoidose/Morbus Boeck);
- Melkersson-Rosenthal-Syndrom;
- Chronische Sialadenitis im Rahmen einer Tbc, Lues oder eines Morbus Crohn;
- Strahlensialadenitis.

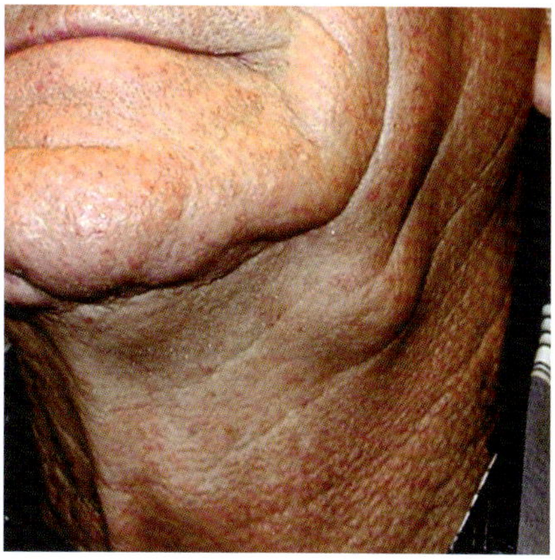

Abb. 9.7: Chronische Sialdenitis (Glandula submandibularis).

Chronisch-rezidivierende Parotitis

Definition/Ätiologie

Rezidivierende Ereignisse einer akuten Parotis (s.o.). Es finden sich Ektasien und Stenosen der Drüsenausführungsgänge und im Verlauf eine Atrophie der Azini und ein bindegewebiger Umbau. Mit Hinblick auf die Therapie Unterscheidung zwischen einer

- **Kindlichen** Verlaufsform (Alter < 15 Jahre) und
- **Adulten** Verlaufsform.

Klinik/Diagnostik

Im Schub Klinik wie bei einer akuten Parotitis; die Drüsen können auch abwechselnd betroffen sein. Im Intervall sind die Patienten beschwerdefrei, die Drüse ist mäßig vergrößert und induriert.

Therapie/Verlauf

- **Im Schub:** Therapie wie bei einer akuten Parotitis; ggf. Gangdilatation/Stenteinlage;
- **Adulte Form:** bei degenerativem Umbau des Drüsenparenchyms **Parotidektomie;**
- **Kindliche Form:** in vielen Fällen **spontane Ausheilung**, eine Operation sollte vermieden werden.

Myoepitheliale Sialadenitis (Sjögren-Syndrom)

Definition

Autoimmunsialadenitis mit Drüsenparenchymatrophie, interstitieller lymphozytärer Infiltration und myoepithelialer Zellproliferation. Krankheitsbild aus dem **rheumatischen Formenkreis**. Betroffen sind meist Frauen im mittleren Alter.

Klinik

- **Xerostomie** (Mundtrockenheit) wegen der Beteiligung der kleinen Speicheldrüsen, dadurch Geschmacksstörungen;
- **Keratoconjunctivitis sicca** (Beteiligung der Tränendrüsen);
- Meist beidseitige teigige, kaum schmerzhafte **Schwellung** der Gl. parotis und Gl. submandibularis;
- Chronisch rezidivierende **Gelenkbeschwerden**, Muskelschmerzen und Raynaud-Symptomatik;
- Leistungsabbau, Müdigkeit.

Diagnostik

- Nachweis **zytoplasmatischer Autoantikörper;**
- **Histologie**: Lippen-/Parotisbiopsie;
- **Sonographie**: typisches „Leopardenmuster" des Drüsenparenchyms;
- **MRT** mit hoher Spezifität.

Die Diagnose wird gestellt, wenn **4 von 6 Konsensus-Kriterien** erfüllt sind.

Therapie

Symptomatisch mit künstlichem Speichel, Anregung der Speichelproduktion (z.B. Pilocarpin-Tropfen). Internistische (immunsuppressive) Therapie, evtl. anti-CD20-Antikörper. Sialendoskopie. Bisher schlechte Therapieerfolge.

Komplikationen

- Im Rahmen der chronisch rezidivierenden Parotitis (s.o.);
- Sialopenie-bedingte Mukositis und Karies;
- In 6 % **maligne Lymphome** vom MALT-Typ – klinische und sonographische Kontrollen!

IgG4-assoziierte Sialadenitis

Definition

IgG4-assoziierte Erkrankungen sind eine Gruppe von immunologischen Systemerkrankungen mit einer Tendenz zur Fibrosierung und Bildung tumorartiger Läsionen, von der jedes Organsystem und beide Geschlechter betroffen sein können. Im HNO-Bereich werden das **Mikulicz-Syndrom** und der **Küttner-Tumor** der Gl. submandibularis (→ Abb. 9.7) zu diesem Formenkreis gezählt.

Pathophysiologie

Ob IgG4-assoziierte Erkrankungen zum Atopiespektrum oder zu den Autoimmunerkrankungen zu zählen sind, ist noch nicht geklärt.

Klinik

- **Mikulicz-Syndrom**: symmetrische Schwellung von Tränen- und Speicheldrüsen. Xerostomie;
- **Küttner-Tumor**: über Jahre zunehmende, kaum schmerzhafte, derbe Drüsenvergrößerung der Gl. submandibularis.

Der Beginn ist meist subakut ohne schwere Allgemeinsymptome. Oft kommen **allergieartige** Aspekte hinzu (Atopie, ein Ekzem, Asthma, Nasenpolypen, Sinusitiden, periphere Eosinophilie).

Diagnostik

- Erhöhter IgG4-Serumspiegel;
- IgG4-positive Plasmazellen in der Biopsie;
- Beim **Küttner-Tumor** meist primär unter einer anderen Verdachtsdiagnose Submandibulektomie.

Therapie/Prognose

- Oft kein primärer Behandlungsbedarf;
- Glucocorticoide (in 98 % Remissionen);
- Sonst immunmodulatorische Therapie.

Die Erkrankung kann sich jahrelang auf ein Organ beschränken, bei anderen entwickelt sich schon früh eine Multiorganerkrankung.

Heerfordt-Syndrom

Es handelt sich um die **extrapulmonale** Manifestation der **Sarkoidose** (Synonym: Morbus Boeck). Histologisch werden im lymphatischen Gewebe der Drüsen nicht-verkäsende Granulome und Riesenzellen nachgewiesen (Gl. parotis!).

Klinik

- Meist bilaterale Schwellung der Parotiden und der Tränendrüsen;
- Subfebrile Temperaturen;
- Uveitis/Iridozyklitis;
- Fazialisparese;
- Fakultativ: ZNS-Beteiligung, Schwerhörigkeit und Erythema nodosum.

Diagnostik/Therapie

Entsprechend der Grunderkrankung.

Strahlensialadenitis

Im Rahmen einer perkutanen Bestrahlung von HNO-Tumoren kommt es zunächst zur Schwellung und dann zu einer **zunehmenden Atrophie und interstitiellen Fibrose** sämtlicher bestrahlter Kopfspeicheldrüsen. Ab einer kumulierten Dosis von 10 Gy nimmt die Speichelproduktion ab, ab 50 Gy besteht ein vollständiger Funktionsverlust.

Folgen für den Patienten sind:

- Eine teilweise quälende **Xerostomie;**
- Hypo-/Ageusie (→ Kap. 3.3.7.);
- Gingivostomatitis und Karies.

Die früher durch die Symptome oft erheblich eingeschränkte Lebensqualität kann durch die heute verbreitete **„Intenstäts-modulierte Radiotherapie“** (IMRT) deutlich verbessert werden.

Melkersson-Rosenthal-Syndrom

Rezidivierende Schwellungen der Lippen (Cheilitis granulomatosa – Miescher), vor allem der Oberlippe. Die rezidivierenden, teilweise die Seiten wechselnden Fazialisparesen und die zum Vollbild des Syndroms gehörende Faltenzuge sind inkonstant.

Die Diagnose wird durch eine Lippenbiopsie gestellt. Corticosteroidtherapie.

9.4.3. Sialolithiasis

Fallbeispiel

Ein 57-jähriger Patient berichtet: „Bereits vor mehreren Jahren hatte ich eine starke Entzündung der rechten Unterkieferdrüse, die dann nach einer Penicillinkur ausheilte. Wie damals vor der Entzündung auch schwillt das Gewebe dort jetzt vor allem beim Essen vorübergehend an. Die Schwellungen werden zunehmend schmerzhafter und halten immer länger an.“ Unter der Schleimhaut des rechten Mundbodens wird eine derbe Resistenz getastet, die über eine Schlitzung des Wharton-Gangs entfernt wird. Danach ist der Patient beschwerdefrei.

Definition/Ätiologie

Bildung von Speichelsteinen im Gangsystem einer Speicheldrüse. Ätiologisch spielen Sekretionsstörungen, Entzündungen, pH-Verschiebungen und aktive enzymatische Prozesse eine Rolle. Die Mineralisation erfolgt sekundär als physikalisches Phänomen. Aufgrund der schon physiologisch höheren Speichelviskosität und des aufsteigenden Verlaufs des Wharton-Ganges bilden sich Steine meist in der **Gl. submandibularis** (> 80 %). Männer sind doppelt so oft betroffen wie Frauen.

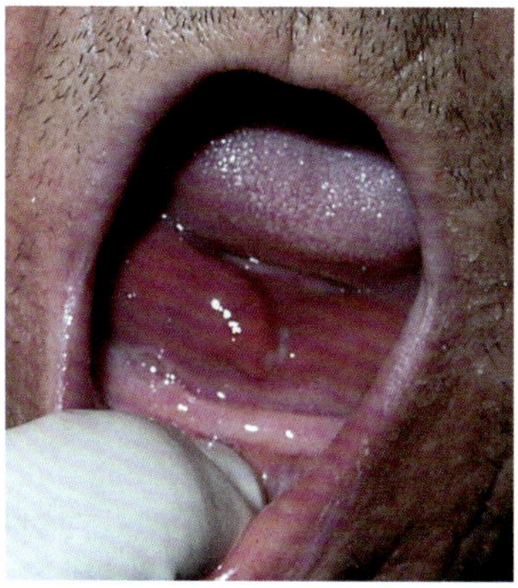

Abb. 9.8: Sialadenitis der rechten Glandula submandibularis mit Eiterabgang aus dem Wharton-Gang.

Klinik

- In Abhängigkeit von Mahlzeiten oder gustatorischen Reizen schmerzhafte Schwellung der betroffenen Drüse;
- Bei kompletter Gangobstruktion rezidivierende Entzündungen oder Abszessbildung;
- Später persistierende, derbe Drüsenschwellung.

Diagnostik

- Typische **Anamnese;**

- **Palpation** eines submukös im Ausführungsgang gelegenen Steines. Beurteilung des **Speichelabgangs** aus der betroffenen Drüse bei der Mundinspektion (Ausstreichen!);
- **Ultraschall:** Auslöschungsphänomen, erweitertes Gangsystem!;
- **Sialographie:** Röntgenaufnahme nach KM-Injektion in den Ausführungsgang; heute praktisch obsolet.

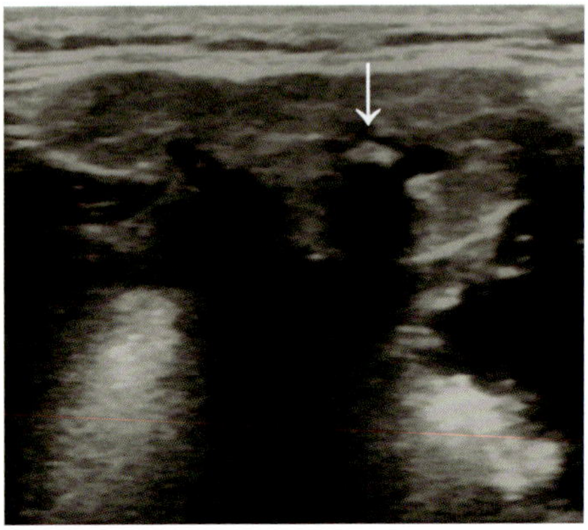

Abb. 9.9: Sonographie von Speichelsteinen im Wharton-Gang mit Auslöschphänomen, rechts Totalreflexion.

Therapie

- Bei **akut entzündlichen Komplikationen**, zumeist durch Staphylokokken, antibiotisch-antiphlogistische Therapie;
- **Gangschlitzung** bei im submukösen Ausführungsgang erreichbaren Steinen;
- **Sialendoskopie** und Entfernung mit einem Fangkörbchen oder Zertrümmerung mit einem Laser;
- Perkutane **Lithotripsie** (Ultraschall) bei größeren intraglandulären Konkrementen;
- Entfernung der Speicheldrüse (vor allem Submandibulektomie.

9.4.4. Sialadenose

Definition/Ätiologie

Nicht entzündliche, nicht tumoröse parenchymatöse Erkrankung mit meist rezidivierender, beidseitiger, schmerzloser Drüsenschwellung, zumeist der Gl. parotis. Pathogenetisch bedeutsam ist eine **Störung der parasympathischen Drüseninnervation** infolge **extraglandulärer Grunderkrankungen**:

- **Endokrine** Störungen (z.B. Diabetes mellitus, hormonelle Umstellungen);
- **Dystrophisch-metabolische** Entgleisungen (Alkoholiker, Krebspatienten, Vitamin- oder Eiweißmangel, Hunger);
- **Medikamente**, z.B. Antihypertensiva, Antidepressiva.

Diagnostik

Sonographie z.B. zum Ausschluss von Tumoren, Masseterhyperplasie. Biopsie nur selten erforderlich.

Therapie

Behandlung der Grunderkrankungen.

9.4.5. Zysten/Ranula

Dysontogenetische Zysten der großen Speicheldrüsen treten infolge der Verlegung der Ausführungsgänge auf; am häufigsten entsteht die Zyste der Glandula sublingualis, die **Ranula.**

Klinik

Meist bei weiblichen Jugendlichen langsam wachsende, blau durchscheinend unter der Mundbodenschleimhaut liegende prall-elastische Geschwulst (→ Abb. 9.10). Große Zysten durchwandern sanduhrförmig die Mundbodenmuskulatur (Plunging Ranula, CT-Bild); es kommt zu Beeinträchtigungen der Zungenmotilität, Schluckbeschwerden und kloßiger Sprache.

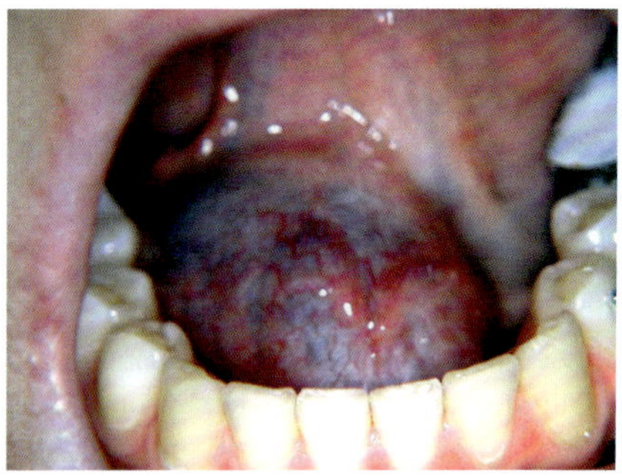

Abb. 9.10: Ranula.

Therapie

Operative Exstirpation oder Marsupialisation mit Resektion der mundbodenseitigen Zystenwand und Integration der hinteren Wand in die Mundbodenschleimhaut.

Weitere Speicheldrüsenzysten

- **Retentionszysten:** durch Gangverlegungen der kleinen Speicheldrüsen (Mukozele);
- **Speichelgangszysten:** postentzündliche „Tumore", meist in der Gl. parotis;
- **Lymphoepitheliale Zysten:** aus Lymphfollikeln der Gl. parotis bei HIV-Infektionen.

9.4.6. Tumore

Die morphologische Vielfalt der Speicheldrüsentumore ist außergewöhnlich groß, die meisten Tumore entstehen in der Ohrspeicheldrüse. Je kleiner die Speicheldrüse, desto häufiger ist der Tumor maligne!

Allgemeines/Einteilung

Die aktuelle Fassung der WHO-Klassifikation stammt aus dem Jahr 2017 und unterscheidet **13 benigne** und **20 maligne** epitheliale (glanduläre) **Tumorentitäten**.

Das Spektrum wird durch **nicht-epitheliale Tumore** erweitert, die ihren Ausgang im **mesenchymalen** Gewebe der Drüse haben. Hierzu zählen Häm- und Lymphangiome, Lipome, neurogene Tumore, Sarkome und weitere seltene (z.B. Fibrome). Von besonderer Bedeutung sind benigne und maligne Neubildungen (z.B. Metastasen, maligne Lymphome), die in oder aus dem **lymphatischen Parotisgewebe** entstehen.

Histologie/Diagnostik

Die morphologische Vielfalt der Speicheldrüsentumore ist im Vergleich mit anderen Organen enorm, die Herausforderung für den untersuchenden Pathologen deshalb und aufgrund der relativen Seltenheit der Tumore entsprechend groß. Seit Jahren ist neben der lichtmikroskopischen Untersuchung die Immunhistochemie gut etabliert. Ein wichtiges Merkmal der aktuellen WHO-Klassifikation ist außerdem die zunehmende Relevanz der Molekularpathologie.

Inzidenz/Ätiologie

Die jährliche Inzidenz aller Speicheldrüsentumore variiert weltweit zwischen 0,4 und 13,5 Fällen/100.000 Menschen; der Anteil der malignen Tumore liegt bei 21-37 %. Die großen Schwankungsbreiten der Angaben kommen zustande, da es keine (inter-)nationalen Speicheldrüsenregister gibt und auf die Publikationen regional begrenzt versorgender Einrichtungen zurückgegriffen werden muss. Aus dem gleichen Grund variieren auch die Angaben über die Verteilung der histologischen Entitäten.

Bis zu 80 % der Speicheldrüsentumore entstehen in der Glandula parotis, von denen wiederum 68-85 % benigne sind. Die übrigen Tumore entstehen in der Gl. submandibularis und den kleinen Speicheldrüsen und so gut wie nie in der Gl. sublingualis. Der Anteil der malignen Tumore dort liegt mit ca. 50 % höher als in der Gl. parotis.

Mit Hinblick auf die Ätiologie der Speicheldrüsentumore am besten dokumentiert sind die Wirkung ionisierender Strahlung (Atombombenabwürfe, therapeutische Bestrahlung) für die Entstehung eines Parotiskarzinoms und des Rauchens für die Entstehung von Warthin-Tumoren.

Benigne epitheliale Tumore

Unter den benignen, zumeist in der Gl. parotis entstehenden Speicheldrüsentumoren sind **pleomorphe Adenome** und **Warthin-Tumore** (Zystadenolymphome) die bei weitem häufigsten (zusammen ca. 80 %). Während in den meisten Untersuchungen weiterhin das pleomorphe Adenom als der häufigste Tumor gilt, wird insgesamt eine Zunahme der Warthin-Tumore beobachtet.

Alle übrigen glandulären Tumore, also Adenome wie Basalzelladenome oder Onkozytome, und nicht glanduläre (z.B. mesenchymale) Tumore sind mit einer Häufigkeit im niedrig-einstelligen Bereich sehr selten.

▶ Fallbeispiel

Eine 46-jährige Patientin stellt sich wegen eines unter dem rechten Ohr gelegenen Knotens in der Sprechstunde vor: „Wenn ich mich recht erinnere, habe ich den Knoten schon vor mehreren Jahren getastet. In den Jahren ist er langsam größer geworden, hat aber niemals geschmerzt. Da der Knoten jetzt gut sichtbar ist und mich Bekannte schon mehrfach darauf angesprochen haben, komme ich nun hierher." Klinisch und sonographisch der Verdacht auf einen gutartigen Parotistumor, es erfolgt eine Parotidektomie.

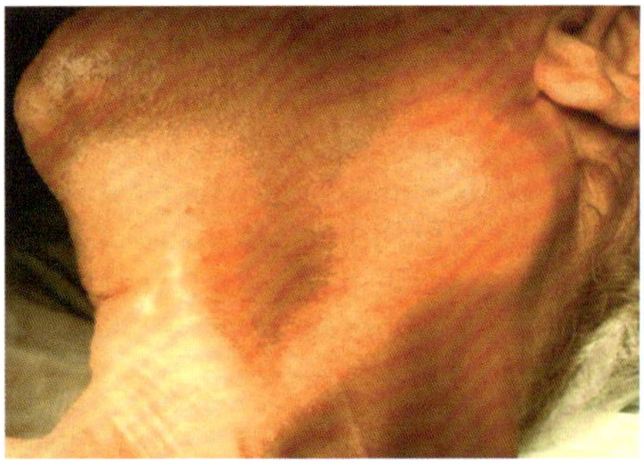

Abb. 9.11: Typisches klinisches Bild eines benignen Tumors der Glandula parotis. Histologisch wurde ein Warthin-Tumor nachgewiesen.

Pleomorphes Adenom (sog. Mischtumor)

Klinik/Histologie

Dieser **epitheliale Speicheldrüsentumor** entwickelt sich langsam wachsend meist in der Ohrspeicheldrüse und kann bei langem Verlauf eine beträchtliche Größe erreichen. Der Tumor hat keine echte Kapsel! Frauen erkranken häufiger; die klinische Manifestation erfolgt im Vergleich zu anderen Speicheldrüsentumoren in einem jüngeren Alter (5. Dekade) (→ Abb. 9.11).

Der Tumor ist histologisch vielgestaltig („pleomorph") und besteht aus epithelial- und mesenchymal differenzierten Zellen in einem wiederum unterschiedlichen Verteilungsmuster.

Diagnostik

Typisches klinisches Bild mit einem schmerzlosen, oft eher derben Tumor, meist im kaudalen Anteil der Gl. parotis. Sog. „**Eisbergtumore**" gehen von der medialen Drüsenportion aus und können bis in die parapharyngeale Region ausgedehnt sein (Mundinspektion!).

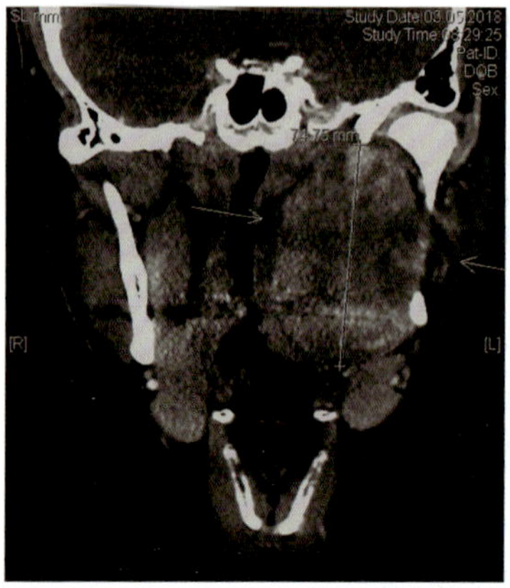

Abb. 9.12: Parapharyngealer Tumor mit Verlegung des Naso- und Oropharynx. Histologisch wurde ein pleomorphes Adenom nachgewiesen. Koronare Schichtung.

Eine Fazialisparese ist auch bei sehr großen Tumoren lediglich kasuistisch beschrieben und muss an ein Malignom denken lassen. Die wichtigste bildgebende Untersuchung ist die **Sonographie:** glatt begrenzte echoarme Raumforderung mit dorsaler Schallverstärkung. Die Unterscheidung insbesondere unterschiedlicher benigner Tumorentitäten per Sonographie ist nicht möglich (→ Abb. 9.14). Weitere bildgebende Untersuchungsverfahren (CT, MRT) sind meist nur bei Tumoren im tiefen Lappen erforderlich (→ Abb. 9.12).

Therapie

Parotidektomie mit Erhalt des N. facialis (→ Abb. 9.13). Der Tumor muss unbedingt vollständig entfernt werden! Aus verbleibenden Tumorzellen können nach Jahren oft multiple Rezidive entstehen.

In **ca. 6 %** der Fälle entwickelt sich besonders nach langem Tumorwachstum und in einem Rezidiv ein **Karzinom im pleomorphen Adenom**.

> **Merke!**
> Die Karzinomentstehungsrate steigt in Rezidiven pleomorpher Adenome auf ca. 20 %. Die komplette Tumorentfernung im Ersteingriff ist deshalb entscheidend.

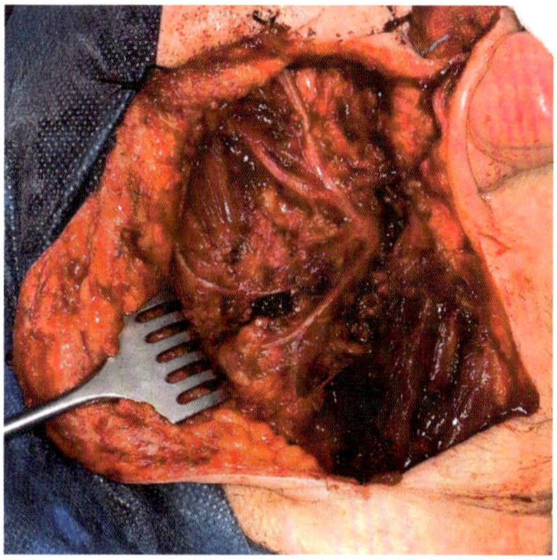

Abb. 9.13: Parotidektomie links mit Darstellung des N. facialis und seiner Endäste.

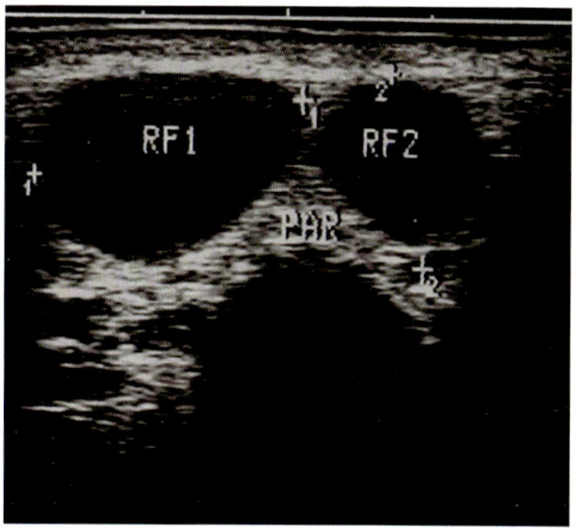

Abb. 9.14: Typisches sonographisches Bild eines benignen Speicheldrüsentumors: hier multiple Warthin-Tumore der Glandula parotis.

Warthin-Tumor (Zystadenolymphom)

Pathologie/Klinik

Nach der mittlerweile weitgehend akzeptierten Theorie zur **Pathogenese** entsteht das Zystadenolymphom aus Speicheldrüsengewebe, das in intraglandulären Lymphknoten eingeschlossenen wurde. Dem entsprechend besteht auch der Warthin-Tumor histologisch aus mehreren **Komponenten**, einer **epithelialen** und **einer lymphatischen**. Die Pathogenese erklärt den Bezug des Tumors zur Gl. parotis und die Häufigkeit **multizentrischer** Primärtumore. Diese entstehen in bis zu 25 % gleichzeitig (synchron) oder zeitlich versetzt (metachron) in einer oder beiden Drüsen.

Warthin-Tumore entstehen durchschnittlich in einem höheren Lebensalter (7. Dekade) und bei Männern etwas häufiger als bei Frauen. Die in den vergangenen Jahrzehnten beobachtete Zunahme der Tumormanifestation bei Frauen hängt wahrscheinlich mit der als weitgehend gesichert anzusehenden ätiologischen Bedeutung des Rauchens zusammen (verändertes Rauchverhalten bei Frauen).

Diagnostik/Therapie

Schmerzlose, langsam wachsende, meist in der kaudalen Drüse gelegene Tumore. Der Tumor ist palpatorisch weicher als das pleomorphe Adenom. Gleiches diagnostisches Vorgehen wie beim Mischtumor. In seltenen Fällen wird eine Fazialisparese durch eine Infektion/Inkarzerierung beobachtet.

Die Therapie besteht in einer **Parotidektomie.** Maligne Entartung und Rezidive sind selten, auf multiple Primärtumore muss während der Diagnostik (Sonographie) und intraoperativ geachtet werden.

Besonderheiten bei Tumorbefall der Gl. submandibularis und der kleinen Speicheldrüsen

Speicheldrüsentumore der Gl. submandibularis oder der kleinen Speicheldrüsen sind selten und häufiger maligne. Neben umschriebenen Tumoren der Gl. submandibularis stellt der Küttner-Tumor (→ Kap. 9.4.2.) eine komplette, Tumorähnliche Umwandlung der gesamten Drüse dar. Die Therapie besteht zumeist in einer kompletten Drüsenresektion.

Tumore der kleinen Speicheldrüsen unterscheiden sich z.B. von Plattenepithelkarzinomen durch ihr streng submuköses Wachstum. Im Falle maligner Tumore erfolgt die Einteilung entsprechend dem jeweiligen Bezirk, in dem sie entstehen.

11. Arzneimitteltherapie, Notfälle

11.1. Arzneimitteltherapie

Im folgenden Kapitel werden wesentliche Grundzüge der antibiotischen und analgetischen Therapie sowie eine Auswahl der für den HNO-Arzt wichtigsten Medikamente vorgestellt.

11.1.1. Analgetika

Schmerzen im Kopf-Hals-Bereich entstehen durch:

- Banale Infektionen;
- Neuralgien;
- Halswirbelsäulenerkrankungen;
- Tumore;
- Nach Operationen.

Bei **90 % der Tumorpatienten** muss, zumindest in der Spätphase, mit **schwersten Schmerzen** gerechnet werden. Neoplasien von Mundhöhle und Pharynx werden bei der Einschätzung der Schmerzprävalenz an zweiter Stelle nach dem Pankreaskarzinom eingeordnet. Die Schmerzen entstehen meist durch infiltratives Tumorwachstum in ortsständige Nerven oder über Nervenkompression durch die Tumormasse.

Merke!
Durch angemessene Behandlung der Karzinomschmerzen kann in den allermeisten Fällen eine weitgehende Beschwerdefreiheit erreicht werden. Trotzdem stirbt heute noch nahezu die Hälfte der Tumorpatienten mit Schmerzen.

Auch bei „banalen“ **Entzündungen** (z.B. Otitis externa oder media, Tonsillitis) oder nach sog. **kleinen Operationen** (z.B. Tonsillektomie) ist eine Schmerztherapie unbedingt erforderlich.

Die medikamentöse Schmerztherapie erfolgt heute nach einem **Stufenplan der WHO**. Durch eine **Kombination von Monosubstanzen** aus unterschiedlichen Wirkgruppen, die nach einem festen Zeitplan verabreicht werden, wird die Schmerzleitung auf mehreren Ebenen unterbrochen und durch die Addition analgetischer Effekte **Dosis** eingespart.

Stufe I: Peripher wirksame Analgetika			
Wirksubstanz	**Einzeldosis**	**Intervall**	**Bemerkungen**
Acetylsalicylsäure (z.B. Aspirin®)	500-1.000 mg	3- bis 4-stündlich	gastrointestinale Nebenwirkungen, Bronchospasmen, Blutungen: spielt auch deshalb im HNO-Bereich kaum eine Rolle
Paracetamol (z.B. Ben-u-ron®)	500-1.000 mg	4-stündlich	hochdosiert leberschädigend
Metamizol (z.B. Novalgin®)	500-1.000 mg	4- bis 5-stündlich	sehr selten Agranulozytose
NSAID, z.B. Diclofenac (Voltaren®) oder Ibuprofen	50-100 mg 400-800 mg	4- bis 8-stündlich 3- bis 4-stündlich	bes. bei entzündlicher Komponente, Ulkusprophylaxe; kardiovaskuläres Risiko
Stufe II: Zentral wirksame Analgetika und schwache Opioide			
Wirksubstanz	**Einzeldosis**	**Intervall**	**Bemerkungen**
Tilidin (z.B. Valoron N®)	50-100 mg	4-stündlich	Tropfen, gut geeignet auch bei Schluckstörungen (sondengängig)
Tramadol (z.B. Tramal®)	50-100 mg	3-stündlich	→ Tilidin
Dihydrocodein (z.B. DHC 60®)	60 mg	8-stündlich	unsichere enterale Resorption
Die Präparate der Gruppe II werden mit denen der Gruppe I kombiniert, um die analgetische Wirkung zu potenzieren.			

Stufe III: Vollopiate			
Wirksubstanz	**Einzeldosis**	**Intervall**	**Bemerkungen**
Buprenorphin (z.B. Temgesic®)	0,2-0,6 mg	6-stündlich	gute sublinguale Resorption
Morphin-Lösung	5-10 mg	4-stündlich	
Morphinsulfat (z.B. MST®, Capros®)	10-120 mg	4- bis 12-stündlich	orale Gabe, Capros® ist gut sondengängig
Pentazocin (z.B. Fortra®)	60 mg	3- bis 4-stündlich	schnell wirksam, dreifache Dosis bei oraler Gabe
Pethidin (z.B. Dolantin®)	100 mg	3- bis 4-stündlich	→ Pentazocin
Die Präparate der Gruppe III werden mit denen der Gruppe I kombiniert, um die analgetische Wirkung zu potenzieren. Zusätzlich sollte bei Gabe von Opioiden immer eine **Obstipationsprophylaxe** (z.B. Lactulose) erfolgen. Aufgrund der guten dermalen Resorption werden vor allem bei chronischen Schmerzpatienten, bei denen das Schmerzniveau konstant ist und/oder bei denen stärkere Nebenwirkungen der Opiate zu Problemen führen, **Schmerzpflaster** verwendet. Die z.B. Fentanyl oder Buprenorphin enthaltenden Pflaster geben die Wirksubstanz konstant über 72 Stunden ab.			

Tab. 11.1: Stufenplan der Schmerztherapie nach den Maßgaben der WHO.

Zusätzlich zu rein analgetisch wirksamen Substanzen finden sog. **Koanalgetika** Anwendung, die selbst nur eine schwache oder überhaupt keine schmerzstillende Wirkung haben, aber in Kombination mit einem echten Analgetikum dessen Wirkung potenzieren können. Zu diesen Medikamenten zählen Psychopharmaka und Neuroleptika.

Weitere Maßnahmen im Rahmen einer Schmerztherapie sind:

- Bestrahlung (besonders bei Knochenmetastasen);
- Operationen (Nervenresektion);
- Chemotherapie (Tumorregression);
- Neuraltherapie (therapeutische Lokalanästhesie insbesondere bei Neuralgien);
- Krankengymnastik;
- Lymphdrainage.

11.1.2. Antibiotika

Antibiotika gehören einerseits zu den am häufigsten eingesetzten Medikamenten, andererseits ist die Verordnung **oftmals nicht erforderlich** (z.B. bei einer leichtgradigen bakteriellen Infektion eines immunkompetenten Patienten); der Krankheitsverlauf wird durch den Einsatz eines Antibiotikums in Studien lediglich um 10-20 % abgekürzt. Entsprechend den **Leitlinien** der deutschen Gesellschaft für HNO-Heilkunde (AWMF 017/066 von 2019) werden im Folgenden die allgemeinen Empfehlungen zum rationalen Einsatz von Antibiotika im HNO-Bereich wiedergegeben.

Ziel der Antibiose ist die möglichst schnelle Elimination der pathogenen Keime bei geringstmöglicher Beeinflussung der Standortflora. Die **Auswahl** des Antibiotikums richtet sich nach den Gesichtspunkten von Effektivität, bakteriellem Selektionsdruck (Resistenzvermeidung!) und Kosten; wenn möglich, sollte das Mittel mit dem schmalsten Wirkspektrum verordnet werden. Im Problemfall muss die Therapie nach einer gezielten mikrobiologischen Diagnostik korrigiert werden.

Die **Dosierung** der Antibiotikatherapie richtet sich nach Körpergewicht, Alter, AZ, ggf. bekannten Funktionsstörungen von Leber, Nieren etc. und berücksichtigt bestehende Allergien. Auch besondere Vorschriften bzw. Kontraindikationen einzelner Präparate (z.B. Tetracycline) für Schwangere, Stillende und Kinder müssen beachtet werden. Gleiches gilt für die regelmäßig aktualisierten Mitteilungen („Rote-Hand-Briefe“) über neu beschriebene Nebenwirkungen, die zu veränderten Empfehlungen führen (z.B. Fluorchinolone, 04/2019).

Für die **Dauer des Einsatzes** ist die Wirkung entscheidend; bei einigen Erkrankungen (z.B: Aktinomykose, Otitis externa maligna) ist eine mehrwöchige Therapie erforderlich.

Bei **leichten Infektionen** ist in der Regel eine **orale Therapie** ausreichend. **Mittelschwere bis schwere Infektionen** (z.B. Orbitaphlegmone) erfordern eine **Sequentialtherapie**. Hierbei wird nach einer intravenösen Anfangstherapie (3-7 Tage) zur Erzielung hoher Wirkspiegel auf eine orale Therapie umgestellt. Die orale Folgetherapie muss nicht mit dem parenteral applizierten Antibiotikum identisch sein; die eingeschränkte Bioverfügbarkeit einiger Präparate (z.B. Cefuroximaxetel) ist zu beachten.

Bei **schweren Infektionen** (z.B. Labyrinthitis, Bezold-Senkungsabszess) ist eine **Interventionstherapie** als Mono- oder Kombinationstherapie mit einem hochwirksamen Antibiotikum angezeigt.

Eine antibiotische Behandlung kann nie die erforderliche operative Intervention z.B. bei abszedierenden Entzündungen oder einer Mastoiditis ersetzen. Sie ist in diesen Fällen **Begleitmaßnahme**. Antibiotika werden auch im Sinne einer **perioperativen Prophylaxe**, insbesondere bei Tumoroperationen nach dem Single-Shot- oder Double-Shot-Verfahren, eingesetzt.

Ursachen einer **nicht erfolgreichen** Antibiotikatherapie betreffen:

- Erreger (z.B. virale oder Pilz-Infektion, Mischinfektion, resistente Keime, keine Infektion, z.B. Tumor);
- Medikament (z.B. falsche/s Antibiotikum, Dosierung, Einnahme, Resistenz);
- Patienten (z.B. Komorbiditäten, Immundefizite, Compliance);
- Indikation (chirurgische Indikation bei Abszess, Fremdkörper).

Die Ausführungen machen deutlich, dass die folgenden Angaben zu einer Therapie typischer HNO-Krankheitsbilder nicht zur unmittelbaren – kochbuchartigen – Anwendung in der Praxis geeignet sind. Die Lektüre von entsprechenden Veröffentlichungen, insbesondere Mitteilungen über fortlaufend aktualisierte Empfehlungen (z.B. „Rote-Hand-Briefe"), wird dringend empfohlen.

Erkrankung	Erreger	Antibiotikum
Perichondritis	Staph. aureus Pseudomonas aeruginosa Selten z.B. Proteus mirabilis	Antiseptische Lokalbehandlung; oral Ciprofloxacin/Levofloxacin, alternativ z.B. Cefalosporin (Abstrich!); i.v. Penicillin + Betalactamaseinhibitor Kinder: Piperacillin + Tazobactam Staph. aureus: ggf. + Clindamycin
Gehörgangsfurunkel	Staph. aureus	Eröffnung + antiseptische Lokalbehandlung; Penicillin + Betalactamaseinhibitor Cephalosphorine
Otitis externa diffusa	Pseudomonas aeruginosa (bis 60 %) Proteus, Streptokokken, Staphylokokken je ca. 20 %	Antiseptische Lokalbehandlung (meist ausreichend); ggf. orale Chinolone (Ofloxacin, Ciprofloxacin), i.v. Antibiose s. Otitis externa maligna
Otitis externa maligna	Pseudomonas aeruginosa (100 %)	i.v. Penicillin oder Cephalosporin mit Pseudomonaswirksamkeit. Orale Chinolone im Rahmen einer langfristigen Therapie (min. 6 Wochen). Operation ?
Otitis media acuta	Strept. pneumoniae Haemophilus influenzae Seltener z.B. Moraxella catarrhalis, Strept. pyog.	s. Indikationen! Amoxicillin. Ggf. Cephalosporine, Makrolide, Chinolone (Antibiogramm!)

Erkrankung	Erreger	Antibiotikum
Otitis media-chronica	Pseudomonas aeruginosa (60-90 %)	Primär: antiseptische Lokalbehandlung (topisch Ciprofloxacin); orale Chinolone (Antibiogramm). Tympanoplastik bei "trockenem Ohr".
Mastoiditis	Strept. pneumoniae Seltener z.B. H. influenzae, Strept. pyogenes, Staph. aureus, Pseudomonaden	Operationsindikation? Aminopenicilline + Betalactamaseinhibitor, ggf. Cephalosporine, Chinolone (Antibiogramm)
Sinusitis acuta	Viren	Indikation!? Lokale Steroide.
Sinusitis acuta purulenta	Strept. pneumoniae H. influenzae	Amoxicillin; schwere Formen (Risikofaktoren): Aminopenecillin + Betalactamaseinhibitor
Sinusitis chronica	Primär keine Infektionskrankheit!	Lokale Steroide. Operation bei ausbleibender Wirkung
Komplikationen (orbital, Osteomyelitis)	Staph. aureus, Strept. pneumoniae, Haemophilus influenzae	Operation? i.v. Aminopenicillin + Betalactamaseinhibitor, Makrolide, Chinolone, Cephalosporine, Clindamycin
Nasenfurunkel	Staph. aureus	Aminopenicillin + Betalactamaseinhibitor, ggf. Stichinzision.
Tonsillitis acuta	Oft viral! Hämolysierende Streptokokken Gruppe A	Penicillin V über 7 Tage. Alternativ Oralcephalosporine, Makrolide. (s. auch Scharlachangina, tonsillogener Abszess)
Epiglottitis	H. influenzae (Kinder) Streptokokken (Erwachsene)	Aminopenicillin + Betalactamaseinhibitor, Cephalosporine
Erysipel	Strept. pyogenes	i.v. Penicillin G, Cephalosporine
Lyme-Borreliose	Borrelia burgdorferi	Oral Doxycyclin oder Amoxicillin; alternativ Cefuroximaxetil oder Azithromycin i.v. Ceftriaxon, Cefotaxim oder Penicillin G.
Sialadenitis	Staph. aureus Streptokokken, Anaerobier	Aminopenicillin + Betalactamaseinhibitor, Cephalosporine, ggf. Metronidazol (Abstrich!)
Aktinomykose	Actinomyces israelii (ggf. + Staph. aureus/Anaerobier)	Amoxicillin, ggf. Metronidazol + Doxycyclin, Clindamycin + Doxycyclin Langfristige Therapie. Operation!?
Halsabszess	Streptokokken Staph. aureus, Anaerobier	Chirurgische Drainage Aminopenicillin + Betalactamaseinhibitor Abstrich bei Eröffnung! ggf. Cephalosporine, ggf. Metronidazol
Angina Plaut-Vincent	Aerob-anearobe Misch-infektion (Fusobakterien + Treponemen)	Lokaltherapie, ggf. Penicillin, Cephalosporine, Makrolide
(Mundboden-) Phlegmone	Staph. aureus Anaerobier, gramnegative Erreger	Aminopenicillin + Betalactamaseinhibitor, Cephalosporine, Clindamycin

Tab. 11.2: Häufige Erreger in der HNO und gebräuchliche Antibiotika.

11.2. HNO-ärztliche Notfälle

Im Folgenden werden die wesentlichen Notfallsituationen im Kopf- und Halsbereich noch einmal kurz vorgestellt und auf die Textstellen in den jeweiligen Kapiteln verwiesen. Hinsichtlich einer ggf. erforderlichen Antibiose → Kap. 11.1.

Organ	Bemerkungen	Textverweis
Äußeres Ohr		
Schnitt-, Riss-, Bisswunden	Nach Wundreinigung primäre Readaptation. Flankierende Antibiose Bei Beteiligung von Concha und Gehörgang schienende Tamponade, um Gehörgangsstenose zu vermeiden	→ 1.7.3.
Blutungen aus dem Gehörgang	**Sickernd** bei Gehörgangsverletzungen und Felsenbeinfrakturen **Blutig-eitrig** bei Malignomen **Massiv** bei Glomustumoren oder einem Aneurysma der A. carotis interna	→ 1.7.3. → 1.8.2. → 1.7.5.
Othämatom/-serom	Nach Entlastung unbedingt Rezidivprophylaxe durch das Aufnähen von Tupfern	→ 1.7.3.
Gehörgangsfremdkörper, Cerumen obturans	DD eines „Hörsturzes"	→ 1.7.2.
Erfrierungen, Verbrennungen		→ 1.7.2.
Otitis externa maligna	Bedrohliches Krankheitsbild! Antibiotische, meist operative Therapie. Diabeteseinstellung!	→ 1.7.4.
Zoster oticus	Ausschluss der Beteiligung insbesondere des VII. und VIII. Hirnnerven	→ 1.7.4.
Mittelohr		
Traumatische Trommelfellverletzung	Ausschluss einer Läsion der Ossikelkette und des Innenohrs	→ 1.8.2.
Schweißperlenverletzung	Kein spontaner Trommelfellverschluss zu erwarten – chronische Otitis media	→ 1.8.2.
Komplikationen einer Mastoiditis	Weichteilabszesse, intralabyrinthäre oder intrakranielle Komplikationen	→ 1.8.4.
Komplikationen eines Cholesteatoms	Intralabyrinthäre oder intrakranielle Komplikationen	→ 1.8.4.
Innenohr		
Mechanische und akustische Traumen		→ 1.9.2.
Barotrauma		→ 1.9.2.
Labyrinthitis	Bakterielle und virale Infektionen, Lyme-Borreliose	→ 1.9.3.
Hörsturz		→ 1.9.5.
M. Menière	Therapieindikation prüfen!	→ 1.10.3.
Neuropathia vestibularis		→ 1.10.2.
Otobasisfrakturen	Formale Unterscheidung in Pyramidenlängs- und -querfraktur	→ 1.8.2.
Periphere Fazialisparese	Diverse Differentialdiagnosen!	→ 1.12.

Organ	Bemerkungen	Textverweis
Gesicht		
Gesichtsverletzungen	Bei Weichteilverletzungen einschließlich Bissverletzungen primärer Wundverschluss	→ 2.5.8.
Entzündliche Hauterkrankungen	Erysipel, Follikulitis, infizierte Atherome. Endokranielle Komplikationen durch aufsteigende Infektion über die V. angularis.	→ 2.5.5.
Nase/Nasennebenhöhlen		
Fremdkörper	DD bei einseitig behinderter Nasenatmung (Schnupfen, Sinusitis)	→ 2.3.1.
Nasenpyramidenfraktur	Ausschluss von ausgedehnteren Mittelgesichtsfrakturen und Septumhämatom	→ 2.5.9.
Mittelgesichtsfrakturen	Schichtbild- und interdisziplinäre Funktionsdiagnostik; Ausschluss einer Schädelbasisfraktur	→ 2.5.9.
Epistaxis	Unterscheidung zwischen **lokal bedingt** (z.B. Trauma, Tumor) und **symptomatisch** (Hypertonie, hämorrhagische Diathesen, M. Osler).	→ 2.5.4.
Epipharynxblutungen	• Nach (unvollständiger) Adenotomie • Juveniles Nasenrachenfibrom (männliche Jugendliche) • Massiv bei Aneurysma der A. carotis interna	→ 3.5.3. → 3.5.12.
Komplikationen einer Sinusitis	• Weichteilentzündungen, Stirnbeinosteomyelitis • Orbitale Komplikationen • Endokranielle Komplikationen • Thrombose des Sinus cavernosus	→ 2.5.7.
Mundhöhle – Oropharynx		
Verletzungen, Verbrennungen, Verbrühungen	Zungenbiss (Grand-Mal-Anfall) Stumpfe Traumen (Hämatom, Larynxverlegung)	→ 3.5.2.
Blutungen	• Tonsillektomienachblutungen • Tumorarrosionsblutungen	→ 3.5.5.
Fremdkörper/Verätzungen		→ 4.4.2.
Entzündungen, Angioödem	Allergisches histaminerges Angioödem (Urtikaria+) oder Bradykinerges Angioödem (nach ACE-Hemmer) bzw. hereditär (INH-Mangel, Quincke-Ödem) Diphtherie	→ 3.5.4. → 5.4.4.
Abszesse	• Mundbodenabszess • Zungengrundabszess • Peritonsillarabszess/tonsillogene Sepsis • Parapharyngeal-Retropharyngealabszess	→ 3.5.4. → 3.5.4. → 3.5.5. → 3.5.4.

S

T

U

V

W

X

Z